보건의료계열 국가시험 필수교재

Best

쉽게 풀이한

보건의료통계학

Healthcare Statistics

이성란 · 김선희 · 김재윤 · 김희경 · 박혜진 · 이여울 공저

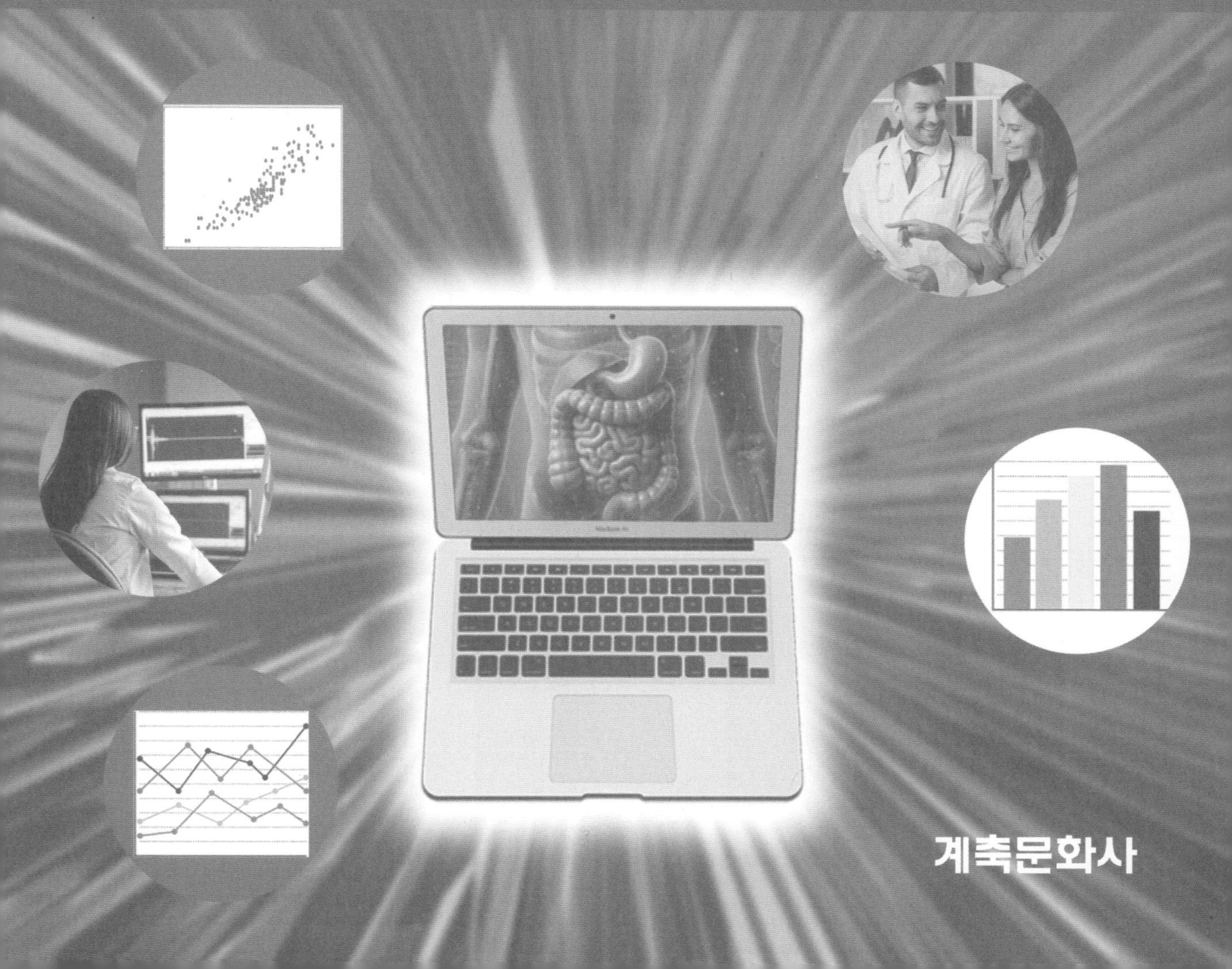

계축문화사

머리말 Preface

보건의료통계학은 의료기관에서 실제 발생한 각종 정보를 수집 · 분석함으로써 진료정보 생성의 간접적인 경험을 하도록 하는 과목이다. 본서는 의학, 보건의료정보관리, 보건학, 간호학계열 및 병원계통의 종사자들뿐만 아니라 일반인들에게 체계적이고 효과적인 학습에 초점을 맞추어 보건의료통계 용어 및 통계지표 산출 능력을 함양하는 데 있다.

본서는 현재 사용하고 있는 필수적인 통계기법 중에서 학습에 필요한 내용만 알기 쉽게 기술하였고 학습효과를 높일 수 있는 내용으로 구성하였다. 그동안 실무 및 강의 경험을 토대로 기존의 내용과 최근의 학문적 동향을 체계적인 분석을 통해 쉽게 풀이하였다. 보건통계학의 범위가 광범위하므로 기본적이며 개괄적으로 알아야 할 내용들을 수록하였다. 향후 변화하는 사항은 독자들의 의견을 수렴하여 수정 · 보완하고자 한다.

독자들은 거의 '반(半) 무의식적으로 사용할 수 있는 수준에 이를 수 있도록 의식적인 노력'을 계속해야 할 것이다.

◐ 이를 위해 본서는 다음 몇 가지 사항에 중점을 두었다.

- 의료기관에서 산출되는 통계의 용어 및 필수적인 공식 정리
- 실제 사용 빈도가 높은 통계의 이론 및 실무를 쉽게 풀이
- 필요한 통계산출에 대한 예제를 통한 학습효과
- 각 장마다 각종 국가시험 실전문제를 수록하여 체계적인 정리
- 필수적인 중요 통계기법 및 SPSS 해석 등 이해하기 쉽게 기술

본서가 발간되기까지 자료수집에 많은 협조를 해주신 각 병원 관계자 여러분과 계축문화사 임직원분들께 깊은 감사를 드린다.

아울러 겨자씨가 자라 큰 나무를 이루어 가시는 놀라운 하나님께 영광과 감사를 드린다.

2024년 6월

이성란

차례 Contents

제1장

보건의료통계

01

▣ 보건의료통계의 개념

- 보건의료통계의 기원 및 목적
- 보건의료통계의 분류

▣ 보건의료통계 관련 용어

- 보건의료기관의 정의 및 종류
- 진료분야/시설/수가기준별 환자종류
- 중요 질환관련 용어/병원환자 구분/분류
- 외래환자연인원수/입원환자 관련 용어
- 병상이용률/주산기 용어/산과적 용어

제 1 장

보건의료통계

1 보건의료통계의 기원 및 목적

1.1 보건의료통계의 기원

1) 의료통계의 효시

- Captain John Graunt(1661년)
  - 런던 사망일람표(London Bills of Mortality) 발표
  - 생정통계(Vital Statistics)의 개념 대두 : 의료통계의 효시

2) 런던의 사망 일람표(London Bills of Mortality) 이론

- 출산율 : 남아 > 여아
- 사망률 : 남성 > 여성, 도시 > 농촌
  - 남아의 출산은 여아보다 높지만 사망률이 높음
  - 남녀의 인구 비례는 거의 동수(남≒여)

1.2 보건의료통계의 목적

1) 효율적인 병원운영에 필요한 자료 제공

- 진료내용의 통계
  - 과별 환자수, 총재원일수 및 평균재원일수 등
- 시설이용에 관한 통계

- 환자의 거주지역별 통계 등
  ☞ 병원통계 작성의 기준 : 퇴원

2) 의학연구에 필요한 자료 제공

- 질병 · 수술통계
- 연령별 환자수, 각종 사망률 등의 통계자료

3) 외부기관에 보고해야 할 통계자료 제공

- 보건복지부, 병원협회, 병원표준화심사 및 수련병원실태조사서 등
- 외부에 보고할 진료통계 자료를 사전에 작성하여 제시

4) 진료평가 활동의 참고자료

- 적정진료보장(QA), 의료이용도조사(UR) 등 진료평가 활동에 참고자료

보건의료통계의 작성 목적

- 효율적인 병원운영에 필요한 자료 제공
- 의학연구에 필요한 자료 제공
- 외부기관에 보고해야 할 통계자료 제공
- 진료평가 활동의 참고자료

1.3 보건의료통계의 분류

- 행정통계 : 인사, 재정 및 행정 등 병원운영에 관한 통계
- 진료통계 : 환자, 진료서비스 및 진료결과에 관한 사항 등 진료에 관한 통계
  - 의무기록 : 병원 진료통계 자료의 근원
  - 외래환자 과별 통계 : 진료통계와 관련

  ☞ 통계자료 비교시 선결요건은 용어정의의 통일

2 보건의료통계 관련 용어

2.1 보건의료용어의 정의

1) 병원(Hospital)

- 병원은 예방, 진료, 치료, 의료관련 교육 및 의학관계 연구를 수행하는 기관

2) 의료기관(Health care institution)

- 보건소법 의거
  - 보건소 : 모자보건센터, 보건의료원 포함
  - 보건지소 및 보건진료소 : 농어촌 보건의료를 위한 특별조치법에 의함

3) 요양취급기관

- 건강보험 등의 요양을 담당하는 지정기관
- 보건의료기관 외 약국 포함

2.2 보건의료기관의 종류

1) 종합병원

(1) 100개 이상의 병상을 갖출 것

(2) 100병상 이상 300병상 이하

- 내과, 외과, 소아청소년과, 산부인과 중 3개의 진료과목
- 영상의학과, 마취통증의학과, 진단검사의학과(또는 병리과) 포함
- 7개 이상의 진료과목을 갖추고 과목마다 전속 전문의 두어야 함

(3) 300병상을 초과

- 내과, 외과, 소아청소년과, 산부인과, 영상의학과, 마취통증의학과,

- 진단검사의학과(또는 병리과), 정신건강의학과 및 치과를 포함
- 9개 이상 진료과목 구비 및 과목마다 전속 전문의를 두어야 함

(4) 필수 진료과목 외의 추가 진료과목을 설치하여 운영할 수 있음
   – 의료기관에 전속하지 않은 전문의를 둘 수 있음

(5) 상급 종합병원
- 상급 종합병원은 3차 의료기관임
- 종합병원 중 중증질환에 대하여 난이도가 높은 의료행위
  – 전문적으로 할 수 있는 의료기관을 지정한 것
- 병상 수에서는 차이가 없고, 20개 이상의 진료과목 구비
- 전문의가 되려는 자를 수련하는 교육 과정을 포함할 경우
  – 상급 종합병원으로 지정될 수 있음

2) 병원 · 치과병원 · 한방병원 및 요양병원
- 의사, 치과의사 또는 한의사가 의료를 행하는 곳
- 입원환자 30인 이상 수용할 수 있는 시설을 갖춘 의료기관(병원 · 한방병원만 해당)
  단) 치과병원 : 입원시설의 제한을 받지 않음

3) 의원 · 치과의원 · 한의원
- 의사, 치과의사 또는 한의사가 각각 그 의료를 행하는 곳
- 주로 외래환자를 대상으로 의료행위를 하는 의료기관

4) 조산원
- 조산사가 조산과 임산부 및 신생아를 대상으로 보건활동과 교육 · 상담을 하는 의료기관

2.3 진료관련 분야

1) Medical Staff Unit(진료의사진)

- 조직화된 의료진이 의료의 책임 수행을 위해 분류된 전문영역의 의사진

2) Medical Care Unit(진료과목)

- 특수한 의료의 요구에 따라 환자 분류
- 의료서비스 제공
- 입원환자병상 · 신생아병실, 관련 시설과 직원의 집합체

3) Special Care Unit(특수진료부서)

- 전문적인 진단범주에 따라 계속적인 진료 제공
- 의사, 간호사, 기타 다른 직원과 적절한 시설을 갖춘 진료단위
- 중환자실 : CCU(coronary care unit), ICU(intensive care unit)
- 화상환자실(burn care unit), 신장투석실(renal dialysis unit)

  ☞ 특수질환 : 심혈관질환(예, Cerebrovascular accident, CVA), 암, 신장(콩팥)질환

4) Ancillary Unit(진료지원부서)

- 환자의 진단과 치료에 있어 의사를 돕기 위한 시설과 직원 구비
- 수술실, 분만실, 진료단위
- 임상병리과, 영상의학과, 물리치료실, 작업치료실 등

보건의료기관의 종류

- **종합병원** : 입원환자 100인 이상 수용 가능 시설 구비
- **병원/치과병원/한방병원/요양병원** : 입원환자 30인 이상 수용가능 시설 구비
  단) 치과병원 : 입원시설 제한받지 않음
- **의원/치과의원/한의원** : 의사/치과의사/한의사 의료 행하는 곳
- **조산원** : 조산사가 조산과 임산부 및 신생아를 대상으로 보건활동과 교육 · 상담

2.4 시설(Facility)

1) 장기요양소(Long Term Care Facility)

- 만성질환 대상
- 병원의료를 요하지 않으나 전문적인 간호가 필요한 환자

- 물리치료, 정신장애치료, 재활치료 및 작업치료 등의 치료를 요하는 환자
- 의사의 지시에 따라 환자에게 편리하도록 전문적 간호
- 관련 진료를 할 목적으로 배치되는 시설

2) 가정진료환자(Home Care Program)

(1) 정의

- 가정진료는 병 · 의원에서 퇴원한 환자 또는 장기요양이 요구되는 경우
- 재활 및 처치를 위해 재택(在宅) 건강관리 시행

(2) 목적

- 인구의 고령화, 만성병 환자의 증가(암, 동맥경화증 등)로 병상 이용의 효율화

(3) 기대효과

- 의료수요 증가에 따른 병상 부족현상 완화
- 의료자원의 효율적인 활용으로 국민의료비 절감
- 장기입원환자의 조기퇴원으로 병상회전율 재고
- 병원경영 개선

3) 호스피스 프로그램(Hospice Program)

- 운명 직전의 환자, 가족 또는 그 관련 업자들에게 제공
- 육체적 가료와 정신적 · 사회적 지원을 가정 또는 입원상태에서 제공하는 프로그램

4) 간호시설(Nursing Home)

- 조직된 전문 직원(staff)과 적절한 시설을 갖춘 기관
- 입원병상 보유
- 입원 후 계속적인 치료가 요구되는 환자
- 계속적 간호, 보건관련 정신, 사회적 및 개인적인 서비스 제공하는 기관

2.5 수가기준별 환자종류

1) 건강보험 : 건강보험수가 적용

- 직장, 지역 : 국민건강보험법
- 공무원, 사립학교 교직원 : 국민건강보험법

2) 의료급여 수급권자

- 기초생활 수급자 중 의료급여 수급권자일 경우
  - 건강보험 자격 적용대상에서 제외되므로 건강보험료가 부과되지 않음
- 기초생활 수급자 중 직장가입자의 피부양자로 등재시 건강보험료 부과 안됨

(1) 의료급여

- 의료급여는 저소득 국민의 질병, 부상 및 출산 등
  - 이에 대한 진찰, 검사 및 치료 등 의료서비스 무료 또는 적은 부담금 제공

(2) 의료급여 수급권자의 분류

① 의료급여 1종 수급권자

- 국민기초생활수급자 중 산정특례 등록 결핵질환자, 희귀질환자
  - 근로무능력가구, 중증난치질환자, 중증질환자(암환자, 중증화상환자)
  - 시설수급자
- 행려환자, 의상자 및 의사자 유족
- 18세 미만 입양아동, 국가유공자, 5.18 민주화운동 관련자
- 국가무형문화재 보유자, 북한이탈주민, 노숙자

② 의료급여 2종 수급권자

- 상기 1종 수급대상이 아닌 기초생활보장대상자 가구가 해당
- 타법수급대상자 중 1종 수급대상이 아닌 가구, 가구원이 해당
- 의료급여 2종 본인부담금 수급자 혜택
  - MRI, CT비용, 입원비, 치과, 수술비 비급여

표 1-1 의료급여 수급권자 분류

1종 수급권자	2종 수급권자
• 국민기초생활보장수급자 • 근로무능력가구, 시설수급자 • 결핵질환자, 이재민, 노숙인 • 희귀난치성질환 또는 중증질환자 • 타법적용자 중 근로무능력자 – 의상자 및 의사자의 유족 – 입양아동(18세 미만), 국가유공자 – 국가무형문화재의 보유자 – 북한이탈주민 – 5.18 민주화운동관련자 • 행려환자(노숙자)	• 국민기초생활보장수급자 중 1종 수급대상이 아닌 가구 • 타법적용자 중 1종 수급권자 기준 – 해당되지 않는 자

3) 산업재해 : 건강보험수가 적용

- 산업재해보상보험법
- 식대, 의수족 등 급여범위 확대

4) 공무상 요양 : 건강보험수가 적용

- 공무원연금법, 사립학교교직원 연금법
- 식대, 의수족 등 급여범위 확대

5) 자동차 보험 : 병원과 회사 계약

- 자동차손해배상 보장법

2.6 중요 질환관련 용어

1) 주진단(Principle diagnosis)

- 환자가 치료를 받기 위해 입원하게 된 주된 원인

2) 기타 진단(Other diagnosis)

- 주진단이 아닌 다른 진단
- 환자가 치료받는 상태 설명

- 의사가 의학적 조사실시를 정당화할 충분한 심각성을 고려한 상태를 설명하는 진단

☞ 동반질병(comorbidity)

– 입원당시 이미 함께 갖고 있었던 상태

– 치료영향, 재원일수 증가에 원인이 됨

합병증(complication)

– 입원기간 중 발생한 이차적 상태

3) 감별진단(Differential diagnosis)

- 질환의 임상적 소견을 계통적으로 비교
- 둘 이상의 질환이나 상태 중에서 환자의 질환을 진단하는 것

4) 임상진단(Clinical diagnosis)

- 질병의 징후, 증상 및 검사소견을 기초로 한 진단

5) 병리학적 진단(Pathological diagnosis)

- 조직병변의 존재를 관찰하여 진단하는 것

6) 예측진단(Diagnostic impression) = tentative = provisional diagnosis

- 진단을 위한 검사가 실시되기 전
- 환자 증상에 대한 의사의 인상을 반영한 진단
- 입원초기, 응급실 및 외래 등에서 내려지는 진단명

7) 의증(Rule out, R/O) : Suspected

- 확실한 진단이 내려지지 않은 진단

2.7 병원환자(Hospital patient)의 구분

1) 입원환자(Inpatient)

- 병원에서 진단, 치료를 받기 위해 입원수속을 끝낸 환자
- 입원수속 마친 후 같은 날에 퇴원한 경우에도 입원환자

2) 신생아 입원환자(Newborn inpatient)

- 병원에서 출생과 동시에 병원 입원이 시작되는 병원환자

(1) 입원환자에 포함되는 경우

- 미숙아(2.5kg 미만/37주 미만)
  - 보육기(incubator)에 수용되므로 입원환자에 포함
- 입원환자/신생아
  - 분만 후 4일부터 입원수속을 밟은 신생아만 입원환자

(2) 입원환자에 포함되지 않는 경우

- 정상신생아로 3일 이내 퇴원한 신생아 : 병원출생의 신생아

3) 외래환자(Outpatient) : 외래(Outpatient department, OPD)

- 외래환자는 입원수속을 밟지 않고 병원에서 진단 및 치료를 받는 환자
- 내원동기에 따른 분류 : – 응급환자, 타병원이 의뢰한 환자, 일반환자
  – 감염병환자, 약물중독환자

4) 응급환자(Emergency patient)

- 응급한 환자만을 위한 응급실이 설치되어 있는 곳에서 진료를 받는 환자
- 응급실이 없는 경우는 진료시간 외에 접수된 환자

2.8 환자분류

1) 신 · 구환

(1) 신환

- 환자등록, 자격관리, 진찰권발급, 환자색인작성, 의무기록지 작성 등
- 상기 업무과정을 거치는 특정병원에 처음 내원하는 환자

(2) 구환

- 해당병원에 내원한 경험이 있는 환자
- 재차 진료를 받기 위해 해당병원에 찾아온 환자

2) 초 · 재진

(1) 초진 : 특정상병으로 특정진료과에서 처음 진료를 받는 환자

- 동일환자가 특정의료기관의 외래에 계속 내원
- 진료를 받아도 진료과가 바뀌면 초진 적용

예) 외과 외래에서 2023년 8월부터 진료받은 후 그 해 11월에 내과 진료시

☞ 답 : 내과 (초진)

(2) 재진 : 특정 진료과에서 2회 이상 진료를 받은 환자

- 하나의 상병에 대한 진료가 종료된 후 동일상병이 재발
- 30일 이내 진찰을 행한 경우 재진료 산정

예) 안과에서 백내장의 진료가 끝난 후 28일만에 재발되어 안과 진료시

☞ 답 : 안과 (재진)

2.9 외래환자연인원수 = 연외래환자총수

- 외래환자연인원수 = 신환 + 구환
- Total(총) = 연

예) 외래환자 1명이 하루에 2개과 진찰시 : 연외래환자수 = 2명

2.10 입원환자와 관련된 용어

1) 입원환자 실인원수

- 입원수속이 끝나 입원이 허락된 환자수
- 입원수속
  - 입원지시(입원통보서)에 의거 입원신청과 필요한 서류를 접수하고 병실 배정

2) 입원환자 연인원수

- 특정기간 동안 병상을 차지하고 있는 환자수 : 재원환자수

3) 재원환자수(Inpatient service day)

- 한 명의 환자가 하루 24시간 동안 받은 서비스의 측정단위
- 일일재원환자수를 日(일)수로 표시한 측정단위

4) 입원환자 병상(Inpatient beds)

- 병상은 입원진료를 받는 환자에게 재원기간 동안 계속적으로 제공되는 시설

(1) 성인용 병상(Adult beds)

- 성인과 신체적으로 성숙한 어린이를 위한 것 크기 및 모양 표준화

(2) 소아용 병상(Cribs)

- 연령이 적고 신체적으로 성숙하지 않은 어린이용
- 병상주변에 안전을 위한 보호장치가 설치되어 있음

(3) 신생아용 베지넷(Newborn bassinets)

- 병원 신생아 입원환자 대상
- 음식, 세탁 및 병원유지관리 등 보조서비스가 제공되는 시설
- 신생아병상 : 베지넷(bassinets), 보육기(incubator), 격리병상(isolattes)

5) 스윙 병상(Swing beds)

- 장기치료병상으로 융통성 있게 제공될 수 있는 병원의 급성치료병상

2.11 병상이용률 계산시 병상

1) 가동병상

- 일반병상 또는 병동(내과병동/정신과병동/산부인과병동 등)
- 중환자실(ICU, CCU, NICU 등)

- 입원환자 전용 병상, 환자 격리용 병상
- 진단, 검역 등 관찰, 감시목적으로 설치해 놓은 병상
- 신생아실 병상, 보육기(incubator)
- 조산아, 과숙아, 선천성 기형아, 제왕절개 분만한 만기 신생아
  제외) 구급차(그 병원외)에서 분만한 신생아
  ☞ – 정상 임신기간 : 37~42주
  – 정상 신생아 체중 : 2.5~4.5kg
  ☞ – ICU(Intensive care unit), CCU(Coronary care unit)
  – NICU(Neonatal intensive care unit)

2) 제외되는 병상

- 검사 또는 처치 등 일시적 사용을 위한 병상
- 검사실, 분만실, 수술실, 수술 후 회복실, 외래환자 병상, 응급실 병상

2.12 주산기 용어

1) 출생(Live birth)

- 임신기간에 관계없이 수태에 의한 생성물이 그 모체로부터 완전히 만출되는 것
- 이러한 분리 후에 탯줄의 절단, 태반의 부착여부에 관계없이 태아가 숨을 쉼
- 심장의 고동, 탯줄의 박동 또는 수의근의 명확한 운동 등
  – 어떤 다른 생명의 징표라도 나타내는 경우

2) 태아사망(=사산 Fetal death) : Stillbirth

- 임신기간에 관계없이 수태에 의한 생성물이 그 모태로부터 완전히 만출 또는 적출되기 전에 사망
- 사망은 이러한 분리 후에 태아가 숨을 쉬지 않음
- 심장의 고동, 탯줄의 박동 또는 수의근의 명확한 운동 등
  – 어떤 다른 생명의 징표도 나타나지 않는 경우

표 1-2 출산시 체중 및 임신기간에 의한 태아사망 분류

분류	용어		출산시 체중	임신기간
유산	Early fetal death	조기태아사망	500g 이하	20주 미만
태아 사망	Intermediate fetal death	중기태아사망	501~1,000g 이하	20~28주 미만
	Late fetal death	후기태아사망	1,001g 이상	28주 이상

3) 복수 출생(Multiple birth)

- 1회의 임신결과 2명 이상의 출생아가 발생하는 경우의 출생

  예) – 1회 임신 결과 1명의 출생아 출산 : 단일아(singleton)

  – 2명의 출생아 출산 : 쌍둥이(twins), 3명(triplets)

4) 배아(Embryo)

- 식물의 경우 종자에서 새로운 개체로 발달하는 부분

5) 태아(Fetus)

- 수태 후 7~8주부터 태어날 때까지 뱃속의 아기

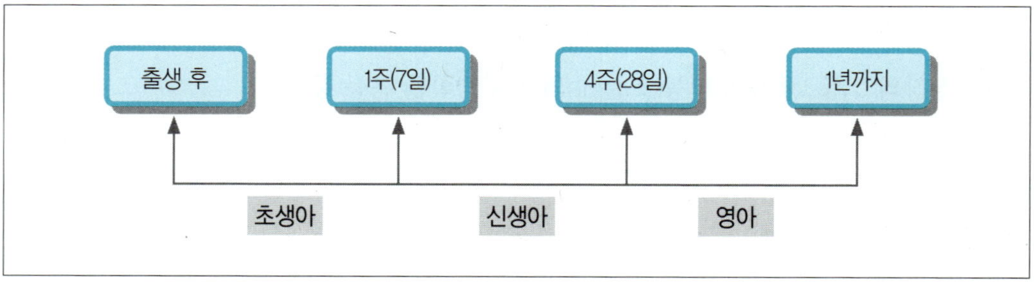

그림 1-1 출생 후 분류

출생 후 분류

- 초생아(初生兒) : 출생 후~1주(7일)까지
- 신생아(新生兒) : 출생 후~4주(28일)까지
- 영아(嬰兒) : 출생 후~1년까지

6) 신생아 분류

☞ 신생아 : 출생~4주(28일)

- 신생아 I기 : 출생시~24시간까지
- 신생아 II기 : 출생 후 24시간~7일까지
- 신생아 III기 : 출생 후 7일~28일까지

7) 신생아 사망(Neonatal death)

- 신생아 사망 : 출생~4주(28일)까지 기간동안 출생한 영아의 사망
- 신생아사망률 : 어느 해 년간 출생수에 생후 28일 미만의 사망수가 차지하는 비율

$$\text{신생아사망률} = \frac{\text{1년간 생후 28일 미만의 사망수}}{\text{1년간의 출생수}} \times 100$$

8) 영아사망(Infant death)

- 어느 해 1년의 1세 미만의 사망수를 그 해의 출생수로 나눈 값

$$\text{영아사망률} = \frac{\text{어느 해의 1세 미만의 연간 사망수}}{\text{어느 해 1년간 출생수}} \times 100$$

9) 주산기(Perinatal period)

- 주산기 : 임신 20주~분만 후 4주(28일)까지
- 주산기 사망 : 사산아(stillborn infant) + 신생아 사망(neonatal death)
  - 사산 = 임신 20주 부터 사망
  - 신생아 사망 = 분만 후 28일까지 사망

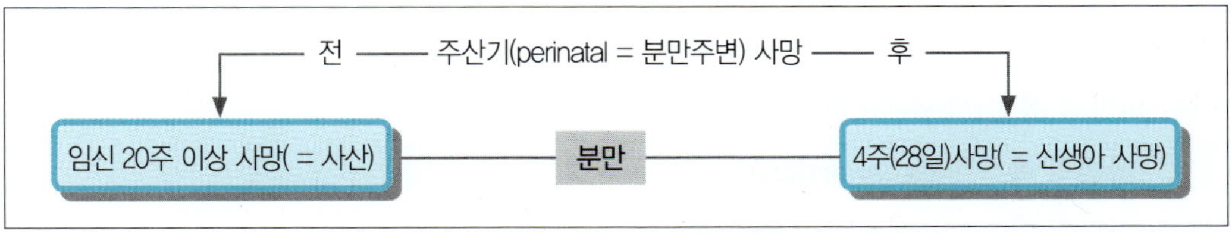

그림 1-2 주산기 사망

보건지표(Health indicator)

◑ 국가의 보건관련 분야의 수준을 나타내는 수치

예) • 영아사망률, 신생아사망률
• 평균수명, 출생시 기대여명
• 비례사망지수, 조사망률

2.13 산과적 용어

1) 유산(Abortion) : WHO 정의

- 태아 체중 500g 이하 + 임신 20주 미만

☞ 사산(태아사망 fetal death/stillbirth)

– 태아 체중 501g 이상 + 임신 20주 이상

2) 유산의 종류

(1) 자연유산(Spontaneous abortion)

- 자연적으로 발생하는 유산

(2) 치료적 유산(Therapeutic abortion)

- 임부의 생명 또는 건강(신체적 · 정신적)을 구하기 위해 행하는 유산
  예) 강간, 근친상간

(3) 계류유산(Missed abortion)

- 조기 태아사망 후 죽은 태아의 체류
- 죽은 태아가 적어도 4주간 자궁 내에 머무는 것

(4) 의학적 유산(Medical abortion)

- 합법적 유산(legal abortion)
- 치료적 유산(therapeutic abortion)

(5) 유도된 유산(Induced abortion)

- 의도적으로 시행한 유산

(6) 완전유산(Complete abortion)

- 수태산물이 모두가 자궁에서 배출되었다고 확인된 유산

(7) 불완전유산(Incomplete abortion)

- 자궁내용물을 불완전하게 배출하는 유산

(8) 불가피유산(Inevitable abortion)

- 대량의 자궁출혈이 계속되며, 경부가 확대, 유산이 자연적으로 진행되는 상태

(9) 절박유산(Threatened abortion)

- 자궁에서 혈액성 배출은 있으나, 혈액상실은 불가피유산 때보다 적음
- 경부의 확장이 없는 상태

3) 분만(Labor) 분류

- 1기 : 규칙적인 자궁수축~자궁구 산도 완성(열림)
- 2기 : 자궁경 열림~태아 만출
- 3기 : 태아 만출~태반과 양막 방출

4) 지연분만(Prolonged labor)

- 보통 18시간 한도를 넘어 오래 소요되는 분만
- 난산(dystocia)은 prolonged labor와 동일한 의미로 사용
- 정상분만 소요시간 : 초산부 – 평균 13시간, 경산부 – 8시간
- 지연분만 소요시간 : 초산부 – 평균 24시간, 경산부 – 18시간 초과

5) 산욕기와 산욕열의 비교

- 산욕기(Puerperal period)
  - 분만직후~6주까지

• 산욕열(Puerperal fever)
  – 분만 24시간 후~10일 이내 체온이 38℃ 이상 2번 올라감

표 1-3 출생시 체중에 따른 신생아 용어

출생시 체중	신생아 용어	
1,000g 미만	Low birth weight	저체중
1,000~2,500g 미만	Immaturity	미숙아
2,500~4,500g 미만(=2.5-4.5kg 미만)	**Mature infant**	**정상아**
4,500g 이상	Exceptionally large baby	예외적인 거대아

표 1-4 임신기간에 따른 신생아 용어

임신기간	신생아 용어	
28주 미만	Extreme immaturity	극단적 미숙아
28~37주 미만	Pre-term infant	주기 전 영아
37~42주 미만	**Term infant**	**정상기간**
42주 이상	Post-term infant	주기 후 영아

◐ 임신횟수(Gravidity) : G4, P3, L2, A3, D1
☞ – Gravida(임신) 4회 Para(분만) 3회 Live(생존아) 2명
– Abortion(유산) 3회 Death(사망) 1명

◐ 출산력(Parity) : 3 -1 - 2 - 1
☞ 분만 3회 생조산 1회 생유산 2회 생존아 1명

표 1-5 신생아사망률과 영아사망률 비교

신생아사망률 : 28일(4주) 미만 사망수	영아사망률 : 1세 미만 사망수
$\text{신생아사망률} = \frac{\text{1년간 생후 28일 미만의 사망수}}{\text{1년간의 출생수}} \times 100$	$\text{영아사망률} = \frac{\text{어느 해의 1세 미만의 사망수}}{\text{1년간의 출생수}} \times 100$

α-index

• 의미 : – 1에 가까울수록 건강수준 높음
  – α-index는 1보다 커야 함
  예) α-index가 1.2, 1.5, 2.1, 0.6일 경우 1.2가 건강수준이 가장 높음

• $\alpha\text{-index} = \frac{\text{어느 해의 영아사망률}}{\text{그 해의 신생아사망률}}$

실전문제

1. 종합병원에 설치되어야 할 진료과목이 아닌 것은?

① 영상의학과 ② 비뇨기과 ③ 치과
④ 마취통증의학과 ⑤ 소아청소년과

2. 입원시설의 제한을 받지 않는 의료기관은?

① 치과병원 ② 종합병원 ③ 병원
④ 한방병원 ⑤ 의원

3. 운명직전 환자에게 육체적 및 정신적 지원을 입원상태에서 제공하는 프로그램은?

① Home care program ② Intensive care unit ③ Hospice program
④ Nursing home ⑤ Long term care facility

4. Home care program(가정진료)을 제공하는 목적이 아닌 것은?

① 국민의료비 절감 ② 병상회전율 재고 ③ 병원경영개선
④ 병상부족현상 완화 ⑤ 단기입원환자 위주

5. 질병의 징후, 증상 및 검사소견을 기초로 한 진단은?

① Differential diagnosis(감별진단)
② Clinical diagnosis(임상진단)
③ Complication(합병증)
④ Principle diagnosis(주진단)
⑤ Diagnostic impression(예측진단)

6. 죽은 태아가 적어도 4주간 자궁 내에 머무는 유산은?

① 완전유산 ② 치료적 유산 ③ 자연유산
④ 계류유산 ⑤ 의학적 유산

정답 1. ② 2. ① 3. ③ 4. ⑤ 5. ② 6. ④

실전문제

7. 가동병상에 해당되는 것은?

① 물리치료실 ② 검사실 ③ 분만실
④ ICU ⑤ 회복실

8. 임신기간에 관계없이 수태에 의한 생성물이 그 모체로부터 완전히 만출되는 것은?

① 태아 ② 출생 ③ 배아
④ 사산 ⑤ 태아사망

9. 출산시 체중과 임신기간에 의한 조기태아사망이란?

① 500g 이하, 20주 미만
② 500g 이상, 20주 이상
③ 500g 미만, 28주 미만
④ 1,000g 이상, 28주 이상
⑤ 1,000g 이하, 28주 미만

10. 출생시 거대아에 해당되는 것은?

① 2.5~4.5kg ② 2.8~3.7kg ③ 4.0~4.3kg
④ 3.5~4.5kg ⑤ 4.6kg 이상

11. 영아사망은 출생 얼마 이내 사망한 것인가?

① 1주 ② 4주 ③ 1년
④ 7주 ⑤ 2년

12. 산욕기란?

① 분만 직후~6주 ② 분만 후 24시간~10일 ③ 분만 후 24시간~6주
④ 분만 직후~10일 ⑤ 분만 직후~7일

정답 7. ④ 8. ② 9. ① 10. ⑤ 11. ③ 12. ①

제2장

재원환자 통계

02

■ 재원환자수
- 시점 및 일일재원환자수 비교
- 일일 평균재원환자수와 평균재원일수 비교

■ 재원일수(LOS)
- 환자 재원일수 증가의 원인
- 재원일수 계산
- 총재원일수

■ 병상이용률
- 병상수의 중요성
- 병상수의 분류
- 가동 병상수

제2장

재원환자 통계

1 재원환자수

1.1 시점 및 일일재원환자수 비교

1) 시점재원환자수(Inpatient census)

- 주어진 일정한 시간(census-taking time)에 재원하고 있는 환자수 조사
- 일반적으로 간호부에서 자정(24시)을 기하여 실시
- 재원하는 환자 총수를 병동별, 과별로 조사하여 집계
- 보건의료정보(의무기록)과의 산출
  - 일일재원환자수, 재원환자연인원수, 일일평균재원환자수, 병상이용률
- 전체 환자, 성인과 소아, 신생아 구별

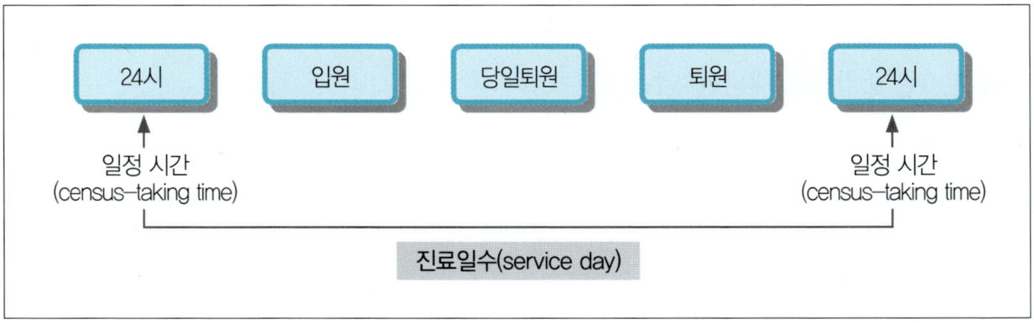

그림 2-1 시점재원환자수 : 자정(24시) 기점으로 재원환자 조사

예 1)
- A병원 6월 11일 오전 10시 K병동에 재원하고 있는 환자수 61명
- 6월 13일 오전 10시에 재원하고 있는 환자수가 82명일 경우

☞ 6월 11일 재원환자수는? 61명

☞ 6월 13일 재원환자수는? 82명

예 2) • 5월 31일 0시에 신생아를 포함하여 500명의 재원환자가 있었음

• 6월의 입퇴원 환자수는 다음과 같음

• **입원환자수** :	성인 및 소아	1,600
	신생아	400
• **퇴원환자수** :	성인 및 소아	1,500
	신생아	200

• 6월 30일 0시에 재원하고 있는 재원환자수(신생아 포함)는?

☞ 500 + 1,600 + 400 − (1,500 + 200) = 800명

2) 일일재원환자수(Daily inpatient census) = 시점재원환자수 + 즉일퇴원환자수

- 24시간 하루동안 서비스를 받은 사람의 수
- 매일의 재원환자 현황을 파악하는 것
- 자정의 시점재원환자수 + 그날 입원한 후 퇴원한 환자수

- S병원 3월 18일에 입원환자 600명, 출산 70명, 퇴원 30명, 사망 4명, 전입 1명
- 3월 18일에 입원한 후 당일 퇴원한 환자 2명

예 1) 3월 18일 자정 census 조사시간의 시점재원환자수는?

☞ 600 + 70 − 30 − 4 + 1 = 637명

예 2) 3월 18일 일일재원환자수는?

☞ 600 + 70 − 30 − 4 + 1 + 2 = 639명

시점재원환자수와 일일재원환자수의 비교

◑ 계산공식
- + : 입원, 출생, 전입
- − : 퇴원, 사망, 전출

◑ 시점 및 일일재원환자수
- 시점재원환자수 : 일정한 시간에 재원하고 있는 환자수
- 일일재원환자수 : 시점재원환자수 + 그날 입 · 퇴원

1.2 일일 평균재원환자수와 평균재원일수 비교

1) 일일 평균재원환자수(Average daily inpatient census)

- 일정기간 동안 하루 평균 재원하고 있었던 환자수
- 일정기간의 재원환자 연인원수에 일정기간의 총 날수로 나눈 수

2) 평균재원일수(Average length of stay)

- 특정기간 동안에 퇴원한 환자들이 평균 몇일씩 입원하고 있었는가를 나타내는 수
- 신생아의 평균재원일수는 별도로 계산

표 2-1 일일 평균재원환자수와 평균재원일수의 비교

일일 평균재원환자수 ☞ 분모 : 날수(日)	평균재원일수 ☞ 분모 : 퇴원환자수
• 의미 : 하루 평균재원환자수(입원환자수)	• 의미 : 평균 몇 일 입원
• 일일 평균재원환자수 $= \frac{\text{일정기간의 재원환자 연인원수}}{\text{일정기간의 총 날수}}$	• 평균재원일수 $= \frac{\text{퇴원환자의 총재원일수}}{\text{퇴원환자수}}$

예 1) 300개 병상을 가진 병원의 5월의 재원환자 연인원수가 6,000명일 경우

☞ 5월의 일일 평균재원환자수는?

$$\frac{6,000}{31(\text{날수})} = 193.5 \qquad \text{답 : 194일}$$

◈ 월/일 : 1/31, 2/28, 3/31, 4/30, 5/31, 6/30, 7/31, 8/31, 9/30, 10/31, 11/30, 12/31

예 2)
- 성인 및 소아용 병상이 570개, 신생아용 병상이 38개인 A병원의 11월
- 재원환자연인원수가 성인 및 소아는 6,100명, 신생아는 720명일 경우

☞ 11월의 성인 및 소아의 일일 평균재원환자수는?

$$\frac{6,100}{30} = 203.3 \qquad \text{답 : 203명}$$

예 3)
- 성인 및 소아용 병상 8,000개, 신생아용 병상 300개인 Y병원 2025년도 통계
- 재원환자연인원수가 성인 및 소아는 50,000명, 신생아는 6,000명인 경우

☞ 일일 평균재원환자수는?

$$\frac{50,000 + 6,000}{365} = 153.4$$ 답 : 153명

예 4) • S병원의 12월에 성인 및 소아의 총 재원일수는 1,200일, 신생아는 80일
• 12월동안 160명의 성인 및 소아, 50명의 신생아 퇴원했을 경우
☞ 평균재원일수는?

$$\frac{1,200 + 80}{160 + 50} = \frac{1,280}{210} = 6.1$$ 답 : 6일

3) 신생아 일일 평균재원환자수 및 평균재원일수

표 2-2 신생아 일일 평균재원환자수 및 평균재원일수의 비교

신생아 일일 평균재원환자수 ☞ 분모 : 날수	신생아 평균재원일수 ☞ 분모 : 퇴원환자수
신생아 일일 평균재원환자수 = $\frac{\text{일정기간 신생아 재원환자연인원수}}{\text{일정기간의 총 날수}}$	신생아 평균재원일수 = $\frac{\text{기간 중 신생아 총 재원일수}}{\text{기간 중 신생아 총 퇴원환자수}}$

◐ A병원 2025년 통계

퇴원환자수		퇴원환자 총재원일수	
성인 및 소아	17,000	성인 및 소아	63,000
신생아	1,500	신생아	4,100
내과	5,000	내과	30,000
외과	2,300	외과	32,000
재원환자연인원수			
성인 및 소아	45,000	출생아수	17,000
신생아	4,300	분만수	1,300

예 1) 평균재원일수는?

$$\frac{63,000 + 4,100}{17,000 + 1,500} = \frac{67,100}{18,500} = 3.6$$ 답 : 4일

예 2) 신생아의 평균재원일수는?

$$\frac{4,100}{1,500} = 2.7$$ 답 : 3일

예 3) • 성인 및 소아용 병상 600개, 신생아용 병상 80개
• 윤년이 아닌 2월의 성인 및 소아의 재원환자 연인원수는 8,500명
• 신생아 재원환자 연인원수는 900명일 경우
☞ 2월의 성인과 소아의 일일 평균재원환자수는?

$\frac{8,500}{28} = 303.6$ 답 : 304명

예 4) • A병원의 7월 신생아 재원환자 연인원수는 1,200명
• 신생아 총재원일수는 1,000일, 신생아 퇴원환자수는 300명
• 출생아수는 250명일 경우
☞ 8월의 신생아 일일 평균재원환자수는?

$\frac{1,200}{31} = 38.7$ 답 : 39명

예 5) • 2023년 H병원에서 1월 1일부터 6월 30일까지
• 성인 및 소아의 병상이 580개
• 7월 1일부터 12월 31까지 300개의 병상으로 증가
• 처음 6개월간 성인 및 소아의 재원환자 연인원수가 38,000명
• 다음 6개월간의 성인 및 소아의 재원환자 연인원수가 50,000명인 경우

(1) 총 일년간의 성인 및 소아의 일일 평균재원환자수는?

☞ $\frac{38,000 + 50,000}{365} = 241.1$ 답 : 241명

(2) 처음 6개월간의 성인 및 소아의 일일 평균재원환자수는?

☞ $\frac{38,000}{181} = 209.9$ 답 : 210명

* 181 = 1월(31)+2월(28)+3월(31)+4월(30)+5월(31)+6월(30)

예 6) • 동일 병원에서 1년 동안 40개 신생아 병상이 있었음
• 신생아 재원환자 연인원수가 9,000명인 경우
• 1년간 신생아 일일 평균재원환자수는?

☞ $\frac{9,000}{365} = 24.7$ 답 : 25명

4) 과별 일일 평균재원환자수

$$\text{과별 일일 평균재원환자수} = \frac{\text{일정기간 과별 재원환자 연인원수}}{\text{일정기간의 총 날수}}$$

예) • S병원의 정형외과용 병상이 86개
• 6월 한달동안 정형외과 재원환자 연인원수가 2,500명
• 6월의 정형외과 일일 평균재원환자수는?

☞ $\frac{25,000}{30} = 83.3$ 답 : 83명

5) 재원환자 연인원수(Total inpatient service days)=총 재원환자 진료일수

- 일정기간 매일의 서비스를 받은 재원환자수의 총합

2 재원일수(Length of stay, LOS)

- 환자의 입원~퇴원까지 기간

2.1 환자 재원일수 증가의 원인

- 동반질환(Comorbidity)
  - 주진단과 함께 입원할 당시 이미 갖고 있었던 상태(pre-existing conditions)
    예) 입원당시 위암환자가 고혈압, 당뇨병이 있을 경우

2.2 재원일수 계산

- 퇴원일-입원일(단입법 : 통계시 사용)
- 입원일과 퇴원일 모두 재원일수에 가산 = 양입법

예) 단입법 계산

- 입원일 : 10월 1일　퇴원일 : 10월 7일　☞ 7−1 = 6일
- 입원일 : 5월 3일　퇴원일 : 5월 3일　☞ 1일(당일)
- 입원일 : 4월 26일　퇴원일 : 7월 8일　☞ 30−26+8+31+30=73일

◐ 월/일 : 4/30, 5/31, 6/30, 7/31, 8/31, 9/30, 10/31

2.3 총재원일수(Total length of stay)

- 특정기간 동안 퇴원한 환자집단의 재원일수의 합계

표 2-3 연령 및 임상과에 따른 환자들의 총재원일수

환자	연령/세	임상과	재원일수
A	61	내과 중환자실(MICU)	30
B	17	일반외과(GS)	5
C	8	내과 중환자실(MICU)	20
D	34	산과(OB)	3
E	26	일반외과(GS)	10

예 1) A~E 환자의 총재원일수는? 30+5+20+3+10=68

예 2) 내과 중환자실 환자의 총재원일수는? 30+20=50

예 3) 일반외과 환자의 총재원일수는? 5+10=15

예 4) 10세 미만의 환자의 총재원일수는? 8세 = 20

예 5) 15~30세 환자의 총재원일수는? 연령(17, 26) : 5+10=15

3 병상이용률(Percentage of occupancy)

3.1 병상수의 중요성

- 병원시설 이용도, 직원수 과다여부 등 분석시 중요

3.2 병상수의 분류

1) 허가병상

- 인가받은 병상(현실과 유리)

2) 가동병상

- 어떤 시점에서 실제 보유하고 있는 병상수(실가동병상)
- 현실과 부합된 자료로 유용한 정보 제공

3.3 가동 병상수(Inpatient bed count day)

- 24시간 동안 사용여부에 관계없음
- 병상이용 위해 직원 배정, 시설을 갖추어 놓은 입원환자 병상수

1) 가동 병상

- 중환자실 : – Intensive care unit(ICU, 집중치료실)
  – Coronary care unit(CCU, 관상동맥집중치료실)
- 병동(내과병동, 산부인과병동, 정신과병동 등)
- 병실(내과병실, 외과병실, 정신과병실 등)
- 입원환자 전용병상, 환자 격리용 병상
- 신생아실 병상, 보육기(incubator)
- 조산아, 과숙아, 선천성 기형아, 제왕절개 분만한 만기 신생아
  제외) 구급차(그 병원 외)에서 분만한 신생아
  ☞ 정상 임신기간 : 37～42주
  정상 신생아 체중 : 2.5～4.5kg

2) 포함되지 않는 병상

- 일시적인 검사, 치료 목적으로 이용되는 병상
- 분만실, 검사실, 수술실, 물리치료실, 회복실 및 응급실 등

실전문제

1. **주어진 기간동안 매일 서비스를 받은 재원환자수의 총합은?**

① 일일 평균재원환자수 ② 재원환자 연인원수 ③ 일일 재원환자수
④ 시점재원환자수 ⑤ 병상이용률

2. **자정에 조사한 재원환자수가 120명이고, 1명의 환자가 정오에 입원하여 2시간 후 사망했을 경우 그날의 일일 재원환자수는?**

① 119명 ② 120명 ③ 121명
④ 122명 ⑤ 123명

3. **가동병상에 포함되지 않는 것은?**

① 산부인과 병동 ② 내과 병동 ③ 정신과 병실
④ 수술실 ⑤ 중환자실

4. **특정기간 동안에 퇴원한 환자들이 평균 몇일씩 입원하고 있었는가를 나타내는 수는?**

① 평균재원일수 ② 총진료일수 ③ 총 재원일수
④ 일일 평균재원환자수 ⑤ 시점재원환자수

5. **일일 평균재원환자수 계산하는 공식은?**

① $\frac{\text{기간 중 총 재원일수}}{\text{일정기간의 총 날수}}$ ② $\frac{\text{기간 중 총 재원일수}}{\text{기간 중 총 퇴원환자수}}$

③ $\frac{\text{기간 중 재원환자 연인원수}}{\text{기간 중 총 퇴원환자수}}$ ④ $\frac{\text{기간 중 재원환자 연인원수}}{\text{일정기간 총 날수}}$

⑤ $\frac{\text{일정기간 총 날수}}{\text{기간 중 재원환자 연인원수}}$

6. **7월 27일에 입원하여 8월 3일에 퇴원한 환자의 재원일수는?**

① 3 ② 6 ③ 7 ④ 10 ⑤ 11

정답 1. ② 2. ③ 3. ④ 4. ① 5. ④ 6. ③

실전문제

7. 병원통계에서 재원일수 계산의 단입법이란?

① 입원일과 퇴원일을 모두 제외시킴
② 입원일과 퇴원일 모두 포함
③ 진료의 일수만 계산
④ 자정에 재원하는 환자 계산
⑤ 입원일과 퇴원일 중 하나만 포함

8. 자정을 시점으로 일정한 시간에 재원하고 있는 환자수를 조사하는 것은?

① 일일 재원환자수 ② 시점재원환자수 ③ 평균재원일수
④ 평균 재원환자수 ⑤ 총재원환자수

9. 일정기간 동안 하루 평균 재원하고 있었던 환자수는?

① 일일 평균재원환자수 ② 총재원환자 진료일수 ③ 시점재원환자수
④ 총재원환자수 ⑤ 평균재원일수

10. 매일 재원환자 현황을 파악하기 위한 재원상황 조사는 일반적으로 몇 시인가?

① 09:00 ② 10:00 ③ 12:00
④ 20:00 ⑤ 24:00

11. 입원당시 갖고 있었던 상태로 환자재원일수 증가의 원인이 되는 것은?

① 의증 ② 주진단 ③ 임시진단
④ 동반질환 ⑤ 예측진단

정답 7. ⑤ 8. ② 9. ① 10. ⑤ 11. ④

제3장

일일 퇴원환자 분석

03

▣ 일일 퇴원분석 관련 내용
- 일일 퇴원분석의 의미
- 통계분석 방법
- 일일 퇴원환자 분석시 주의사항

▣ 진료통계 월보 자료
- 일일 퇴원분석
- 진료통계 연보/자료

▣ 일일 퇴원환자분석 예제
- 내과/외과/산부인과
- 신생아/소아과

제 3 장

일일 퇴원환자 분석

1 일일 퇴원분석 관련 내용

1.1 일일 퇴원분석의 의미

- 퇴원환자 의무기록을 이용하여 환자에 대한 내용을 분석 및 관리
- 입력된 data base는 환자진료, 질병예방 및 경영분석 등에 활용

1.2 통계분석 방법

- 누적적인 방법(cumulative method)으로 기록 월말에 총합계 산출
- 한 환자당 퇴원환자요약(discharge abstract sheet) 입력 내용 출력

1.3 일일 퇴원환자 분석시 주의사항

1) 퇴원일 : 퇴원날짜 또는 상태가 발생된 날짜

2) 등록번호

- 퇴원일과 함께 고유한 식별장치로 환자정보 색출에 중요
- 이중번호 발생 방지

3) 환자성명

- 전산화된 병원

– 입원시 원무과에서 입력된 인적사항 공유하여 사용 가능

4) 주민등록번호 : 입원 또는 퇴원시 연령별, 성별 분석을 위해 필요

5) 거주지

- 환자의 주소를 우편번호로 관리함으로써 지역별 통계 산출
- 서비스 이용에 있어 지역적 차이 파악 가능
- 지역별로 주로 발생되고 있는 건강 및 건강관련 상태 파악

6) 퇴원과

- 임상과 구별
- 모든 자료 입력은 세분화
- 자료 입력시킬수록 다양한 통계 생성 가능
- 병상이용률, 회전률, 입 · 퇴원 실인원수 및 연인원수 등
  - 신생아, 소아 및 일반환자와 구별된 통계 산출
  - 신생아는 신생아 사망률 산출

(1) 소아과(Pediatric department)

- 일반적으로 만 14세까지를 소아로 간주
- 병원 외부에서 출생 후 입원한 아기
  - 병원에 오는 도중 분만한 아기
  - 신생아(출생 후~28일 이내) 입원한 환아
- 본 병원에서 출생하여 질병이 있어 입원 등록된 신생아

(2) 신생아(Normal baby, NB)

- 본 병원에 출생한 정상 신생아

(3) 산부인과

① 부인과(Gynecology, GY)

- 임신, 진통, 분만 및 산욕과는 관련되지 않음

- 부인과적 질환으로 퇴원한 경우

  예) 자궁경부암(cervical cancer)

② 산과(Obstetrics, OB)

- 정상 혹은 비정상의 임신, 진통, 분만 및 산욕기와 관련된 상태, 질병을 가진 환자

㉠ 분만(Delivery)

- 그 병원 분만실에서 아기를 분만한 산모가 퇴원한 경우
- 출생아(live birth), 사산아(stillbirth) 해당

㉡ 유산(Abortion)

- 임신 또는 불완전 유산 상태로 입원
- 유산으로 끝난 후 퇴원한 경우
- 유산기준 : WHO(세계보건기구)
  - 임신 20주 미만, 태아의 체중 500g 이하
- 자궁외 임신(ectopic pregnancy) 해당

㉢ 미분만(Undelivery)

- 임신상태로 입원
- 그 병원에서 분만하지 않고 임신상태를 그대로 유지 및 퇴원하는 경우
- 병원에 오는 도중 응급차에서 분만한 산모

㉣ 분만 후 입원/산욕기(puerperium)

- 병원도착 이전에 분만
- 분만 후 6주 이내 입원한 경우

산부인과 분류

- 부인과(GY)
  - 부인과적 질환으로 퇴원한 경우

    예) cervical cancer(자궁경부암), endometriosis(자궁내막증)
- 산과(OB)
  - 임신, 분만 및 산욕기와 관련된 상태, 질병을 가진 환자
  - 분만, 미분만, 유산, 산욕기

    예) 12주에 유산, 제왕절개 분만

(4) 내과

- 내분비, 소화기, 호흡기, 감염, 신장, 순환기, 혈액종양
- 류마티스, 핵의학과 등
- 과거 : 의료기관별로 분과를 구분하여 경영목적으로 통계 생성
- 현재 : 각과 전문과목별로 초진료 산정토록 되어 원무과 접수에서 구분

7) 퇴원병동

- 각 병동의 가동병상 및 병상회전율과 병상배치, 인력배치 등의 자료로 활용

8) 입원일

- 입원환자 또는 당일 진료가 발생한 기간 확인하고 재원일수 유추에 필요
- 원무과에서 입력한 입원일과 간호기록, 입 · 퇴원기록지 등의 날짜 비교 확인
- 그 다음 틀린 경우 일치시켜야 함

9) 재원일수(Length of stay, LOS)

- 병원통계 : 단입법(입원일과 퇴원일 둘 중 하나만 사용)
- DRG 재원일수 : 단입법

10) 입원과

- 입원과는 각 과의 전문과목별로 세분화 필요
- 원무과에서 구분되어 입력되지 못하였을 경우
  - 의료정보팀(의무기록팀)은 입원과를 각 과의 전문과목별로 세분화함
  - 수정 입력하므로 각종 병원통계 자료 생성

11) 환자 유형

- 진료비 지불자의 성격을 구분하여 관리
- 병원 이용도 분석과 보건진료 재정에 관한 정책 분석 용이
- 건강보험, 의료급여 1–2종, 일반, 교통 및 산재 등으로 구분
- 원무과에서는 진료비 지불형태를 입력하며 변경사항 발생 시 수정
- 병원 표준화심사자료 등 외부에서 요구하는 통계 자료와 차이 발생 가능

- 병원 특성에 따라 세분화하여 관리
- 자료 요구시 data를 가공하여 제공할 수 있음

12) 입원경로

- 입원시 입원경로를 파악함으로 입원경로의 점유형태 파악
- 각 부문간 환자 흐름 및 보건진료계획의 분석 기초자료로 활용
- 입원경로 분류
  - 외래, 응급실, 분만실, 신생아실, 기타
- 의무기록지 확인
  - 경과기록지, 병력기록지, 응급실기록지 PI(Present illness, 현재 질병)

13) 내원경위

- 환자가 어떤 경위로 이송, 의뢰되었는지 파악
- 각 의료기관간 환자의 흐름 및 보건진료계획 분석 기초자료로 활용
- 이 항목으로 타의료기관간의 연계 상황 모니터 가능
- 내원경위
  - 1차 의료기관(병 · 의원), 2차 의료기관(종합병원)
  - 3차 의료기관(상급종합병원)

14) 치료결과(Results) : 입 · 퇴원기록, 퇴원요약지 참조

- 일반적인 결과측면의 접근은 건강수준지표의 개념과 밀접한 관계됨
- 이런 지표가 개발된 이유
  - 보건의료체계의 질을 총체적으로 파악하는 지표
  - 여러 다른 체계를 비교하는 가장 좋은 방법
  - 일반적으로 이용되는 결과변수에는 사망률, 이환율, 퇴원상태 등

치료결과의 분류

- 완쾌 또는 경쾌(recovered or improved)
- 불변 또는 호전 안됨(not improved)
- 진단뿐 또는 치료 안함(for diagnosis only or not treated)
- 가망없는 퇴원(hopeless discharge)

- 사망(death)
  - 48시간 이전 사망(death under 48 hours)
  - 48시간 이후 사망(death over 48 hours)
- 기타

15) 퇴원형태

(1) 퇴원지시 후 퇴원

- 의사의 퇴원결정에 의해 퇴원한 환자

(2) 자의퇴원(Discharge against medical advice, DAMA)

- 의사의 퇴원결정 없이 환자측의 요구로 자의 퇴원한 환자
- Against medical advice(AMA)
- Discharge against advice(DAA)
- Discharge against medical advice(DAMA)

(3) 가망없는 퇴원(Hopeless discharge, 임종퇴원)

- 치료가 불가능하여 임종을 앞두고 퇴원한 환자

(4) 일반사망

(5) 수술 후 사망

(6) 수술 후 10일 이내(=이하) 사망한 경우

(7) 탈원(escape)

(8) 전원(Transfer to hospital)

(9) 기타

16) 중환자실(Intensive care unit, ICU)

- 중환자실별 재원일수 산정 및 환자관리 정도를 측정하는 자료로 활용
  - 외과계 중환자실(SCU : surgical care unit)
  - 신경계 중환자실(NCU : neurological care unit)
  - 신생아계 중환자실(NICU : neonatal intensive care unit)
  - 심혈관계 중환자실(CCU : cardiac care unit)
  - 호흡기계 중환자실(RCU : respiratory care unit)
  - 내과계 중환자실(MICU : medical intensive care unit)

17) 종양구분

- 암등록시 악성신생물만 등록
- 악성으로 입력된 자료관리로 암등록 자료 누락 방지할 수 있음
- 양성, 정상소재, 악성, 원발성, 전이성, 다발성

행태(Behavior)

코드	행태	구분
/0	양성(benign)	양성
/1	양성인지 악성인지 불확실 (Uncertain whether benign or malignant)	양성
/2	악성, 정상소재암(Carcinoma in situ, CIS)	악성
/3	악성 + 원발(Malignant, primary site)	악성
/6	악성 + 전이(Malignant, metastatic site)	악성
/9	악성, 원발인지 전이인지 불확실 (Malignant, uncertain whether primary or metastatic site)	악성

18) 법정감염병의 신고 및 분류

(1) 한국 법정감염병의 신고

- **전수감시체계**
  - 감염병발생시 의무적으로 지체없이 관할 보건소에 신고
- **표본 감시체계**
  - 일정한 기준에 의해 참여하는 의료기관을 표본감시기관으로 지정
  - 7일 이내 관할 보건소에 신고

(2) 법정감염병의 종류

- 법정감염병 4개급 89종이 있음
- 전수감시대상
  - 1급 17종, 제2급 21종, 제3급 28종, 제4급 23종
  - 전수감시대상 66종 표본 감시대상 23종
  - 코로나-19 : 2급 → 4급 전환(2023. 8. 31)

(3) 법정감염병의 분류 기준

- 법정감염병 분류체계는 급별 분류체계임
  - 심각도, 전파력 및 격리수준 고려하여 4가지로 분류

  단) 신변종 감염병의 유행으로 해당 감염병의 종류는 변경될 수 있음

  - 질병관리청 홈페이지 참고하면 됨

① 제1급 감염병

- 가장 위험도가 높은 급
- 집단 발생 우려와 치명률이 높아 발생 즉시 신고
- 음압격리가 필요한 감염병

② 제2급 감염병

- 전파 및 감염가능성을 고려하여 발생시 24시간 이내에 신고
  - 격리가 필요한 감염병

③ 제3급 감염병

- 발생시 24시간 이내 신고하고 계속 감시할 필요가 있는 감염병

④ 제4급 감염병

- 제1-3급 감염병 외 유행여부를 조사하기 위해 표본감시 활동이 필요한 감염병
- 발생시 7일 이내 신고

표 3-1(A) 한국 법정감염병 체계

구분	제1급 감염병	제2급 감염병	제3급 감염병	제4급 감염병
질환	가. 에볼라바이러스병	가. 결핵	가. 파상풍	가. 인플루엔자
	나. 마버그열	나. 수두	나. B형 간염	나. 회충증
	다. 라싸열	다. 홍역	다. 일본뇌염	다. 편충증
	라. 크리미안콩고출혈열	라. 콜레라	라. C형 간염	라. 요충증
	마. 남아메리카출혈열	마. 장티푸스	마. 말라리아	마. 간흡충증
	바. 리프트밸리열	바. 파라티푸스	바. 레지오넬라증	바. 폐흡충증
	사. 두창	사. 세균성이질	사. 비브리오패혈증	사. 장흡충증
	아. 페스트	아. 장출혈성대장균 감염증	아. 발진티푸스	아. 수족구병
	자. 탄저	자. A형 간염	자. 발진열	자. 임질
	차. 보툴리눔독소증	차. 백일해	차. 쯔쯔가무시증	차. 클라미디아감염증
	카. 야토병	카. 유행성이하선염	카. 렙토스피라증	카. 연성하감
	타. 신종감염병증후군	타. 풍진(선천/후천성)	타. 브루셀라증	타. 성기단순포진
	파. 중증급성호흡기 증후군(SARS)	파. 폴리오(소아마비)	파. 공수병	파. 첨규콘딜롬
		하. 수막구균 감염증	하. 신증후군출혈열	하. 반코마이신내성장 알균(VRE) 감염증
	하. 중동호흡기증후군 (MERS)	거. b형 헤모필루스 인플루엔자	거. 후천성면역결핍증 (AIDS)	거. 메티실린내성 황색포도알균 (MRSA) 감염증
	거. 동물인플루엔자 인체감염증	너. 폐렴구균 감염증	너. 크로이츠펠트-야곱병(CJD)	너. 다제내성녹농균 (MRPA) 감염증
	너. 신종인플루엔자	더. 한센병(나병/문둥병)	더. 황열	더. 다제내성아시네토 박터바우마니균 (MRAB) 감염증
	더. 디프테리아	러. 성홍열	러. 뎅기열	러. 장관감염증
		머. 반코마이신내성 황색포도알균 (VRSA) 감염증	머. 큐열	머. 급성호흡기감염증
			버. 웨스트나일열	버. 해외유입기생충 감염증
감시 방법	전수감시	전수감시	전수감시	표본감시
신고	즉시	24시간 이내	24시간 이내	7일 이내

표 3-1(B) 한국 법정감염병 체계

구분	제1급 감염병	제2급 감염병	제3급 감염병	제4급 감염병
질환		버. 카바페넴내성장내세균목(CRE) 감염증	서. 라임병	서. 엔테로바이러스 감염증
		서. E형 간염	어. 진드기매개뇌염	어. 사람유두종바이러스 감염증
			저. 유비저	저. 코로나바이러스감염증-19
			처. 치쿤구니야열	
			커. 중증열성혈소판감소증후군(SFTS)	
			터. 지카바이러스감염증	
			퍼. 엠폭스(원숭이두창)	
			허. 매독	
감시방법	전수감시	전수감시	전수감시	표본감시
신고	즉시	24시간 이내	24시간 이내	7일 이내

19) 신생아 주수

- 신생아 주수 파악
- 신생아관련 통계 산출 가능
- 신생아주수 구분
  - 조산아, 만기아, 과숙아

20) 신생아 체중

- 신생아 체중은 임신결과를 나타내는 중요한 지표
- 신생아 이환과 사망의 주요 위험인자
- 고위험군 유아의 주산기 서비스 분석
- 모자건강 관련 보건정책 개발에 유용
- 신생아 체중 단위 : g 또는 kg / 1kg=1,000g
- 출산력 지표의 체중 2,500g 미만의 미숙아 통계 생성

표 3-2 출생시 체중에 따른 신생아 용어

출생시 체중	신생아 용어	
1,000g 미만	Low birth weight	저체중
1,000~2,500g 미만	Immaturity	미숙아
2,500~4,500g 미만(=2.5-4.5kg 미만)	**Mature infant**	**정상아**
4,500g 이상	Exceptionally large baby	예외적인 거대아

표 3-3 임신기간에 따른 신생아 용어

임신기간	신생아 용어	
28주 미만	Extreme immaturity	극단적 미숙아
28~37주 미만	Pre-term infant	주기 전 영아
37~42주 미만	**Term infant**	**정상기간**
42주 이상	Post-term infant	주기 후 영아

21) 사산수

- 사산수 파악은 모자보건정책의 중요한 자료
- 산모의 보건의료정보관리(의무기록)로부터 사산아 정보 가능

22) 제왕절개

- 제왕절개 횟수 입력
- 2번째 제왕절개 : 질병분류(O82.0, O82.1)
- 3번째 제왕절개 : 일일퇴원분석인 이 항목 활용

23) 응급실 체류시간

- 응급실을 통한 입원시 과별 응급환자의 체류시간 확인
- 응급실 서비스를 평가할 수 있는 기초자료로 활용
- 응급실 도착시간부터 입원병동 도착시간을 분 단위로 입력
- 응급실에서 체류한 시간을 관리하여 QA 기초자료로 이용

24) 1개월 이내 재입원

- 28일 이내 동일 상병(만성질환 제외)으로 재입원한 환자
- 이전 진료의 질적 수준이 최적의 수준보다 못하다는 것 반영하는 지표
- QA 항목(ACHS)
- 환자가 재원하고 있는 동안 병원내에서 감염된 것 표시
  - 입원 후 48~72시간 경과된 후 발생하는 경우
- 보건의료정보관리(의무기록) 중 퇴원요약지, 경과기록지 내용 검토 후 기입
- 감염여부의 판정은 감염위원회
  - 보건의료정보관리사(의무기록사) 자료 제공

◐ 원내감염의 종류

(1) 수술 후 감염

- 깨끗한 상태(clean case)의 환자
- 수술 후 수술부위나 수술받은 내부에 염증이 생긴 경우

제외) – 화상(Burn), 압좌 손상(Crushing injury)
– 개방 상처를 동반한 골절(Fracture with open wound)
– 천공(perforation) 또는 파열부위(rupture site)에 수술 후 감염

(2) **비뇨기계 감염** : 요로카테터(Urinary catheterization) 후 감염여부 기입
예) 요로감염(Urinary tract infection, UTI)

(3) **소화기계 감염** : 살모넬라균(Salmonellosis), 장티푸스(Typhoid fever), 장염(Enteritis) 등

(4) **호흡기계 감염** : 상기도 감염(Upper respiratory infection, URI)

(5) 기타 처치 후 감염

- 심도자카테터(Cardiac catheterization)
- 견인(Traction site)
- 골수흡인부위(Bone marrow aspiration site)

- 회음절개술부위(Episiotomy site)
- 배액부위(Drain site) 등

수술 후 감염

- 깨끗한 상태(clean case)의 환자
- 수술 후 수술부위나 수술받은 내부에 염증이 생긴 경우
  예) 요로감염(UTI), 상기도 감염(URI) 등

25) 수술일시

- 수술일자, 수술 입실시간, 마취시간 및 수술 종료시간 파악

26) 수술과

- 수술과를 입력함으로써 과별 수술현황 및 실적 파악

27) 수술종류

- 수술종류의 분류는 나라와 병원마다 차이가 있음
- 수술의 대 · 중 · 소 구분은 수술집도의 판단에 의거
  예) 마취기록지에 대 · 중 · 소 항목을 만들어 집도의가 검토할 수 있음

28) 마취(Anesthesia)

- 마취제에 의해 발생하는 무의식 상태
- 전신 통각소실, 다소의 근육이완 수반
- 수술기록지 확인 후 기입

◐ 마취의 종류

(1) 전신마취(General anesthesia) : 내(Endo, Intra)

- 환자의 의식 소실
- 신체 어느 부분에 자극을 가하여도 반응이 없는 상태로 유도
- 마취제는 혈류에 의해 체내 순환
- 중추신경계 작용에 의해 마취

- 주로 흡입마취 시행
- 가스, 기화된 액체의 마취제를 흡입하여 폐포혈중 흡입 시도

  예) – 흡입(Inhalation, Open drop), 기관내(Endotracheal)

    – 기관지내(Endobronchial), 직장(Rectal)

    – 정맥내(Intravenous, IV), 근육내(Intramuscle, IM)

(2) **부분마취**(Regional anesthesia)

- 신경말단에 흥분을 억제시키거나 말초신경의 전도를 차단
- 감각 소실을 가져오도록 하는 마취 방법
- 수술부위에 따라 선택적으로 사용

  예) – 척수(Spinal), 경막외(Epidural), 미추(Caudal)

    – 상완신경차단(Brachial nerve block)

    – 복강신경차단(Celiac nerve block)

◐ 부분마취의 종류

- 척수마취(Spinal anesthesia)
  - 국소마취제를 지주막하강에 주입하여 척수신경의 전 · 후근 차단
- 경막외마취(Epidural anesthesia)
  - 국소마취제 경막외강에 주입하여 신경차단
- 미추마취(Caudal anesthesia)
  - 국소마취제를 천골관을 통해 주입하여 마취
  - 항문과 천골부위 수술에 유용
- 상완신경차단(Brachial plexus block)
  - 국소마취제를 팔의 모든 지각, 운동 및 자율신경 지배를 담당하는 상완신경총
  - 이것에 주입하여 신경차단
  - 어깨에서 손에 이르는 상지의 수술 조작을 위한 마취에 사용

(3) **국소마취**(Local anesthesia)

- 회복실기록지가 없음
- 수술기록지에서 국소마취제 확인 후 기록

표 3-4 전신 및 부분마취

전신마취(General anesthesia)	부분마취(Regional anesthesia)
▶ 내(Intra, endo) • Inhalation/Open drop(흡입) • Endotracheal(기관내), Rectal(직장) • Endobronchial(기관지내) • Intravenous, IV(정맥내) • Intramuscle, IM(근육내)	▶ Spinal(척수), Epidural(경막외) ▶ Nerve block(신경차단) • Brachial nerve block(상완신경차단) • Celiac nerve block(복강신경차단) ▶ Caudal(미추)

29) 생검 건수(Biopsy, Bx.)

- 생검수를 확인하는 방법이 병원마다 차이가 있음
- 검사를 하기 위한 피검물의 채취방법에 관한 사항
- 조직병리검사를 한 모든 사항에 대해 기입
- 생검시행 종류별 건수 확인
- 생검 파악 방법
  - 수술(surgical), 내시경(endoscopic) + bx.(생검)
  - 기타(바늘 needle, 천자 punch, 흡인 aspiration) + bx.(생검)

◐ 생검의 분류

(1) 진단적 생검

- 진단을 위한 조직의 생검수 표시 방법

(2) 치료적 생검

- 치료적 목적으로 절제된 조직(~ectomy)으로 조직병리검사 시행
- 이러한 경우 기입

30) 원사인(Underlying cause of death) : 선행사인

- 직접적으로 사망에 이르게 한 원인을 분류하여 관리
- 선행사인의 분류번호로 기록
- 각 임상과별, 의사별 및 주진단명별로 사망원인 파악
- 원사인 항목은 병원 표준화 심사자료에서도 중요

31) 주진단(Primary diagnosis)

- 주진단이란 입원에서 퇴원까지의 모든 검사결과가 확진된 것
- 그 환자의 치료나 검사를 가장 필요로 했던 상태
- 여러 개인 경우 의료자원의 소모가 가장 컸던 진단명
- 역학조사 중증도, 상급종합병원 평가와 KDRG에 필수적 요구 항목

◐ 주진단 선정의 세부지침

- 한번 입원한 건에 대해 하나의 주진단 선정
- 퇴원 전의 주진단은 그 당시의 임시 주진단
- 입원기간 중 모든 검사 결과를 확인한 후 최종적으로 밝혀진 진단
- 입원시 진단 또는 임시진단
  - 입원기간 중에 생성된 진단정보가 전혀 없을 때만 사용 가능

32) 기타 진단(Other diagnosis)

- 임상적 평가, 치료, 진단적 의료행위 및 재원기간의 연장
- 간호 및 관찰의 증가로 환자의 치료에 영향을 주는 추가 병태

(1) 동반질환(Comorbidity)

- 입원당시부터 주진단과 함께 가지고 있었던 상태
- 환자의 재원일수 증가의 원인이 되는 경우

  예) 입원시 위암, 고혈압, 당뇨 등 동반

(2) 합병증(Complication)

- 입원기간 중 발생한 이차질환(secondary disease)

  예) 수술 후 감염, 수술 후 농양 등

  → T81.4, Y62.0

33) 수술환자수

- 수술과별로 수술 받은 환자수 또는 건수

34) 주수술(Primary operation)

- 주진단과 연계하여 이루어진 수술을 주수술로 선정
- 진단, 실험적 목적보다 주진단 치료를 위해 시행한 가장 중요한 의료행위
- 주진단의 합병증을 치료하기 위해 시행했던 가장 중요한 의료행위
- 외과적 수술의 대략적 시행 환자수와 건수 파악 가능

35) 기타 수술(Other operation)

- 기타 수술은 주수술 이외 입원기간 중 행해진 수술 기재

36) 처치(Procedure)

- 진단을 위해 시행된 특별한 검사 및 치료목적으로 행해진 모든 처치
- 주진단과 관련된 주처치를 관리하여야 함

37) 수술시간

- 환자가 수술실에서 보낸 총시간 관리
- 마취시간 또는 수술시작 시간부터 계산

38) 주호소 증상(Chief complaint, CC)

- 주소, 증상의 자료 관리
- 최종 진단과의 차이에 대한 QA 자료 활용

39) 전과(Transfer)

- 전과가 이루어진 경우 해당 치료과의 재원일수를 얻을 수 있음
- 정확한 과별 재원일수를 산출하는 데 중요한 자료
- 전출받은 과와 전출일 기재

전과기록

- 전출(Transfer out) : 환자가 치료받던 과에서 다른 과로 전과
- 전입(Transfer in) : 환자를 새로 받은 과

40) 협의진단환자수(타과의뢰, Consultation)

- 입원기간 중 협의진단을 받은 환자수와 건수
- 상급종합병원 일수록 진료과 세분화됨
  - 증상에 해당하는 과로 많은 협의진료 이루어짐
  - 협의진단이 이루어진 경우 각 의사별 협의진단시행 건수 파악 가능
- 의사의 진료실적에 필수 항목
- 협의진단 건수 통계의 경우
  - 동일 질병으로 동일 의사에게 여러번 협의진단이 이루어진 경우
  - 시행된 횟수대로 산정

41) 전공의(Resident) : 레지던트

- 전공의들의 진료실적 산출 목적
  - 전공의별 환자명, 연령, 주소, 진단명 및 수술 등의 사항 파악 가능
- 미완결기록관리를 위해 필수 항목

42) 전문의(Staff) : 주치의(Attending physician)

- 그 환자의 진료에 주된 책임을 지는 퇴원시의 담당의사
- 전문의별 실적 및 환자 현황 파악 가능

43) 입력일

- 일일퇴원환자 분석 종료 후 전산입력시 입력 날자 자동 생성

44) 보건의료정보관리사(의무기록사) ID 번호

- 보건의료정보관리사(의무기록사)의 ID가 입력되는 경우
- 일일퇴원분석 통계담당자 ID번호, 질병분류자 ID번호 입력
  - 통계와 질병분류의 질관리 자료로 활용

45) DRG(Diagnosis Related Group) 분류번호

- DRG번호 : 6자리
- 첫 4자리 : 질병군　5번째 : 연령그룹　6번째 : 중증도(합병증 및 동반질환)

예) DRG번호 : D11120

☞ DRG 번호 분석

D111　　2　　0

↑　　↑　　↖

질병군　연령(예 : 21세)　중증도(=합병증 및 동반질환), 예 : 중증도 없음

☞ D111(질병군) : 편도(tonsil) 및 아데노이드 절제술(adenoidectomy)

– 2(연령) : 연령 > 17 예) 21세

– 0(중증도=합병증 및 동반질환=기타질환) 예) 중증도 없음

46) 기타

- 기타에는 그 병원에서 필요로 하는 자료 포함
- QA 자료(재수술, 신생아 합병증, 균혈증), 합병증 등을 표시 자료 분석
- 보건의료정보팀(의무기록팀)에서 일일퇴원은 퇴원환자 중심

예) – 환자가 7월 2일 소아과로 입원해서 7월 8일 외과로 전과

– 다시 7월 15일 정형외과로 전과하여 7월 26일 퇴원한 경우

☞ 퇴원과는? 정형외과

47) 과별 환자수(Number of patients)

- 각 과별 환자수를 기재하는 것
- 각 과별 환자수의 합계 = 총퇴원환자수

48) 재원일수(Length of stay, LOS)

- 입원일~퇴원일까지 날 수
- 일일퇴원환자 분석시 : 단입법 사용(입원일 하루만 가산)–통계시 사용

49) 사망(Death)

- 사망으로 입원을 종결한 환자의 경우 표시
- DOA(Dead on Arrival, 도착 당시 사망환자)

예) 병원으로 가는 도중 구급차에 사망한 환자

50) 수술(Operations) 건수

- 퇴원과별 수술받은 건수 기재

51) 협의진단(Consultation)

- 재원기간 중 협의진단을 받은 환자 기록
- 확인 : 협의진단기록지, 경과기록지, 의사지시기록지, 간호기록지

52) 전과(Transfer)

- 재원기간 중 그 과에서 치료받다가 다른 과로 전과될 경우

53) 기타 난의 분석항목

- 수술환자수(No. of patients operated) : 수술을 받은 환자수 기입
- 수술 후 감염(Postoperative wound infection)
  - 수술 전에 감염과 상관없는 깨끗한 상태에서 수술 후 수술부위에 감염된 경우
    예) 수술 후 UTI(urinary tract infection 비뇨기계 감염) 발생 T81.4 + Y62.0
- 수술 후 사망(Postoperative death, POD)
  - 수술 후 10일 이내(이하) 사망했을 경우

소변 배양검사(Urine culture examination) 결과

- Streptococcus(연쇄상구균/사슬알균), Staphylococcus(포도상구균/포도알균)
- E-coli(대장균), Pseudomonas(슈도모나스)
- 100,000/ml 이상 검출 : 10^5/ml ↑
  ☞ N 39.0(UTI 요로감염) + B95-B97(명시된 세균, 바이러스)

54) 결핵(Tuberculosis, TB)

- 폐결핵인 경우만 기재

55) 불임수술(Tubal ligation for sterilization)

- 재원기간 중 여성이 불임수술을 받은 경우

56) 병원 합병증(Complications)

- 병원내 합병증일 경우 및 원내감염 기입

57) 재입원(Readmission)

- 과거에 그 병원에 입원 사실이 있는 경우 기재

2 진료통계 월보 자료

2.1 일일 퇴원분석

- 누적적 방법(cumulative method)
- 월말에 과별, 항목별 총합계 산출
- 한 환자당 퇴원환자요약(discharge abstract sheet) 입력내용 출력하여 재검토
- Excel, Access 등 이용하는 것이 효율적
- 의료기관에서 정형화된 DB에 기초자료 입력, 통계 및 자료 색출 프로그램 구축

2.2 퇴원환자 통계 월보

- 일일퇴원환자 분석에서 기본적인 통계분석항목 입력 후 전산에서 월단위 출력
- 퇴원환자 통계월보 산출

1) 진료통계 비교 월보 작성시 이용되는 자료

- 재원환자 센서스분석(inpatient census)
- 일일 퇴원분석 통계월보

2) 보건의료정보팀에서 생성되는 통계표

(1) 진료과별 퇴원환자 증감비교

① **평균재원일수**

- 일정기간 입원한 환자가 진료과별로 또는 환자유형별로 평균 며칠간 재원하였는가

$$평균재원일수 = \frac{퇴원환자\ 총재원일수}{퇴원환자\ 실인원수}$$

예) – 3월의 외과 퇴원환자수 500명
- 총재원일수 5,000일
- 외과의 평균재원일수는?
  ☞ 5,000 ÷ 500 = 10일

② **총재원일수**

- 일정기간 중 퇴원한 환자들의 재원일수의 합계

$$총재원일수 = 일평균재원환자수 \times 평균재원일수$$

- 총재원일수와 평균재원일수를 알고 있을 경우
- 일평균재원환자수를 구할 수 있음

예) 총재원일수 : 5,000일, 평균재원일수 : 10일인 경우

일평균재원일수는?

☞ 풀이 : 5,000일 = χ × 10

답 : χ = 500명(일평균재원환자수)

③ **병상이용률**

- 평균재원일수가 길어지면 병상이용률은 높아지나 병상회전율은 낮아짐
- 진료건(case)당 진료비가 증가되는 반면 입원환자 1인당 1일평균 부담진료비는 감소
- 진료의 집중도가 클수록 평균재원일수는 짧아지나 환자 1인당 일평균 진료비는 증대

$$병상이용률 = \frac{기간\ 중\ 재원환자\ 연인원수}{이용\ 가능한\ 총병상수 \times 기간\ 중\ 날수} \times 100$$

(2) 재입원율 및 협의건수율

① 재입원율

- 재입원율 계산 방법
  - 한번 입원하고 단순히 1번 이상 재입원한 경우
- 계획에 없던 재입원
  - 환자의 경과기록, 퇴원계획, 의사지시 등에 환자의 추구관리 계획이 명시되지 않은 경우
  - 사전에 예상하지 못했던 입원으로 전번 입원과 동일한 질환으로 다시 추가 치료 실시
  - 전번 입원의 이유와 관련이 있는 이유 때문에 치료할 경우
  - 전번 입원 당시의 치료로 인한 합병증 때문에 입원을 하게 될 경우
  - 위의 조건들 중 하나에 해당하는 경우

$$재입원율 = \frac{과별\ 재입원\ 건수}{각\ 과별\ 퇴원환자수} \times 100$$

예) 8월 내과 퇴원환자는 600명
- 이 중 170명이 재입원한 경우
- 내과 재입원율은?

☞ 내과 재입원율 = $\frac{170}{600} \times 100 = 28.3\%$

② 과별 협의환자수 및 건수 분석

- 협의진단과 관련된 통계는 환자율과 건수율 분석

표 3-5 협의건수율 및 환자율

협의건수율	협의환자율
$협의건수율 = \frac{협의건수}{퇴원환자수} \times 100$	$협의환자율 = \frac{협의환자수}{퇴원환자수} \times 100$

2.3 진료통계 연보

- 월말 누적 연말의 통계 합계
- 통계연보 : 영구보존

표 3-6 일일 퇴원분석 결과로 계산 가능한 자료

재원일수 및 퇴원환자수	사망률 및 사망환자수
• 평균 재원일수 • 퇴원환자 총재원일수 • 총퇴원환자수 • 과별 퇴원환자수	• 과별 사망률 • 수술 후 사망환자수 • 순사망률

표 3-7 병원 월보 통계의 종류 : 환자통계

외래환자 통계	입원환자 통계
• 외래연인원(신환) • 외래연인원(신환+초진+재진) • 평균외래연인원	• 입원실인원/연인원 • 외래환자 100명당 입원환자수 • 재원일수/평균재원일수
응급실 통계	**퇴원환자통계**
• 환자종류별 통계 • 과별/시간별 통계 • 응급실 지역별 통계 • 응급환자 사고별 통계 • 응급수술환자 통계	• 환자종류별/과별/연령별/퇴원환자수 • 지역별 퇴원환자수 • 퇴원환자 실인원/연인원 • 전원통계/퇴원시 상태별 환자수 • 퇴원환자 치료결과별 환자수 • 평균재원일수/재원일수별 환자통계
사망환자 통계	**진료비 관련 환자 통계**
• 과별 사망환자수 • 퇴원환자 100명당 사망환자수 • 연령별 사망통계 • 사망원인별 통계	• 무료환자 진료/의료보호 환자 • 진료비 징수 불능 환자 • 사회사업 상담환자 • 물리치료 환자

표 3-8 병원 통계 연보의 종류

통계월보 : 진료실적 통계	통계 연보
• 병상이용률 통계 • 수술 및 마취실적 통계	• 국제의료행위분류에 의한 통계 – 퇴원환자 질병분류/수술분류

• 중환자실/분만실/신생아실 • 병리조직 검사 실적 통계 • 방사선 촬영 실적 통계 • 약처방 및 조제통계	• 암등록 통계 – 지역별, 부위별/조직학적 분포 – 원발장기별 : 성별, 연령별 통계 – 과별 : 과별 진단방법/연령/성별 통계

3 일일 퇴원환자분석 예제

3.1 내과(Internal medicine, IM) ☞ 1번

성명 : 진된장	진찰권번호 : 22, 35, 74
입원일 : 2023. 5. 11	퇴원일 : 2023. 5. 16
환자분류 : 건강보험	주치의 : 이기적

- 본 40세 남자환자
- 외래를 경유하여 십이지장 궤양(duodenal ulcer)으로 내과(internal medicine, IM)에 재입원
- 입원기간 동안 수술은 하지 않음
- 족부백선(tinea pedis)으로 피부과 전문의에게 협의진료 받았음
- 환자는 약물치료 후 호전된 상태로 퇴원

3.2 외과(Surgery)

1) 일반외과(General surgery, GS) : 전과 (내과 → 외과) ☞ 2번

성명 : 옥청소	진찰권번호 : 52, 23, 71
입원일 : 2023. 5. 7	퇴원일 : 2023. 5. 16
환자분류 : 건강보험	주치의 : 주회진

- 본 38세 여자환자 4년간 지속적인 소화불량과 상복부 통증으로 내과 입원
- 그녀는 만성 담낭염(chronic cholecystitis)을 동반한 담석증(cholelithiasis)으로 진

단받아 입원
- 다음 날 외과로 전과되었음
- 새로운 주치의는 입원 3일째 마취의사에게 협의진료 의뢰
- 전신마취하에 주선생님 집도로 담낭절제술(cholecystectomy) 받았음
- 그녀는 열이 없는 상태로 퇴원

2) 신경외과(Neurosurgery, NS) ☞ 3번

성명 : 황달이	진찰권번호 : 56 78 89
입원일 : 2023. 5. 5	퇴원일 : 2023. 5. 16
환자분류 : 건강보험	주치의 : 윤도사

- 본 11세 여자환자는 안구 편위와 큰 머리로 응급실을 경유하여 신경외과에 입원
- 수두증(hydrocephalus)의 의심하에 윤선생님에게 수술 후 4일째 뇌실-복강 단락술(ventriculoperitoneal shunt) 시행
- 요로감염(urinary tract infection, UTI)으로 진행되어 비뇨기관 전문의 김선생님에게 협의의뢰
- 더 나은 치료에 대한 권고에도 불구하고 환자는 호전없이 퇴원

3) 흉부외과(Thoracic and cardiovascular surgery, TS, CS) ☞ 4번

성명 : 진호도	진찰권번호 : 28 11 22
입원일 : 2023. 5. 4	퇴원일 : 2023. 5. 16
환자분류 : 건강보험	주치의 : 조폭상

- 57세 남자환자는 흉강 대동맥으로 응급실을 경유하여 흉부외과에 입원
- 조선생님에 의해 수술 후 2일째 대동맥절제술 시행
- 상기도감염(upper respiratory infection, URI)으로 진행되어 조선생님은 내과 선생님에게 협의의뢰
- 수술 후 4일째 조선생님은 상처부위에 농양(pus) 발견

• 그러나 환자는 중환자실에서 7월 30일 사망

4) 정형외과(Orthopedic surgery, OS) : 전과 (비뇨기과 → 정형외과) ☞ 5번

성명 : 도사급	진찰권번호 : 17 88 99
입원일 : 2023. 4. 25	퇴원일 : 2023. 5. 16
환자분류 : 자동차보험	주치의 : 이수준
전과일 : 2023. 4. 30	

- 45세 환자는 교통사고(traffic accident, TA)로 응급실을 경유하고 비뇨기과에 입원
- 이선생님은 정형외과와 마취과에 협의진단을 의뢰
- 같은 시간에 전신마취하에 비뇨기과 전문의에 의해 방광 수복 시행
- 정형외과 전문의에 의해 비골(fibula) 관혈적 정복술 및 내부고정술(open reduction with internal fixation, OR with IF) 시행
- 수술 후 5일째 환자는 더 나은 치료를 위해 정형외과(orthopedic surgery, OS)로 전과
- 그녀는 호전된 상태로 퇴원했고 외래(outpatient department, OPD) 통원치료 했음

5) 성형외과(Plastic & Reconstructive surgery, PS) : 재입원 ☞ 6번

성명 : 미국행	진찰권번호 : 33 11 22
입원일 : 2023. 4. 10	퇴원일 : 2023. 5. 16
환자분류 : 산업재해	주치의 : 김지하

- 36세 여자환자는 왼쪽 엄지의 심한 출혈로 성형외과(plastic surgery, PS)에 재입원
- 환자는 왼쪽 엄지의 붕괴된 손상 진단을 받았음
- 개방성 관혈적 정복술 및 내부고정술(OR with IF)을 김선생님께 받음
- 재원기간 동안 피부이식(split thickness skin graft, STSG) 교정(revision)
- 기관내 마취하(endotracheal anesthesia)에 시행

- 환자는 다른 합병증 없이 퇴원

3.3 산부인과(Obstetrics & Gynecology, OB & GY)

1) 산과 : 유산(abortion) ☞ 7번

성명 : 이마음	진찰권번호 : 10 22 33
입원일 : 2023. 5. 13	퇴원일 : 2023. 5. 16
환자분류 : 건강보험	주치의 : 정최고

- 30세 초임부가 질출혈과 하복부 통증으로 인해 산과(obstetrics, OB)에 입원
- 자연유산이라는 의증하에 주치의인 정선생님께 소파수술(dilatation and curettage, D&C) 시행
- 산모는 합병증 없이 퇴원

2) 산과 : 분만 ☞ 8번

성명 : 신국자	진찰권번호 : 12 33 55
입원일 : 2023. 5. 1	퇴원일 : 2023. 5. 16
환자분류 : 건강보험	주치의 : 양진도

- 35세 경산부가 2번째 분만을 위해 산과에 입원
- 그녀의 주치의 양선생님은 이전 제왕절개술과 중증도 전자간증으로 진단
- 제왕절개술(cesarean section, C/S)과 난관결찰술(tubal ligation) 시행
- 제왕절개 후 3일째 되는 날 고열이 있어 주치의는 실밥 농양(abscess)으로 상처에 감염이 있었음
- 따라서 절개 및 배농(incision and drainage, I & D)을 부분마취하에서 시행
- 산모는 보전치료를 한 후 무열로 퇴원

3) 산과 : 분만 후 입원 ☞ 9번

성명 : 독청소	진찰권번호 : 13 66 88
입원일 : 2023. 5. 13	퇴원일 : 2023. 5. 16
환자분류 : 건강보험	주치의 : 오효찬

- 31세 여자환자는 개인의원에서 산과로 전과
- 산모는 임신 38+2주로 오후 3시에 여아를 분만
- 그러나 분만 후 과도한 질 출혈이 지속
- 본원에서 산모는 전혈수혈(whole blood, W/B)을 3pints 받았음
- 확장 및 소파술(dilatation and curettage, D&C)을 오선생님께 받은 후 무열로 퇴원

4) 부인과 : 자궁경부암– 자의퇴원 ☞ 10번

성명 : 주대길	진찰권번호 : 12 55 44
입원일 : 2023. 5. 6	퇴원일 : 2023. 5. 16
환자분류 : 건강보험	주치의 : 우영광

- 본 48세 여자환자는 자궁경부(목)암(cervical cancer)이라는 의심하에 부인과(GY) 입원
- 그녀는 2일 전 외래에서 파파니콜라우 도말검사(Pap smear) 시행
- 그녀가 입원하는 동안 우선생님은 생검(biopsy, bx)을 수행
- 그는 근치복식자궁절제술(radical abdominal hysterectomy, RAH) 권유
- 경제적인 이유로 자의퇴원

3.4 신생아과(Newborn, NB) ☞ 11번

성명 : 이승장	진찰권번호 : 55 66 77
입원일 : 2023. 5. 12	퇴원일 : 2023. 5. 16
환자분류 : 일반보험	주치의 : 장수도

- 본원에서 제왕절개로 남아 출생
- 분만 2일째 제염(omphalitis)이 발생하여 연고로 치료
- 호전된 상태로 퇴원

3.5 소아과(Pediatrics, PED) ☞ 12번

성명 : 무한대	진찰권번호 : 16 33 77
입원일 : 2023. 5. 12	퇴원일 : 2023. 5. 16
환자분류 : 의료보호	주치의 : 주호길

- 10세 남자환자는 백혈병(leukemia)으로 소아과(pediatrics, PED)에 재입원
- 골수흡인 및 생검(bone marrow aspiration and biopsy) 시행
- 그 결과 급성 임파구성 백혈병(acute lymphocytic leukemia, ALL)
- 주치의는 골수이식(bone marrow transplantation) 권함
- 경제적인 이유로 치료를 하지 않고 자의퇴원(discharge against advice, DAA)

산부인과 분류

- 산과 : 유산, 분만, 분만 후 입원, 분만안함
- 부인과 : 부인과적 질환

일일퇴원환자 분석 풀이

3-9(A). 일일 퇴원환자분석(Daily Discharge Analysis)

줄번호	퇴원일	진찰권번호	이달총퇴원환자수	연령		환자구분					치료결과							자의퇴원	내 과								외 과							
				남성	여성	건강보험	의료보호	산업재해	자동차보험	일반	완쾌	경쾌	불변	치료안함	가망없는퇴원	48시간이전사망	48시간이후사망		환자수	재원일수	감염	사망	수술건수	협의진단	전과건수	전과전재원일수	환자수	재원일수	감염	사망	수술건수	협의진단건수	전과건수	전과전재원일수
1	16	223574	1	40		1						1							1	5				1										
2		522371	2		38	2						2													1	1	1	8			1	1		
3		567889	3		11	3							1																					
4		281122	4	57		4											1																	
5		178899	5	45					1			3																						
6		331122	6		36			1				4																						
7		102233	7		30	5						5																						
8		123355	8		35	6						6																						
9		136688	9		31	7						7																						
10		125544	10		48	8								1				1																
11		556677	11	V						1		8																						
12		163377	12	10			1							2				2																

3-9(B). 일일 퇴원환자분석(Daily Discharge Analysis)

	신경외과						흉부외과						비뇨기과								정형외과								성형외과							
줄번호	환자수	재원일수	사망	수술건수	원내감염	협의진단건수	환자수	재원일수	사망	수술건수	원내감염	협의진단건수	환자수	재원일수	감염	사망	수술건수	협의진단	전과건수	전과전재원일수	환자수	재원일수	감염	사망	수술건수	협의진단건수	전과건수	전과전재원일수	환자수	재원일수	감염	사망	수술건수	협의진단건수	전과건수	전과전재원일수
3	1	11		1	1	1																														
4							1	12	1	1	1	1																								
5																			1	5	1	16			2	2										
6																													1	36			2			

3-9(C). 일일 퇴원환자분석(Daily Discharge Analysis)

	산과																											부인과								
	유 산						분만								분만후 입원								분만안함													
줄번호	환자수	재원일수	사망	수술건수	원내감염	협의진단건수	환자수	재원일수	사망	수술건수	원내감염	제왕절개	사산	협의진단건수	환자수	재원일수	감염	사망	수술건수	협의진단	전과건수	전과전재원일수	환자수	재원일수	감염	사망	수술건수	환자수	재원일수	감염	사망	수술건수	협의진단건수	전과건수	전과전재원일수	악성종양
7	1	3		1																																
8							1	15		1	1	1																								
9															1	3			1																	
10																												1	10							1

3-9(D). 일일 퇴원환자분석(Daily Discharge Analysis)

신생아과							소아과							기타									
줄번호	환자수	재원일수	사망	수술건수	원내감염	협의진단건수	환자수	재원일수	사망	수술건수	원내감염	협의진단건수	악성종양	줄번호	수술환자수	수술후감염	수술후사망	폐결핵	불임수술	진단생검	전과환자수	병원합병증	재입원
11	1	4			1									1									1
12							1	4					1	2	1						1		
														3	2	1						1	
														4	3	2	1					2	
														5	4						2		
														6	5								2
														7	6								
														8	7	3			1			3	
														9	8								
														10						1			
														11	9	4						4	
														12						2			3

실전문제

1. 일일 퇴원분석에서 치료결과에 해당되지 않는 것은?

① 가망없는 퇴원　② 자의퇴원　③ 경쾌
④ 진단뿐　⑤ 48시간 이전 사망

2. 일일퇴원분석시 소아과 환자의 의미는?

① 만 10세 이하의 소아과 퇴원환자　② 그 병원에서 분만한 환아
③ 그 병원에 입원한 산모의 아기　④ 만 8세 이하의 소아과 퇴원환자
⑤ 만 14세 이하의 소아과 퇴원환자

3. 부분마취에 해당되는 것은?

① Endotracheal anesthesia　② IV　③ Nerve block
④ Open drop　⑤ Rectal

4. 진료통계 비교월보 작성시 이용되는 자료는?

① 외래환자 통계월보　② 입원환자 통계연보　③ 외래환자 통계연보
④ 일일 퇴원분석 통계월보　⑤ 재원일수 통계연보

5. 병원으로 가는 도중 구급차에서 사망한 환자는?

① 도착당시 사망 환자(DOA)로 분류
② 입원환자로 분류
③ 입원 48시간 이내 사망환자로 분류
④ 응급실 환자로 분류
⑤ 외래환자로 분류

6. 자궁외 임신은 일일 퇴원분석시 어느 항목에 분류하는가?

① 미분만　② 부인과　③ 유산
④ 분만　⑤ 신생아과

정답 1. ② 2. ⑤ 3. ③ 4. ④ 5. ① 6. ③

실전문제

7. 부인과로 분류할 수 있는 것은?

① 자궁외 임신 ② 산후 출혈 ③ 산욕열
④ 자궁내막증 ⑤ 유산

8. 일일 퇴원분석시 '병원에 오는 도중 분만된 아기'의 분류할 과는?

① 소아과 ② 신생아과 ③ 응급의학과
④ 산과 ⑤ 부인과

9. 일일 퇴원분석시 사산아에 해당되는 항목은?

① 미분만 ② 분만 ③ 유산
④ 분류하지 않음 ⑤ 소아과

10. 수술 후 감염에 대한 내용으로 옳은 것은?

① 요로감염(UTI), 화상 등이 해당
② 깨끗한 상태에서 수술한 경우에만 포함
③ 상기도 감염(URI), 천공 등이 해당
④ 수술 후 13일 이내 감염된 경우
⑤ 수술 후 11일 이내 감염된 경우

11. 법정 감염병 1급에 해당되는 것은?

① A형 간염 ② 요충증 ③ 백일해
④ 한센병 ⑤ 페스트

12. DRG번호 6자리 중 첫 4자리를 의미하는 것은?

① 중증도 ② 성별 ③ 질병군
④ 연령그룹 ⑤ 수술명

정답 7. ④ 8. ① 9. ② 10. ② 11. ⑤ 12. ③

제**4**장

병원통계 중요 공식

04

▣ 병원통계 공식

- 조사망률/조부검률
- 순사망률/순부검률
- 신생아사망률/마취사망률
- 수술 후 사망률/감염률
- 모성사망률/제왕절개율
- 사산율/병상이용률

▣ 진료비와 재원기간 관련사항

- 입원환자 진료에 영향을 미치는 요인
- 재원일과 진료비

제4장

병원통계 중요 공식

1 사망률 및 부검률

◑ 병원통계 계산시 주의사항

☞ 율(rate) = ×100　　수(數) = ×100 안함

1.1 사망률(Mortality rate)

1) 사망률 계산시 제외

- 도착시 사망(dead on arrival, DOA) 환자, 사산아
- 응급실에 머물면서 입원수속이 되지 않은 환자

2) 조사망률(Gross death rate)

- 공식 : 기간 중 총 퇴원수에 대한 총 사망수의 비율

1.2 부검률(Autopsy rate)

1) 조부검률(Gross autopsy rate)

- 공식 : 기간 중 총 사망자수에 대한 총 부검수의 비율

표 4-1 조사망률과 조부검률의 비교

조사망률 ☞ 분모 : 퇴원환자수	조부검률 ☞ 분모 : 사망자수
$조사망률 = \frac{사망자\ 총수}{퇴원환자수} \times 100$	$조부검률 = \frac{부검수}{사망자\ 총수} \times 100$

2) 병원부검률(Hospital autopsy rate)

(1) 공식 : 그 병원 환자였던 사망자

- 부검이 가능한 사망자수에 대해 그 병원 병리실에서 시행된 부검수의 비율

(2) 부검실시 : 부검의 책임을 위임받은 병리의사나 상임의사가 실시

(3) 병원부검에 포함

- 검시관으로 위임되어 부검 실시, 입원환자 중의 부검률

(4) 병원부검에 제외

- 사산아, 사체가 법적 문제로 다른 곳으로 이송되어 미부검한 경우

◐ K병원의 통계

총 퇴원환자수
　성인 및 소아 800명
　신생아 120명

사망자수
　성인 및 소아
　　48시간 이전 5명
　　48시간 이후 3명
　신생아 사망자수
　　48시간 이전 2명
　　48시간 이후 4명

예) 조사망률은?

$$\frac{8 + 6}{800 + 120} \times 100 = \frac{14}{920} \times 100 = 1.5\%$$

◐ B병원의 퇴원환자 통계월보

입원환자 퇴원수	
성인 및 소아	900
신생아	30
입원환자 사망수	
성인 및 소아	16
신생아	5
입원환자 부검	
성인 및 소아	11
신생아	4
검시관에게 이송 미부검 사체	2

예) 성인 및 소아의 조사망률은?

$$\frac{16}{900} \times 100 = 1.8\%$$

예) 부검률은?

$$\frac{11 + 4}{16 + 5} \times 100 = \frac{15}{21} \times 100 = 71.4\%$$

예) 병원부검률은?

$$\frac{11 + 4}{16 + 5 - 2} \times 100 = \frac{15}{19} \times 100 = 78.9\%$$

2 순사망률 및 순부검률

2.1 순사망률(Net death rate) = Institutional death rate

- 공식 : 기간 중 48시간 이전 사망자를 제외한 총 퇴원수에 대한 48시간 이후 사망자의 비율
- 포함 : 퇴원하고 바로 사망한 환자
- 분자 : 사망자 총수 − 48시간 이전 사망자수 = 48시간 이후 사망자수

표 4-2 순사망률과 순부검률의 비교

순사망률 ☞ 분모 : 퇴원환자수	순부검률 ☞ 분모 : 사망총수
순사망률 = $\frac{\text{사망자 총수-48시간 이전 사망자수}}{\text{퇴원환자수-48시간 이전 사망자수}} \times 100$	순부검률 = $\frac{\text{부검수}}{\text{사망총수-법적문제로 이송한 미부검수}} \times 100$

* 사망자 총수 − 48시간 이전 사망자수 = 48시간 이후 사망자수

2.2 순부검률(Net autopsy rate) : 실제로 병원에서 계산

- 공식 : − 기간 중 법적 문제로 인하여 다른 곳으로 이송된 사체 제외
  - 총 사망에 대한 부검수의 비율
- 계산시 제외 : 사산아

예 1) • C병원에서 10명이 사망
- 이 중 4명이 입원 후 48시간 이전 사망하였음
- 그 기간 중 총 퇴원환자수가 600명이었음

☞ 순사망률은?

$$\frac{10-4}{600-4} \times 100 = \frac{6}{596} \times 100 = 1.0\%$$

예 2) • 입원사망이 18명
- 이 중 5구의 사체를 병원 병리의사가 부검하였음
- 한편 18명 사망 중 사체 2구가 법적 문제로 검시관에게 보내졌음

☞ 순부검률은?

$$\frac{5}{18-2} \times 100 = 31.3\%$$

3 신생아사망률(Neonatal death rate) 및 마취사망률

- 신생아사망률 포함 : 그 병원의 신생아
- 신생아사망률 제외 : 사산아(stillbirth), 분만직후 입원한 애기(소아과 해당)

3.1 신생아사망률

$$신생아사망률 = \frac{신생아\ 사망자수}{신생아\ 퇴원수} \times 100$$

예) • K병원 10월 중 퇴원한 신생아는 300명, 이 중 2명은 사망하였음

☞ 신생아사망률은?

$$\frac{2}{300} \times 100 = 0.7\%$$

3.2 마취사망률(Anesthesia death rate)

• 공식 : 기간 중 마취를 시행했던 총 환자수에 대한 마취제로 인한 사망자의 비율

◐ 마취사망률 ☞ 분모 : 마취환자수

$$마취사망률 = \frac{마취사망자수}{마취환자수} \times 100$$

예) • D병원의 2025년 동안 시행된 마취환자수가 1,400명

• 마취로 인한 사망이 3명이었음

☞ 마취사망률은?

$$\frac{3}{1,400} \times 100 = 0.2\%$$

4 수술 후 사망률과 감염률

4.1 수술 후 사망률(Postoperative death rate)

• 기간 중 총 수술환자수에 대한 수술 후 사망수의 비율

• 수술 후 사망(POD)이란 수술 후 10일 이내(수술일+9일)에 수술과 관련되어 발생한

사망

☞ 이내의 의미 = 이하

4.2 수술 후 감염률(Postoperative infection rate)

- 기간 중 시행한 수술 총건수에 대한 수술 후 감염수의 비율
- 수술 후 감염
  - 깨끗한 상태에서 수술한 경우에 수술 후 감염이 발생한 것
  - 제외 : 감염된 상태에서 수술한 경우

표 4-3 수술 후 사망률과 감염률의 비교

수술 후 사망률 ☞ 분모 : 수술환자수	수술 후 감염률 ☞ 분모 : 수술건수
수술 후 사망률 $= \dfrac{\text{수술 후 10일 이내 사망자수}}{\text{수술환자의 총수}} \times 100$	수술 후 감염률 $= \dfrac{\text{수술 후 감염수}}{\text{총 수술건수}} \times 100$

*수술 후 10일 이내(=이하)

◐ G병원 11월 통계

총 수술환자수	600명
외과 퇴원환자수	900명
사망자	8명
수술 후 8일 사망자	5명
수술 후 12일 사망자	3명

예) • 수술 후 사망률은?

$$\frac{5}{600} \times 100 = 0.8\%$$

예) • K병원의 10월 중 수술받은 환자수는 680명

• 시행한 총 수술건수는 620건

• 그 중 2건이 수술 후 감염으로 보고되었음

☞ 5월의 수술 후 감염률은?

$$\frac{2}{620} \times 100 = 0.3\%$$

5 모성사망률 및 제왕절개율

5.1 모성사망률(Hospital maternal death rate)

- 공식 : 기간 중 산과퇴원 총수에 대한 모성사망률의 비율
- 모성사망 : 임신과 관련된 사망(그 병원 분만, 분만 후 입원/미분만) 포함
- 모성사망 제외 : 임신 또는 분만과 관계없이 사고로 인해 임산부가 사망

1) 직접모성사망(Direct maternal death)

- 임신, 유산, 분만 및 산욕에 관련된 합병증으로 사망

예) – 분만 후 심한 출혈로 사망
– 유산 후 패혈증으로 사망
– 제왕절개수술 분만 후 합병증으로 사망
– 타병원 분만 후 합병증으로 입원 사망
– 임신중독 사망

2) 간접모성사망(Indirect maternal death)

- 당뇨, 폐결핵 등 원래 가지고 있던 병이 임신으로 인해 악화되어 사망
- 산과퇴원 : 분만, 유산, 미분만, 분만 후 입원
- 모성사망 : 1년을 기준으로 계산

◐ A병원 2023년 통계

분만	700
유산	130
미분만	
분만 전 입원	100
분만 후 입원	40
제왕절개수술	200

예 1) 2명의 산모는 분만 후, 3명은 유산 후 사망하였음

☞ 모성사망률은?

$$\frac{5}{700+130+100+40} \times 100 = 0.5\%$$

예 1) ☞ 제왕절개율은?

$$\frac{200}{700} \times 100 = 28.6\%$$

표 4-4 모성사망률과 제왕절개율의 비교

모성사망률 ☞ 분모 : 산과퇴원총수	제왕절개율 ☞ 분모 : 분만총수
$모성사망률 = \frac{모성사망수}{산과퇴원총수} \times 100$	$제왕절개율 = \frac{제왕절개수}{분만총수} \times 100$

5.2 제왕절개율(Cesarean section rate)

- 기간 중 분만 총수에 대한 제왕절개수의 비율
- 분만 : 산영아, 사산아(stillbirth), 미숙아, 과숙아, 다태아 포함

예) • H병원 9월 300명이 분만했고 이 중 3명이 쌍둥이 출산
- 시행한 총 수술건수는 620건
- 산과퇴원은 400명, 제왕절개는 110명이 했음

☞ 제왕절개율은?

$$\frac{110}{300} \times 100 = 36.7\%$$

6 사산율(Stillbirth rate) = fetal death

- 공식 : 출생아수에 대한 사산아수의 비율
- 출생아 = 신생아 + 사산아
- WHO(세계보건기구) 규정 : 임신기간 20주 이상 ↑, 태아체중 501gm 이상 ↑

6.1 사산율 공식

$$사산율 = \frac{사산아수(중기+만기\ 태아사망수)}{출산아수(출생아수+사산아수)} \times 100$$

6.2 태아사망(=사산) 분류

표 4-5 유산 및 태아사망 구분

분류	체중	임신기간
조기 태아사망(Early fetal death) = 유산(abortion)	500g 이하	20주 미만
중기 태아사망(Intermediate fetal death) 후기 태아사망(Late fetal death)	501~1,000g 이하 1,001g 이상	20~28주 미만 28주 이상

◐ A병원 2023년 통계

7월의 출생아수(live birth)··········800명
신생아 퇴원수··········630명
태아사망
초기··········2명
중기··········4명
만기··········7명

예) 사산율?

$$\frac{(4+7)}{800+(4+7)} \times 100 = \frac{11}{811} \times 100 = 1.4\%$$

7 병상이용률(Percentage of occupancy)

- 공식 : 이용 가능한 총 병상 중 얼마만큼이 실제로 이용되었나 하는 비율
- 1달 또는 1년(365일) 기준

7.1 가동 및 제외 병상

1) 이용 가능한 병상

- 일반병실(내과 병실, 정신과 병실, 신경과 병동 등)
- 중환자실(ICU, CCU 등)
- 환자가 점유하도록 배정된 병상

  ☞ 신생아 병상이용률 계산시 포함
- 조산아, 과숙아, 선천성 기형아, 제왕절개 분만한 만기 신생아 제외) 구급차(그 병원 외)에서 분만한 신생아

2) 제외되는 병상

- 검사실, 분만실, 수술실, 진찰실, 물리치료실, 회복실 등

  – 검사 및 처치 목적
- 본인 병상 이외 이용하는 병상
- 과외 병상(천재지변 등)

$$\text{병상이용률} = \frac{\text{재원환자 연인원수}}{\text{이용 가능한 병상수} \times \text{날수}} \times 100$$

예)
- A병원의 성인 및 소아용 병상이 200개
- 4월의 성인 및 소아의 재원환자 연인원수는 5,000명일 경우
- 산과퇴원은 400명, 제왕절개는 110명이 했음

  ☞ 4월의 성인 및 소아의 병상이용률은?

$$\frac{5{,}000}{200 \times 30} \times 100 = 83.3\%$$

◐ 성인 및 소아용 병상이 600개, 신생아용 병상이 50개인 2023년 통계

총퇴원환자	20,000	수술건수	8,000
성인 및 소아	17,000	수술받은 환자수	7,500
신생아	3,000	수술 후 9일 사망	70
퇴원환자 총재원일수	169,000	수술 후 13일 사망	40
신생아	9,000	수술 후 감염	60
재원환자 연인원수	180,000	정형외과 환자수	90
성인 및 소아	170,000		
신생아	10,000		

예 1) 병상이용률은?

$$\frac{170,000+10,000}{(600+50) \times 365} \times 100 = \frac{180,000}{237,250} \times 100 = 75.9\%$$

예 2) 신생아 병상이용률은?

$$\frac{10,000}{50 \times 365} \times 100 = \frac{10,000}{18,250} \times 100 = 54.8\%$$

예 3) 일일 평균재원환자수는?

$$\frac{170,000 + 10,000}{365} = \frac{180,000}{365} = 493\text{명}$$

예 4) 성인 및 소아의 평균재원일수는?

$$\frac{160,000}{17,000} = 9.4\text{일}$$

예 5) 수술 후 사망률은?

$$\frac{70}{7,500} \times 100 = 0.9\%$$

예 6) 수술 후 감염률은?

$$\frac{60}{8,000} \times 100 = 0.8\%$$

7.2 과별, 가동 및 제외 병상

$$과별\ 병상이용률 = \frac{기간\ 중\ 과별\ 재원환자연인원수}{과별\ 이용\ 가능한\ 병상수 \times 기간\ 중\ 날수} \times 100$$

예) • S병원의 신경외과 병상이 200개
• 7월 한달동안 신경외과의 재원환자 연인원수가 5,000명

☞ 7월의 신경외과 병상이용률은?

$$\frac{5,000}{200 \times 31} \times 100 = 80.6\%$$

8 진료비와 재원기간 관련사항

8.1 입원환자 진료에 영향을 미치는 요인

1) 입원환자의 진료비

- 질병의 특성, 재원기간, 병원의 특성, 환자의 개인적 특성 등
- 다양한 요인에 의해 영향받음

2) 동일질병의 경우

- 재원기간에 의해 큰 영향받음

3) 재원기간에 미치는 영향

- 환자의 건강상태, 특성, 접근도, 병원의 특성
- 진료형태, 서비스 정도 등

4) 진료비

- 재원일수에 따라 다른 양상 나타냄

8.2 재원일과 진료비

1) 재원일별 진료비

- 진료비는 재원초기에 많음
- 재원일이 길어질수록 1일 진료비는 일정

실전문제

1. 모성사망률은 기간 중 무엇에 대한 모성사망수의 비율인가?

① 산과 총퇴원수 ② 총 출산수 ③ 제왕절개수
④ 총 퇴원환자수 ⑤ 총 분만수

2. 사산율을 계산하는 공식으로 옳은 것은?

① 일일 평균재원환자수 = $\frac{\text{기간 중 총 재원일수}}{\text{기간 중 날수}}$

② 사산율 = $\frac{\text{기간 중 총 사산아수(중기+만기 태아사망)}}{\text{기간 중 총 출산아수(출생아수+사산아수)}} \times 100$

③ 조사망률 = $\frac{\text{기간 중 총 사망자수}-\text{48시간 이전 사망자}}{\text{기간 중 총 퇴원환자수}} \times 100$

④ 조부검률 = $\frac{\text{부검수}}{\text{사망총수}-\text{법적 문제로 이송한 미부검수}} \times 100$

⑤ 수술 후 감염률 = $\frac{\text{수술 후 감염수}}{\text{기간 중 총 수술환자수}} \times 100$

3. 수술 후 감염률은 무엇에 대한 수술 후 감염수의 비율인가?

① 총 퇴원환자수 ② 총 수술건수 ③ 총 수술환자수
④ 총 감염환자수 ⑤ 총 감염건수

4. 신생아 병상이용률 계산에 해당되지 않는 것은?

① 기형아 ② 과숙아 ③ 택시에서 분만한 신생아
④ 미숙아 ⑤ 제왕절개로 분만한 신생아

5. 직접 모성사망에 해당되지 않는 것은?

① 유산 후 패혈증으로 사망 ② 제왕절개 후 합병증으로 사망
③ 고혈압이 임신으로 악화되어 사망 ④ 난산으로 사망
⑤ 자연분만 중 사망

정답 1. ① 2. ② 3. ② 4. ③ 5. ③

실전문제

6. 수술 후 사망률에 대한 설명으로 옳은 것은?

① 총 수술건수에 대한 수술 후 사망수의 비율
② 깨끗한 상태에서 수술한 경우에만 포함
③ 총 수술환자 중 수술 중 사망수의 비율
④ 입원당시 수술부위가 사망한 상태
⑤ 총 퇴원환자수에 대한 수술 후 사망수의 비율

7. 수술 후 사망이란 수술 후 며칠 이내 사망하는 것인가?

① 1일 ② 3일 ③ 7일
④ 10일 ⑤ 12일

8. 병상이용률 계산 공식으로 옳은 것은?

① $\frac{\text{기간 중 총 재원일수}}{\text{이용 가능한 총 병상수} \times \text{기간 중 날수}} \times 100$

② $\frac{\text{기간 중 총 재원일수}}{\text{총 퇴원환자수}} \times 100$

③ $\frac{\text{기간 중 재원환자 연인원수}}{\text{총 퇴원환자수}} \times 100$

④ $\frac{\text{기간 중 재원환자 연인원수}}{\text{이용 가능한 총 병상수} + \text{기간 중 날수}} \times 100$

⑤ $\frac{\text{기간 중 재원환자 연인원수}}{\text{이용 가능한 총 병상수} \times \text{기간 중 날수}} \times 100$

정답 6. ② 7. ④ 8. ⑤

제5장

진료실적통계

05

■ 외래환자통계

- 1일 평균 외래환자수/초진율
- 100병상당 1일 평균 외래환자수
- 외래환자 입원율/과별 구성비
- 입원 대 외래환자 비율/응급환자율

■ 의료수익지표

- 진료과별 · 환자종류별 외래수익
- 진료과별 · 환자종류별 외래환자 1인 1일당 평균진료비

■ 건강보험통계

- 삭감률/이의신청률/회수율
- DRG/평균표준보수월액/평균보험료율
- 재정자립도/적립금보유율/보험료징수율

제 5 장

진료실적통계

1 외래환자통계

1.1 외래환자 통계 산출

- 외래환자수를 매일 집계
- 월말에 과별로 그 달의 환자수와 전년도 같은 달의 환자수의 증감비율을 구함
- 그 달의 총 환자수를 그 달의 근무일수로 나누면 일일 평균 외래환자수가 구해짐
- 토요일은 0.5일, 일요일은 외래진료가 없으므로 계산하지 않음

1) 1일 평균 외래환자수

- 일정기간 중 하루에 평균 몇 명의 외래환자가 내원하는가를 알아내는 지표

  * 외래환자연인원수 = 신환 + 구환 환자

  * 외래 진료일수 : 공휴일 제외, 토요일 : 0.5

$$1일\ 평균\ 외래환자수(=일일) = \frac{연\ 외래환자수}{외래진료일수(날\ 수)}$$

☞ 진료하지 않은 날 제외시킴

예) 외과 외래환자수 4,000명, 진료하지 않은 날수 3일간인 경우

☞ 6월 외과 일일 평균 외래환자수는?

$$\frac{4,000}{30-3} = 148명$$

2) 외래초진율

- 일정기간 동안 연 외래환자 중 초진환자의 비율
  * 연 외래환자수 = 신환 + 구환
  * 외래 실인원수 = 기간 중 외래환자수

$$외래초진율 = \frac{초진환자수}{연\ 외래환자수} \times 100$$

3) 병상당 1일 평균 외래환자수

- 병원간의 비교를 위해 병상당 일일 평균 외래환자수를 알아내는 것

$$병상당\ 1일\ 평균\ 외래환자수 = \frac{기간\ 중\ 1일\ 평균\ 외래환자수}{기간\ 중\ 평균\ 가동\ 병상수}$$

4) 100병상당 1일 평균 외래환자수

- 지역사회 주민의 병원 신뢰도를 간접으로 알 수 있는 통계지표

$$100병상당\ 1일\ 평균\ 외래환자수 = \frac{외래환자\ 연인원수 \div 외래진료일수}{평균\ 가동\ 병상수 \div 100병상}$$

5) 외래환자 입원율

- 병원내 내원하는 환자 질환의 중증도를 설명할 수 있는 통계지표

$$외래환자\ 입원율 = \frac{진료과별\ 입원환자\ 실인원}{진료과별\ 외래환자\ 연인원수} \times 100$$

6) 외래환자 과별 구성비

- 일정기간 중 연 외래환자에 대한 진료과별 구성비

$$외래환자\ 과별\ 구성비 = \frac{진료과별\ 외래환자}{기간\ 중\ 연\ 외래환자} \times 100$$

7) 입원 대 외래환자 비율

- 연 외래환자수를 총재원일수(연입원환자수)로 나누어 산출한 지표
- 입원환자수에 대한 외래환자수의 비중 설명
  - 의료수익의 외래의존도를 간접적으로 시사

◑ 입원 대 외래환자비율이 높을 경우

- 병상이용률보다 병원이용률이 상대적으로 더 높아짐
- 이 비율이 높아지면 장기적으로 볼 경우
  - 입원환자도 증가할 가능성 있음을 시사

$$\text{입원 대 외래환자 비율} \quad \frac{\text{연외래환자수}}{\text{총재원일수}}$$

8) 진료과별 환자종류별 100병상당 1일 평균 외래환자수

- 진료과별, 환자종류별 연외래환자수를 외래진료일수로 나눔
  - 1일 평균 외래환자수 계산
- 이것을 100병상당으로 환산
  - 기간별 또는 병원별로 진료과별 외래환자 진료실적을 비교해 보기 위한 지표
- 진료과별, 환자종류별 100병상당 1일평균 초진환자수가 많다는 것
  - 진료서비스 개선을 통해 이들을 재진환자로 전환시킴
  - 외래환자 증대가 용이하다는 것 의미

진료과별 환자종류별 100병상당 1일 평균 외래환자수 공식

$$\frac{\text{진료과별 환자 종류별 외래환자 연인원수} \div \text{외래환자수}}{\text{평균 가동 병상수} \div \text{100병상}}$$

9) 응급환자율

- 지역사회 주민의 병원 신뢰도를 간접으로 알 수 있는 통계지표

$$\text{응급환자율} = \frac{\text{응급환자 연인원수}}{\text{외래환자 연인원수}} \times 100$$

10) 응급환자 입원율

- 응급실에 온 환자들은 응급처치 후
  - 입원, 귀가 및 사망 등으로 분류
- 응급환자의 입원율은 병원에 따라 차이가 있으나 상당히 높은 편
- 응급실을 통하여 입원하는 환자의 비율이 높다는 입원환자관리 측면
  - 응급실의 관리 상당히 중요
- 응급실에 온 환자의 상당수가 의료진의 무성의로 타병원으로 후송될 경우
  - 병원은 지역사회로부터 신뢰를 잃게 되며 의료수익도 감소
- 이 비율을 계산하여 관리하는 것이 매우 중요
- 40% 이상인 경우
  - 그 병원은 지역사회에서 구급병원의 역할을 제대로 수행하고 있음을 시사

$$\text{응급환자 입원율} = \frac{\text{응급환자 중 입원환자수}}{\text{응급환자 총수}} \times 100$$

2 의료수익지표

2.1 진료과별 · 환자종류별 외래수익

- 진료과별 · 환자종류별 외래수익을 기간 중 월수로 나눔
- 이를 다시 병상당으로 환산
- 외래수익을 진료과별로 구분하였을 경우
  - 어떤 종류의 환자에게 월평균 어느 정도 수익 정도가 발생하는가를 알기 위한 지표
  - 병원의 월평균 의료수익에 대한 기여도 의미

$$\begin{array}{l}\text{진료과별 · 환자종류별 100병상당} \\ \text{월평균 외래수익(천원)}\end{array} = \frac{\text{진료과별 · 환자종류별 외래수익} \div \text{월수}}{\text{병상수} \div 100}$$

환자진료실적지표

- 외래환자초진율
- 외래환자입원율
- 병상이용률
- 병상회전율
- 응급환자율
- 평균재원일수
- 입원 대 외래환자비율
- 100병상당 1일평균 외래/재원환자수
- 진료과별 · 환자종류별 100병상당 1일평균 외래/재원환자수

2.2 진료과별 · 환자종류별 외래환자 1인 1일당 평균진료비

- 진료과별 환자종류별 외래수익을 진료과별 환자종류별 연외래환자수로 나누어 계산한 지표
- 진료과별 · 환자종류별 외래수익
  - 진료과별 · 환자종류별 외래환자수와 진료과별 · 환자종류별 외래환자 1인 1일당 평균진료비에 의해 결정됨
- 외래수익 증대시키기 위한 방법
  - 외래환자 증대
  - 외래환자 1인 1일당 평균진료비 증대
- 외래환자 1인 1일당 평균진료비
  - 수가종목별 진료량과 수가수준에 의해 결정됨
- 진료과별 · 환자종류별 외래환자 1인 1일당 평균진료비
  - 유사규모병원에 비해 현저히 높거나 낮게 나타났을 경우
  - 제공되는 환자 1인당 진료량 및 수가수준에 대한 분석 실시
  - 서비스량의 적정여부 및 수가수준의 적정성 여부를 검토하여야 함

$$\text{진료과별 · 환자종류별 외래환자 1인 1일당 평균진료비(원)} = \frac{\text{진료과별 · 환자종류별 외래수익}}{\text{진료과별 · 환자종류별 연외래환자수}}$$

3 건강보험통계 및 신포괄수가제

3.1 삭감률, 이의신청률 및 회수율

1) 삭감률

(1) 삭감률 산출

- 삭감률은 삭감유형별, 진료항목별로 산출 가능

(2) 삭감유형별

- 산정착오, 수가적용착오, 급여기준적용착오, 계산착오
- 재료대 과다 청구, 소명자료 미제출 등

(3) 진료항목별

- 진찰료, 입원료, 마취, 정신요법료, 수술처치 검사
- 재활물리치료료, 방사선 진단 및 치료, 약, 주사 등

2) 삭감률 및 이의신청률

- 삭감률은 보험급여 청구액에 대한 삭감액의 비율
- 이의신청률은 삭감액에 대한 이의신청액의 비율

표 5-1 삭감률 및 이의신청률

삭감률	이의신청률
• 삭감률 $= \dfrac{\text{삭감액}}{\text{보험급여 청구액}} \times 100$	• 이의신청률 $= \dfrac{\text{이의신청액}}{\text{삭감액}} \times 100$

3) 회수율

- 회수율은 삭감액에 대한 회수액의 비율

표 5-2 회수율

회수율(%) ☞ 분모 : 삭감액
• 회수율 = $\frac{\text{회수액}}{\text{삭감액}} \times 100$

표 5-3 진료비순위 삭감항목

단위 : 원 %

삭감항목	총청구액	삭감액	삭감률(%)	이의신청액	이의신청률(%)	비고(주해당진료과)
1. Teicoplai						
2. Albumin						
3.						
4.						
:						
10.						
총계						
해당진료 년월총계						

표 5-4 진료과별 삭감, 이의신청 및 회수현황

단위 : 원 %

진료과	주치의	청구액	삭감액(%)	이의신청액(%)	회수액(%)
외과	이				
외과	정				
외과	오				
외과	윤				
:	:				
소계					

3.2 신포괄수가제(Refined Diagnosis Related Group)

1) 행위별 수가제의 개념 및 문제점

(1) 행위별 수가제의 개념

- 행위별 수가제란 환자가 병원에 입원해 있는 동안
- 제공된 의료서비스들의 단위당 가격과 서비스의 양에 따라 진료비를 보상해 주는 제도

(2) 행위별 수가제의 문제점

- 진료량 증가로 의료비 상승 가속화
- 심사절차의 복잡 및 행정 업무 과다
- 진료비 심사에 따른 의료인과 보험자간의 마찰
- 비급여 분야 투자 집중으로 인한 의료공급 형태 왜곡

2) 포괄수가제(DRG)의 정의

- 입원환자 분류체계
- 재원기간 유사
- 병원자원의 소모가 유사한 환자군
- 전향적 산정방법 : 선불제도(PPS)
- 건별 지불제도(Pay for case system)

  예) 충수돌기절제술(appendectomy)

    - 충수돌기절제술 환자의 DRG 군
    - 미리 책정된 일정액의 진료비 지불

3) 포괄수가제(DRG) 지불제도의 기대효과 및 분류

(1) 포괄수가제(DRG) 지불제도의 기대효과

- 포괄수가제 실시를 통해 의료계, 보험자 및 환자의 이해 증진 도모
- 효율적인 의료행위의 유도로 의료기관의 자발적인 비용 절감
  - 적정량의 의료서비스 제공 가능
- 재원일수의 단축, 병원 생산성 증가 및 전문화 등의 효과
- 의료기관의 진료비 청구방법이 간편해지면서 행정비용의 절감 예상
- 진료비 청구 및 심사 조정에서의 마찰이 감소
  - 진료비의 범위내에서 의사들의 임상적인 자율권 보장
- 의료기관은 병원경영의 합리화를 위한 의식전환 및 DRG 분류 정보 활용
  - 의료의 질 향상 프로그램의 활성화

표 5-5 DRG와 행위별 수가제 비교

포괄수가제(DRG)	행위별 수가제
• 입원환자 분류체계 • 재원기간 유사 • 병원자원의 소모가 유사한 환자군 • 전향적 산정방법 : 선불제도(PPS) • 건별 지불제도(Pay for case system) 예) 충수돌기절제술(appendectomy) – 충수돌기절제술 환자의 DRG 군 – 미리 책정된 일정액의 진료비 지불	• 퇴원환자 분류체계 • 후향적 산정방법 : 후불제도 예) 충수돌기절제술 시행 – 진료비 – 수술, 처치, 검사 및 약 등 – 단가 또는 횟수에 따라 지불

(2) 포괄수가제(DRG) 번호

DRG 번호 : 총 6자리

- 질병군 대분류(첫 3자리), 질병군 소분류(4자리), 연령그룹(5번째 자리)
- 합병증 및 동반 상병분류(6번째 자리)

① DRG 번호분류 예제 : C05101 (수정체 소절개수술, 단안)

▶ DRG

C05	1	0	1
↗	↑	↖	↖
질병군 대분류	질병군 소분류	연령(필요시)	합병증 및 동반상병(중증도=기타진단)

▶ 예제 : DRG 번호 분석

① C05 : 질병군 대분류 → 수정체 수술

② 1 : 질병군 소분류 → 수정체 소절개수술

③ 0 : 연령(필요시) → 연령 무관, 단안

④ 1 : 합병증 및 동반상병 → 예) 출혈(합병증 및 동반상병 동반)

② DRG : 합병증 및 동반상병(중증도) – 기타진단

- 0 : 합병증 및 동반상병 없음
- 1 : 경미한(minor) 합병증 및 동반상병
- 2 : 중등도(moderate) 합병증 및 동반상병
- 3 : 중증(severe) 합병증 및 동반상병
- 4 : 파국(catastrphic) 합병증 및 동반상병

DRG 적용되는 수술

1. 안과 : 수정체(백내장) 수술
1) 수정체(백내장) 수술 소절개, 단안 (C0510)
2) 수정체(백내장) 수술 소절개, 양안 (C0520)
3) 수정체(백내장) 수술 대절개, 단안 (C0530)
4) 수정체(백내장) 수술 대절개, 양안 (C0540)

2. 이비인후과 : 편도 및 아데노이드 절제술
1) 편도 및 아데노이드 절제술, 연령 0-17세 (D1111)
2) 편도 및 아데노이드 절제술, 연령〉17세 (D1112)

3. 외과 : 충수절제술
1) 복잡한 주진단에 의한 충수절제술 (G0810)
2) 복잡한 주진단이 없는 충수절제술 (G0820)
3) 복강경을 이용한 복잡한 주진단에 의한 충수절제술 (G0830)
4) 복강경을 이용한 복잡한 주진단이 없는 충수절제술 (G0840)

4. 외과 : 서혜 및 대퇴 탈장 수술
→ 탈장 이후의 허혈성 변화로 장관를 절제했다면 DRG 미포함
1) 복강경을 이용한 서혜 및 대퇴부(사타구니) 탈장수술(장관절제 미동반), 단측 (G0950)
2) 서혜 및 대퇴부(사타구니) 탈장수술(장관절제 미동반), 단측, 연령 0-7세 (G0961)
3) 서혜 및 대퇴부(사타구니) 탈장수술(장관절제 미동반), 단측, 연령 8-69세 (G0962)
4) 서혜 및 대퇴부(사타구니) 탈장수술(장관절제 미동반), 단측, 연령 〉 69세 (G0963)
5) 복강경을 이용한 서혜 및 대퇴부(사타구니) 탈장수술(장관절제 미동반), 양측 (G0970)
6) 서혜 및 대퇴부(사타구니) 탈장수술(장관절제 미동반), 양측, 연령 0-7세 (G0981)
7) 서혜 및 대퇴부(사타구니) 탈장수술(장관절제 미동반), 양측, 연령 8-69세 (G0982)
8) 서혜 및 대퇴부(사타구니) 탈장수술(장관절제 미동반), 양측, 연령 〉 69세 (G0983)

5. 외과 : 항문수술(치질, 치핵)
1) 복수 항문수술(치질, 치핵 등) (G1020)
2) 기타 항문수술(치질, 치핵 등) (G1040)
3) 원형자동문합기를 이용한 치핵절제술 (G1050)
4) 주요 항문수술(치질, 치핵 등) (G1060)

6. 산부인과 : 자궁 및 자궁부속기(난소, 난관 등) 수술 : 악성종양은 DRG에 미포함
1) 복강경을 이용한 자궁적출술(악성종양 제외) (N0410)
2) 기타 자궁적출술(악성종양 제외) (N0420)
3) 복강경을 이용한 기타 자궁적출술(악성종양 제외) (N0450)
4) 복강경을 이용한 자궁부속기 수술(악성종양 제외) (N0460)
5) 기타 자궁수술(악성종양 제외) (N0470)
6) 자궁부속기수술(악성종양 제외) (N0480)

7. 산부인과 : 제왕절개분만
1) 제왕절개분만(단태아) (O0160)
2) 제왕절개분만(다태아) (O0170)

표 5-6 DRG(포괄수가제) 대상 질병군

진료과	DRG 대상 질병군
안과	• 안과계 질환을 주진단으로 수정체 수술을 받은 자
이비인후과	• 이비인후과계 질환을 주진단으로 편도와 아데노이드 수술을 받은 자 – 기타 다른 수술을 함께 받은 경우 제외
외과	• 소화기계 질환을 주진단 – 항문 또는 항문 주위 수술 받은 자 – 항문 및 항문주위 수술을 받은 자 – 고샅부위(서혜부) 및 넓적다리(대퇴부) 탈장수술을 받은 자 – 충수절제술을 받은 자
산부인과	• 악성종양 제외 예) 난소암 – 여성생식계 질환을 주진단으로 자궁 또는 자궁부속기 수술 받은 자 – 분만을 주진단으로 제왕절개 분만한 자

4) 신포괄수가제(Refined Diagnosis Related Group, RDRG)의 개념

(1) 신포괄수가제의 의미

- 기존의 포괄수가 방식을 확대하기 보다는 전체 입원환자에게 적용 가능
  - 유연하고 수용성 높은 모델의 필요성 대두
- 정부에서는 포괄적 보상과 행위별 보상이 혼합된 지불방식인 신포괄수가제 개발

(2) 신포괄수가제 도입

- 2009년 국민건강보험 일산병원으로 시작
  - 지역거점 공공병원에서 시행해 옴
- 2018년 민간 의료기관이 참여하게 되었음

(3) 신포괄수가제도 특징

- 진료비 지불에 포괄수가와 행위별수가를 혼합하여 적용
  - 기본 진료는 포괄수가에 묶음
  - 진료비 차이를 가져오는 고가서비스, 의사 시술 행위 등
    → 행위별수가로 별도 보상
- 포괄수가에 일당수가 개념을 도입

– 입원일수에 따라 진료비가 달라짐

- 초음파 등 진료에 필수적인 비급여 항목들(건강보험 적용안됨)

신포괄수가제

◑ 신포괄수가제 = 포괄수가제(7개 질병군) + 행위별수가제 + 4대 중증질환(암/뇌/심장/희귀난치성질환)

◑ 심평원 전액 비포괄 항목 = 환자전액지불대상 비급여 항목
– 희귀의약품/2군 항암제/기타약제/사전승인약제
– 초고가 약제/치료재료/일부 선별급여 치료재료

◑ • **포괄수가제** : 입원료, 치료, 처치 등 진료에 필요한 기본 서비스(묶음)
• 행위별수가제 : 의사의 수술, 시술, 치료행위별 별도로 비용을 책정하여 운영/별도 보상(건당)

◑ **희귀 및 중증질환에 사용** : 면역항암치료제 또는 표적항암치료제
– 전액비포괄(환자전액지불) 대상항목 + 비급여(건강보험 적용안함)

◑ **전액 비포괄 항목**
예) 신포괄수가 참여병원 환자들 약 값의 5%만 부담
– 치료 받았던 표적 항암제, 면역항암제 등 2군 항암제
– 2022년 1월 1일부터 약값의 100% 부담
– 암환자들은 2군 항암제 이전 약 값의 20배 지불

◐ **비포괄(환자전액지불), 비급여(건강보험 적용안함)**

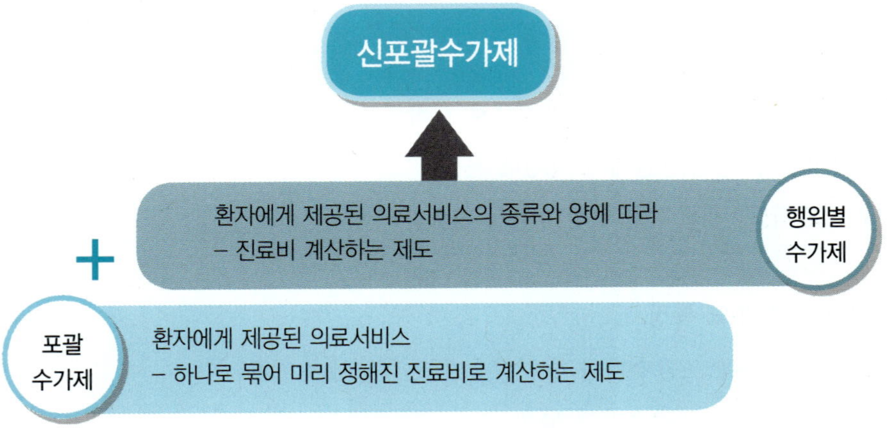

그림 5–1 신포괄수가제

* 신포괄수가제 = 행위별수가제 + 포괄수가제 + 4대 중증질환(암/뇌/심장/희귀난치성질환)
– 기존 수가제 장점의 혼합형 = 포괄수가(묶음) + 행위별수가(건당)

표 5-7 7개 질병군 포괄수가제 및 신포괄수가제

구분	7개 질병군 포괄수가제	신포괄수가제
대상 기관	• 7개 질병군 진료가 있는 전체 의료기관	• 총 98개 기관 – 국민건강보험공단 일산병원, – 국립중앙의료원, 지역거점공공병원
적용 환자	• 7개 질병군 입원환자 – 백내장수술, 편도수술, 충수절제술 – 항문수술, 탈장수술, 제왕절개분만 – 자궁수술	• 603개 질병군 입원환자
특징	• 포괄수가(묶음) – 의료자원의 효율적 사용 – 비교적 단순한 외과수술에만 적용	• **신포괄수가제** = 포괄수가(묶음) + 행위별수가(건당) + 4대 중증질환(암/뇌/심장/희귀난치성질환) 까지 포함 • **신포괄수가제 포함** – 기존 포괄수가제는 비교적 단순한 외과수술에만 적용 – 행위별수가제 장점 적용 – 4대 중증질환 등 복잡한 질환까지 포함 • **전액비포괄 항목(환자전액지불)** – 표적항암제, 면역항암제 포함되는 2군 항암제 및 기타약제 – 초고가 약제 및 치료재료, 사전승인 약제 – 희귀의약품, 일부 선별급여 치료 • **장점** – 의료자원의 효율적 사용 + 적극적 의료서비스 제공

3.3. 건강보험 관련 용어 및 통계

1) 진료건수

- 건강보험 적용자가 요양취급기관에서 요양 및 분만급여를 받을 경우
  - 요양취급기관은 진료비명세서 작성
  - 보험급여비용 심사지급기관에 급여비 청구를 하게 됨
- 이때 수진자가 상병 또는 2가지 이상 상병에 대한 진료를 받았을 경우
  - 요양취급기관은 수진자에 대한 진료내역을 동일 진료비명세서에 작성하게 됨
  - 이를 진료건수 1건

2) 내원, 투약 및 진료일수

- 내원 : – 상병이 발생하여 요양취급기관에서 진료를 받게 될 경우
  – 치료와 며칠분의 약을 조제받게 됨
  – 이때 요양취급기관을 방문하여 치료를 받는 것
- 투약 : 약을 조제한 것
- 방문일수 : 내원일수
- 투약일수 : 약을 조제한 일수
- 외래의 경우 : 내원일수 + 투약일수 = 진료일수
- 내원일수와 약을 조제한 일수가 중복되는 날 : 하루만 계산

3) 수진율 및 수진횟수

- 수진율 및 수진횟수 : 연간 건강보험 적용자 1인당 진료건수 및 내원일수
- 수진율 및 수진횟수 : 연간 개념
- 진료건수 및 내원일수 : 연간 총수 사용
- 적용인구 : 연간 평균치 사용

4) 평균표준보수월액

- 평균표준보수월액
  – 보수월액이 1~53등급 사이에 피보험자들의 표준보수월액의 평균

$$\text{평균보험료율} = \frac{(\text{표준보수월액}\times\text{등급별 피보험자수})\text{의 합}}{\text{등급별 피보험자수의 합}} \times 100$$

5) 평균보험료율

(1) 보험료율

- 피보험자의 표준보수월액에 대한 보험료부담비율
- 건강보험조합이 재정상태 고려
  – 3~8% 범위내에서 정관으로 정함

(2) 평균보험료율

- 각 조합의 보험료율을 평균한 것

$$평균보험료율 = \frac{각\ 조합의(평균표준보수월액 \times 피보험자수 \times 보험료율)의\ 합}{각\ 조합의(평균표준보수월액 \times 피보험자수)의\ 합} \times 100$$

6) 재정자립도

- 보험급여비 대비 보험료수입의 비율

$$재정자립도 = \frac{(보험료+보험료\ 국고부담금)}{보험급여비} \times 100$$

7) 적립금보유율

- 누적준비금 적립금이 연간 급여비를 충당할 수 있는 정도를 나타내는 비율
- 결산 후의 누적준비금 적립금을 당해연도 총급여비로 나누어 산출

◑ 건강보험법

- 준비금 적립기준이 전 3년도에 있어 보험급여에 소요된 비용의 평균연액으로 되어 있음
- 전 3년도의 평균급여비와 비교하도록 되어 있음

$$적립금보유율 = \frac{누적준비금\ 적립금}{전\ 3년간\ 보험급여에\ 소요된\ 금액의\ 평균연액} \times 100$$

8) 보험료 징수율

- 보험료 부과액 대비 보험료 징수액을 백분율로 나타낸 지표

$$보험료징수율 = \frac{보험료\ 징수액}{보험료\ 부과액} \times 100$$

9) 진료과별 진료비 청구현황

표 5-8 진료과별 진료비 청구현황

단위 : 원 · %

진료과	구분	당월	전년 동월	전월	전년동월대비증가율	전년대비증가율
외과	총 진료비 건당 진료비 재원일수					

실전문제

1. 외래환자 과별 통계는 무엇과 관련이 있는가 ?

① 병원통계 ② 진료통계 ③ 보건통계
④ 진단통계 ⑤ 의학통계

2. 삭감률 중 삭감유형별에 포함되지 않는 것은?

① 급여기준적용착오 ② 수가적용착오 ③ 계산착오
④ 재료대 과소 청구 ⑤ 산정착오

3. 일정기간 연외래환자 중 초진환자가 차지하는 비율은?

① 외래환자입원율
② 응급환자율
③ 외래환자초진율
④ 100병상 1일 평균 외래환자수
⑤ 100병상 1일 평균 초진환자수

4. 규모가 상이한 병원간 일평균 외래환자 진료실적을 비교하기 위한 지표는?

① 입원 대 외래환자비율
② 100병상당 1일 평균 재원환자수
③ 진료과별 외래환자 1인 1일당 평균진료비
④ 환자별 100병상당 1일 평균 입원환자수
⑤ 100병상당 1일 평균 외래환자수

5. 일정기간 중 하루에 평균 몇 명 외래환자가 내원하는가를 알아내는 지표는?

① 1일 평균 외래환자수
② 1일 평균 재원일수
③ 총외래환자연인원수
④ 총재원일수
⑤ 외래환자입원율

정답 1. ② 2. ④ 3. ③ 4. ⑤ 5. ①

실전문제

6. **외과 외래환자수 1,800명, 진료 않은 날수 5일간인 6월 일일 평균 재원환자수는?**

① 60명 ② 72명 ③ 36명
④ 69명 ⑤ 58명

7. **DRG에 대한 설명으로 옳지 않은 것은?**

① 후향적 산정방법
② 입원환자 분류체계
③ 건별 지불제도
④ 병원자원의 소모가 유사한 환자군
⑤ 재원기간 유사

8. **다음 용어에 대한 설명으로 옳지 않은 것은?**

① 외래의 경우 내원일수와 투약일수를 합하여 진료일수라고 함
② 요양취급기관을 방문하여 치료를 받는 것을 내원이라고 함
③ 내원일수와 약을 조제한 일수가 중복되는 날은 하루만 계산
④ 보험료율은 피보험자의 표준보수월액에 대한 보험료부담비율
⑤ 진료건수 및 내원일수는 월 총수로 사용

9. **DRG의 기대효과에 해당되지 않는 것은?**

① 의료기관 비용 절감 ② 적정량 의료서비스 제공 가능 ③ 재원일수의 연장
④ 진료비 청구방법이 간편 ⑤ 진료비 심사시 마찰 감소

10. **이의신청률 계산공식이 옳은 것은?**

① $\frac{\text{삭감액}}{\text{회수액}} \times 100$ ② $\frac{\text{삭감액}}{\text{이의신청액}} \times 100$ ③ $\frac{\text{이의신청액}}{\text{회수액}} \times 100$
④ $\frac{\text{이의신청액}}{\text{삭감액}} \times 100$ ⑤ $\frac{\text{회수액}}{\text{이의신청액}} \times 100$

정답 6. ② 7. ① 8. ⑤ 9. ③ 10. ④

실전문제

11. 신포괄수가제에서 심평원 전액 비포괄 항목이 아닌 것은?

① 1군 항암제 ② 기타약제 ③ 사전승인약제
④ 초고가 약제 ⑤ 치료재료

12. 포괄수가제의 질병군에 해당되지 않는 것은?

① 제왕절개 ② 항문수술 ③ 편도 및 아데노이드 수술
④ 자궁암 절제술 ⑤ 충수돌기절제술

정답 11. ① 12. ④

제6장

통계학의 이해

06

▣ 통계학의 개념
- 통계학의 정의
- 통계학의 분류

▣ 통계학의 활용
- 자료분석
- 연구과정 및 통계항목

▣ 자료의 형태
- 변수(변량)
- 단변량과 다변량 분석방법
- 모집단과 표본

제 6 장

통계학의 이해

1 통계학의 개념

1.1 통계학의 정의

- 자료를 수집, 정리 및 요약
- 일부 자료로부터 출처된 집단에 관하여 추론하는 학문체계

1.2 통계학의 분류

1) 기술통계학(Descriptive statistics)

- 수집한 자료를 표 또는 그림으로 정리
- 평균, 표준편차 및 분산 등으로 요약

2) 추론통계학(Inferential statistics)

- 모집단으로부터 추출된 표본의 통계량을 이용
- 모집단의 특성을 추정하거나 추정치에 대한 가설검정 시행

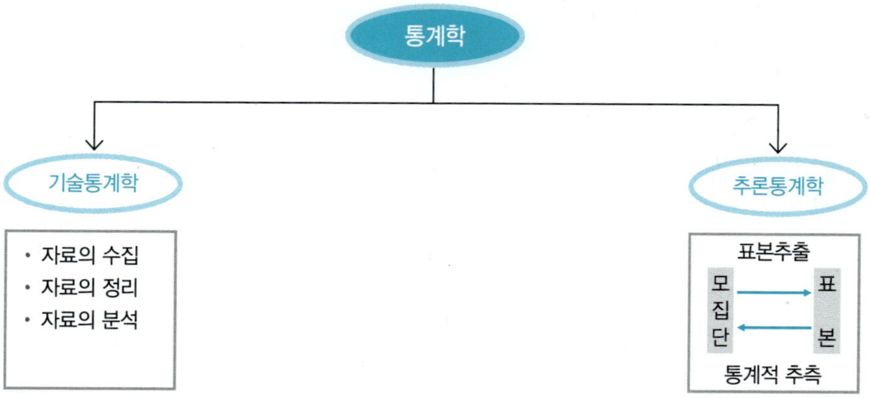

그림 6-1 기술통계학과 추론통계학

2 통계학의 활용

2.1 자료분석

1) 자료분석의 의미

- 자료분석이란 수집된 자료에서 여러 가지 정보를 얻어내는 것을 의미
- 효과적으로 수행하기 위한 요구사항
  - 통계학 이론에 관한 지식
  - 컴퓨터에 관한 지식
  - 통계패키지에 관한 지식

2) 자료분석의 순서

(1) 문제의 정의

- 간단하고 모호한 질문을 자세하고 정확한 질문으로 구체화시켜 연구의 목적을 정하는 것
  - 연구대상이 되는 모집단은 어떠한 것인지
  - 불확실한 상황이 무엇인지
  - 의사결정들이 어떻게 내려질 수 있는지에 대한 자세한 검토 필요

(2) 연구의 계획

- 연구의 목적이 명확하게 정의되면 이를 달성하기 위한 구체적인 연구계획 세움
  - 연구대상이 되는 모집단을 전수조사할 것인지
  - 표본만을 조사할 것인지 결정
  - 표본조사시 어떻게 표본 선택, 표본 크기는 얼마로 할 것인지
  - 각 표본에서 무슨 자료를 얻을 것인지 결정

(3) 자료수집

- 직접 자료수집시 시간 및 경비가 많이 소요, 오류 발생 많고 복잡함
- 어떤 경우에는 계획대로 자료를 수집하기가 불가능한 경우도 있음
- 수집된 자료가 연구목적에 적절하지 않은 경우도 있음

◑ 이러한 문제점을 감소하기 위한 방법

- 예비자료를 수집하여 자료수집 계획을 수정 또는 보완하는 절차
- 자료가 이미 수집되어 있거나 문헌에서 쉽게 구할 수 있음
- 이 자료들이 연구목적에 적절하고 정확한 것인지 검토

(4) 통계기법의 적용

- 적절한 자료수집 후 이를 정리함
- 간단한 도표나 그래프를 이용하거나 복잡한 통계적 방법을 응용하여 수집된 자료 분석

① 통계프로그램

- 컴퓨터의 통계프로그램(SPSS 또는 SAS)을 이용하여 자료정리
- 어떤 통계적인 방법을 적용할 것인지에 대한 통계학적 지식 요구
- 통계프로그램을 운영하고 출력결과를 해석하기 위한 지식 필요
- 컴퓨터 작동하기 위한 기본적인 지식 필요

② 통계용 소프트웨어

㉠ 사회과학 통계 패키지(Statistical package for social science, SPSS)
- 사회과학을 위한 통계 패키지
- 통계분석 위해 SPSS 프로그램을 많이 사용

㉡ 통계분석시스템(Statistical analysis system, SAS)
- 데이터베이스에서 통계학 수치를 산출하거나 리스트를 관리하는 등
- 다양한 통계학 기능을 수행할 수 있는 프로그램
- SAS는 기본적으로 SAS식 언어를 이용한 프로그래밍을 바탕
- 초급자에게 불편하다는 단점으로 작용
- 통계분석을 자유롭게 할 수 있다는 장점을 제공

㉢ R 프로그램 : 빅데이터 분석 도구
- 오픈소스프로그램으로 통계/데이터 마이닝 및 그래프를 위한 언어
- R 프로그램은 CSV, 엑셀, SAS, SPSS, Stata 등
  - 다양한 형태의 데이터를 읽어오는 기능이 있음
  - 수정, 삭제, 정렬, 합치기와 같은 데이터 핸들링이 자유로움
- 메모리에서 작동되어 데이터 처리가 신속
- R 프로그램은 통계 분석, 데이터 마이닝, 빅데이터 분석
  - GIS, 웹 크롤링, 텍스트 마이닝, 소셜네트워크분석, 기계학습
  - 웹 애플리케이션 개발 등이 가능

(5) 결론 도출
- 분석된 결과를 이용하여 연구목적에서 제기된 질문에 대한 결론 도출
  - 경우에 따라 부분적인 답만 결론을 얻을 수 있음
  - 제기되지 않았던 질문에 대한 결론을 얻을 수 있음
  - 결론에 따른 새로운 연구방법에 대한 제안을 할 수도 있음

2.2 연구과정 및 통계항목

- 통계적 분석은 연구의 전 과정에 적용
- 조사연구를 선택하게 되는 경우에 통계적 분석의 고려
  - 연구의 설계단계부터 분석 및 자료의 해석이 종료되는 시점까지 반복
  - 표본설계, 질문서 등 자료수집의 도구 구성
  - 면접 및 관찰법 등 자료수집의 절차
  - 자료의 처리 및 해석 등 모든 과정에 반영

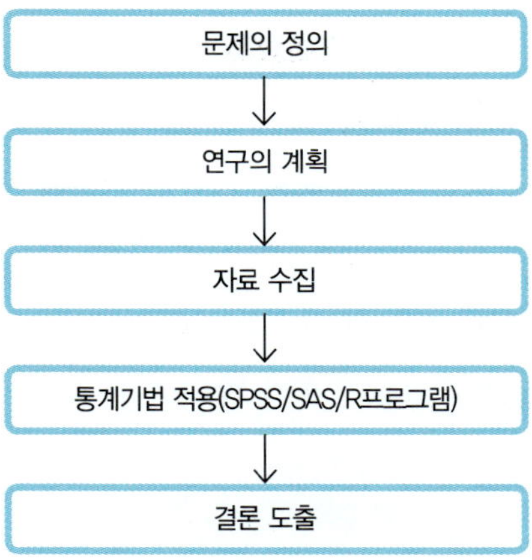

그림 6-2 자료분석의 순서

표 6-1 조사연구 과정에 관련된 통계항목

연구과정의 단계	통계항목
• 이론형성	
• 가설설정 • 관련개념의 정의	• 통계적 가설의 형성
• 모집단의 명시 • 표본추출 설계	• 적절한 표본크기의 결정
• 자료수집 전략 수립 • 자료수집 도구 작성	• 최대 허용 가능한 표준오차 결정 • 측정의 수준결정 • 적절한 통계적 검증선정
• 자료수집	• 설문조사
• 자료분석 • 결과해석 • 이론 및 가설의 재검토	• 필요한 계산 • 수집한 정보량에 따라 통계적 분석결과 평가

3 자료의 형태(변수 및 척도의 종류)

- 통계학에는 많은 기법들이 있음
- 자료의 형태에 따라 적용되는 통계기법이 서로 상이

3.1 변수(Variable)

1) 변수의 의미

(1) 변수 : 개체에 따라 변화하는 특성

예) 환자들의 키, 체중, 연령 등 → 키를 측정시 사람에 따라 다름

(2) 상수(Constant) : 개체에 따라 변하지 않는 특성

예) 사람의 눈, 손과 발의 수 등 → 손과 발의 수는 누구나 둘씩 동일

변수와 상수의 의미

- 변수(Variable) : 개체에 따라 변화하는 특성
- 상수(Constant) : 개체에 따라 변하지 않는 특성

2) 변수의 종류

(1) 양적 변수(Quantitative variable)

- 변수의 값을 수량으로 나타낼 수 있는 측정치

① 이산변수(Discrete variables)

- 유한적으로 수량화된 등간격을 가짐
- 정수값을 취할 수 있는 변수

예) 가족수, 환자수, 병상수

② 연속변수(Continuous variables)

- 수량화된 등간격이 무한한 경우
- 일정구간내에 연속적인 값
  예) 키, 체중

(2) 질적 변수(Qualitative variables)

- 수치가 수량으로 표현이 안됨
- 특성의 유무나 구분을 나타내는 변수
  예) 성별, 경제상태(상, 중, 하), 혈액형(A, B, AB, O) 등

표 6-2 변수의 종류

변수의 종류	내 용
양적 변수	• 변수의 값을 수량으로 나타낼 수 있는 측정치 – 이산변수 : 정수값을 취할 수 있는 변수 예) 가족수, 환자수, 병상수 – 연속변수 : 일정구간내에 연속적인 값 예) 키, 체중
질적 변수	• 수치가 수량으로 표현이 안됨 • 관측된 값이 문자로 표시되어 범주로 구분된 변수 예) 성별, 물질의 액성(산성, 중성, 알칼리성)

표 6-3 성별에 따른 인구사회학적 특성 및 건강행위에 영향을 미치는 요인

변수	범주	남성 (n=14)	F/t	p	여성 (n=14)	F/t	p
		Mean±SD			Mean±SD		
결혼상태	기혼	3.03±0.53	t=-1.34	.182	3.20±0.48	t=0.34	.734
	미혼	2.96±0.48			3.17±0.59		
동거형태	부부	3.01±0.48	t=-2.12	.035	3.20±0.55	t=0.07	.948
	기타	2.75±0.66			3.19±0.42		
직업 유무	유	3.15±0.46	t=2.98	.003	3.22±0.46	t=0.81	.420
	무	2.92±0.51			3.13±0.62		

건강 상태	매우 양호	3.11±0.53	F=1.58	.089	3.76±0.24	F=2.07	.079
	양호	3.06±0.49			3.38±0.41		
	보통	2.91±0.50			3.16±0.59		
	불량	3.00±0.51			3.11±0.45		
	매우 불량	2.96±0.42			3.06±0.43		

☞ 해석

- 대상자의 성별에 따른 인구사회학적 특성과 건강행위에 영향을 미치는 요인을 보면 남성은 동거형태(t=−2.12, p=.035), 직업유무(t=2.98, p=.003)의 영역에서 유의하게 나타나 남성은 배우자와 같이 살수록 건강행위를 잘함
- 직업을 가진 남성이 건강행위를 더 잘하는 것으로 나타났으나 여성은 유의하지 않았음(표 6−3)

3) 자료의 유형

(1) 질적 자료(Qualitative data)

① **명목척도(Nominal scale)** : 가장 낮은 수준의 척도

- 명목척도는 단지 분류적인 의미만 가짐
- 숫자로 표시하기 어려운 자료 : 비수치적 범주
- 동일한 특성을 지닌 범주로 구분 : 분리적, 상호배타적
- 가감승제 등의 산수적인 연산 불가능
  - 양의 과도나 크기의 대소를 구별하지 못함
  - 단지 숫자나 기호로써 측정대상을 명목척도로 지칭해 줌

  예 1) 명목척도 : 이름, 동일 특성 선택(성별, 지역, 직업, 인종, 종교) 등

  예 2) 숫자로 명목척도로 지칭 : 결혼=1, 미혼=2

  예 3) 선택 → 귀하의 종교는?

  ① 기독교 ② 불교 ③ 가톨릭 ④ 기타

예 4) 귀하의 성명 :

② **서열척도(Ordinal scale)** : 순위척도(ranking scale)

- 상대적 크기에 따라 서열순서대로 나열
  - 서로 비교할 수 있고 순위를 매길 수 있는 변수를 측정시 사용
  - 층간의 거리가 같다는 것은 아님
- 양적 비교 또는 산술계산 분석은 불가능

예 1) 서열순서 선택 → 경제상태(상, 중, 하), 사회계층, 교육수준, 석차

예 2) 귀하의 경제상태는?

① 상 ② 중 ③ 하

(2) 양적 자료(Quantitative data)

① **구간척도(Interval scale)** : 등간격 척도 → 설문지 리커트 척도

- 설문지 사용되는 리커트 척도(Liket scale)
- 측정대상의 속성에 따라 순서 정함
- 등급간의 간격 동일하나 배수의 개념 성립 안됨
- 절대적 영점(absolute zero) 존재 안함

예) 만족도, 온도, 체온, 범위, 평균치, 표준편차, 상관관계 등

예 1) 귀하의 학교 생활 만족도는?

① 매우 만족 ② 만족 ③ 보통 ④ 불만족 ⑤ 매우 불만족

예 2) 기온이 섭씨 10도는 기온 5도보다 5도 높다는 의미
- 2배로 덥다는 것은 아님
- 단지 수온 눈금을 일정간격으로 나누어 구분한 것에 차이
- 각 눈금간의 간격은 1도로 동일하므로 구간척도임

예 3) 1, 2, 3, 4로 표시된 척도가 있을 경우
- 1과 2, 2와 3, 3과 4의 간격이 같다고 보는 것임
- 구간척도는 더하기와 빼기로 표시할 수 있음
- 연속적으로 취급

예 4) 귀하의 연간 가계소득에 해당되는 항목에 표시를 해 주십시오.

① 1,000만원 미만 ② 1,000–2,000만원 미만

③ 2000–3000만원 미만 ④ 3,000–4,000만원 미만

⑤ 4,000만원 이상

② 비율척도(Ratio scale) : 가장 진보된 척도 → 설문지 답변/숫자

- 비율계산 가능
- 척도의 간격이 일정하고 배수개념이 성립
- 절대적 O점(zero point) 존재
- 양적으로 측정할 수 있는 자료
- 가감승제가 가능
- 섭씨나 화씨 온도가 비율척도가 아닌 이유
  - 섭씨 0도라 할 경우 온도가 없다는 뜻은 아니며 0은 섭씨온도라는 척도상의 어느 한 지점을 나타내는 것일 뿐
  - 도시화율, 실업률에서의 0은 의미가 다름
- 40mg은 20mg보다 2배 무겁다는 의미

  예 1) 설문지 숫자 답변 : 일일 평균 스마트폰 사용 (　　) 시간

  예 2) 길이, 수량, 시간, 각도, 거리, 농도, 무게 등

4) 척도 및 분석방법

(1) 카이제곱(χ^2) 분석 : 교차분석

- 카이제곱 분석은 검정하고자 하는 변수들 간의 독립성과 관련성 분석
- 명목척도와 명목척도(또는 서열척도)의 분석 → 범주형 자료분석
- 범주형 자료와 범주형 자료의 분석 → 카이제곱 분석

(2) t–test : 2개 집단 평균 비교

- 2개 범주에 대한 연속형 자료의 평균차이 분석 → t–test 또는 paired t–test
  - 양자택일형의 명목척도와 구간척도의 분석 → paired t–test

(3) 분산분석(ANOVA) : 3개 이상 집단 평균차이 검정

- 3개 이상 집단 평균차이를 한 번에 검정해 제1종 오류 줄임
  - 결과는 F값과 p값으로 해석
- 3개 이상 문항으로 구성된 명목척도(범주형)와 구간척도(연속형)간 평균차이 분석
- 유의하면 집단간 평균에 차이가 있다는 결론

(4) 상관분석(Correlation analysis)

- 구간척도와 구간척도간의 선형관계 정도 분석
- 연속형 자료와 연속형 자료 간의 선형관계 정도 분석

(5) 회귀분석(Regression analysis)

- 연속형 자료(종속변수)에 미치는 여러 변수간의 함수관계 정도 분석
- 2개 또는 여러 변수들 사이에 어떤 함수관계
- 종속변수(목표)와 1개 이상의 독립변수(예측변수) 간의 미래 사건 예측 방법

5) 리커트 척도(Likert scale, 총화평점법)

- 여러 개의 문항으로 응답자의 태도를 측정
  - 해당 항목의 측정치를 합산하여 평가 대상자의 태도점수를 얻어내는 척도
- 5점 리커트 척도가 가장 많이 사용

  예) 매우 우수, 우수, 보통, 미흡, 매우 미흡
- 3점 또는 7점 리커트 척도도 있음

중요 분석방법 및 척도

◑ 분석방법

1) 카이제곱(χ^2) 분석 : 교차분석
   - 범주형 자료(명목척도)와 범주형 자료(명목/서열척도)의 분석

2) t-test 또는 paired t-test (짝비교)
   - 2개 범주에 대한 연속형 자료의 평균차이 분석

3) 분산분석(ANOVA)
   - 3개 이상의 집단 평균이 서로 다른지를 비교하는 분산분석
     - '분산의 차이'로 평균 차이를 검정
   - 개 이상 문항으로 구성된 범주형 자료와 연속형 자료의 평균차이 분석

4) 상관분석(Correlation analysis)
   - 연속형 자료와 연속형 자료 간의 선형관계 정도 분석
   - 두 변수는 서로 독립적인 관계이거나 상관된 관계일 수 있음
   - 이때 두 변수간의 관계의 강도를 상관관계(correlation)라 함

5) 회귀분석(Regression analysis)
- 연속형 자료(종속변수)에 미치는 여러 변수간의 함수관계 정도 분석
- 두 변수간에 원인과 결과의 인과관계가 있는지 분석

◑ 리커트 척도(Likert scale, 총화평점법) : 구간(등간)척도
- 해당 항목에 대한 측정치를 합산하여 평가 대상자의 태도점수 얻는 척도
- 5점 리커트 척도 가장 많이 사용
  예) 매우 우수, 우수, 보통, 미흡, 매우 미흡

◐ F-검정 또는 F-test
- F-검정은 검정통계량이 귀무가설 하에서 F-분포를 갖는 통계 검정
- 두 표본 간의 분산을 비교하거나 여러 표본 간의 분산비를 비교하기 위해 사용

표 6-4 자료의 유형

변수	척도	내 용
범주형 (질적 자료) = 비수치적	명목척도	• 가장 낮은 수준의 척도 • 동일한 특성을 지닌 범주로 구분(=, ≠) • 숫자로 표시하기 어려운 자료 • 가감승제 등의 산수적인 연산 불가능 → 동일 특성 선택 예 1) 성명, 선택(성별, 인종, 종교, 결혼, 진단명) 예 2) 귀하의 성별 : ① 남성 ② 여성
	서열척도 (순위척도)	• 상대적 크기에 따라 서열순서대로 나열(<, >) • 양적 비교 또는 산술계산 분석은 불가능 → 서열순서 선택 예 1) 교육수준, 석차, 계급, 경제상태(상, 중, 하) 예 2) 귀하의 교육수준은? ① 초졸 이하 ② 중졸 ③ 고졸 ④ 대졸 이상
연속형 (양적 자료) = 수치적	구간척도 (등간척도)	• 측정대상의 속성에 따라 순서 정함 • 등급간의 간격 동일하나 배수개념이 성립되지 않음(+, −) • 절대적 영점(absolute zero) 존재 안함 • 설문지 : 리커트 척도/5점 척도 예 1) 매우 만족, 만족, 보통, 불만족, 매우 불만족 예 2) 온도, 체온, 주가지수, IQ(지능지수)
	비율척도	• 가장 진보된 척도, 비율계산 가능 • 척도의 간격이 일정하고 배수개념 성립(+, −, x, ÷) • 절대적 0점(zero point) 존재 • 가감승제 가능 • 설문지 : 숫자 답변 예 1) 주 평균 육식섭취 (　　　)회 예 2) 연령, 시간, 길이, 체중, 거리, 신장
중요개념	순위	• 명목(가장 하위척도) → 서열 → 구간 → 비율(가장 상위척도)

3.2 단변량과 다변량 분석방법

1) 단변량(단일변수) 분석방법

- 한 변수에 대한 통계적 분석은 기술적 분석이 주로 이루어짐

표 6-5 단변량 분석방법

척도	통계량
• 명목 및 서열척도(질적 자료)	• 비율, 최빈수, 범위
• 구간 및 비율척도(양적 자료)	• 평균, 표준편차, 중위수, 최빈수

2) 다변량 분석방법

- 다변량 분석(변수가 3개 이상)에 대한 분석방법

  예) 다변량 분산분석 = 종속변수(2개 이상) + 독립변수(1개 이상)
- 독립변수(X) : 설명변수 = 원인변수

  – 다른 변수의 상태나 분포를 설명하는 역할을 하는 변수
- 종속변수(Y) : 결과변수

  – 독립변수에 의하여 설명되어지는 변수

  예) – 담배의 경우 : 폐암에 미치는 영향을 파악

  – 담배 : 독립변수(원인변수), 폐암 : 종속변수(결과변수)

3) 독립 및 종속변수

- 변수 : 변수 또는 변인이라 칭함

  – 일정한 범위의 값 중에서 어떤 값이라도 취할 수 있는 개념

  예) Y = aX + b

  ☞ X : 독립변수(원인변수)　　Y : 종속변수(결과변수)

(1) 독립변수(independent variable) : 종속변수에 영향을 주는 변수

예) 스트레스, 체중, 교육, 소득 등

(2) 종속변수(dependent variable) : 독립변수에 영향을 받아 값이 변화하는 변수

예) 위암, 뇌졸중, 당뇨병

(3) 중재변수(조절변수, moderating variable) : 제2 독립변수

- 독립변수에 대한 영향력의 강도와 방향에 영향을 주는 변수

  예) "서비스 만족도가 전반적 만족도에 주는 영향"을 조사할 경우

  –"성별 요인이 어떻게 영향을 주는가"를 조사

  – 이때 '성별'이 중재변수

(4) 매개변수(intervening variable)

- 매개변수는 심리학에서 중재변수라고도 불림

  – 통계학에서 중재변수의 한 일종

- 독립변수와 종속변수 간에 관계가 있는 것처럼 중간에서 매개 역할을 하는 변수

  예 1) "소득 수준이 삶의 만족도에 미치는 영향(여가시간의 매개효과를 중심으로)"

  – 여가시간은 독립변수인 소득, 종속변수인 삶의 만족도와 직접관련은 없음

  – 소득이 높아질수록 여가시간은 많아질 가능성이 높고 여가시간이 많아지면 삶의 만족도는 높아질 가능성이 높음

  – 직접 관련은 없어도 중간에서 관계가 있는 것처럼 매개역할을 한다면 그 변수를 매개변수

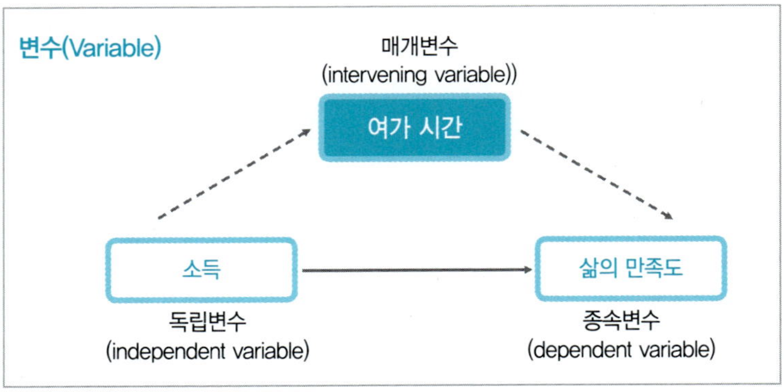

그림 6-3 매개변수의 예

예 2) 변수 X는 변수 Z를 통해서 변수 Y에 영향을 미칠 경우

– X는 독립변수, Y는 종속변수, Z는 매개변수

- 종속변수에 대한 독립변수의 효과를 중재하는 변수

  예) $y=ax^2 + bx + c$

☞ a, b, c는 여러가지 값이 할당되기 때문에 매개변수라고 함

(5) 혼란변수(confounding factors)

- 혼란변수는 교란변수라고 함
- 독립변수가 종속변수에 미치는 영향을 주는데 있어
  - 독립변수와 다른 변수(혼란변수)들이 함께 종속변수에 영향을 줄 경우
  - 혼란변수에 의해 독립변수가 종속변수에 미치는 영향이 과대, 과소하게 나타나는 경우
- 인과적 추론을 방해하는 변수
  - 이러한 혼란변수의 영향을 제거하기 위해 실험설계에서 비교집단 마련

(6) 통제변수(control variable)

- 통제변수는 종속변수에만 해당되는 것이 아님
  - 첫 번째, 두 번째 매개변수에 모두 통제변수의 영향을 가정

표 6-6 독립 및 종속변수의 분석방법

구분	독립변수 : X =설명변수=원인변수	종속변수 : Y =결과변수=반응변수	적용 가능한 통계기법
변수의 역할	• 다른 변수상태 • 분포설명	독립변수에 의해 설명되어지는 변수	예) 담배가 폐암에 미치는 영향 • 독립변수(담배) : X • 종속변수(폐암) : Y
단변량 (한 변수)	명목척도 명목척도 구간척도 구간척도	명목척도 구간척도 명목척도 구간척도	• χ^2-test, 빈도분석(frequency) • T-test, 분산분석(ANOVA) • 상관분석, 회귀분석 • 로짓모형
다변량 (변수 3개 이상)	명목척도 명목척도 구간척도 구간척도	명목척도 구간척도 명목척도 구간척도	• 로그선형모형 • 다원분산분석 • 로지스틱모형 • 다변량 회귀분석
	• 독립변수, 종속변수 구분없음		• 요인분석, 집락분석

*다중회귀분석(Multiple regression analysis)

- 종속변수(1개) + 독립변수(2개 이상) / 구간척도 및 비율척도의 연속형 자료
- 여러개의 독립변수가 한 개의 종속변수에 영향을 미치는지 여부 검증

3.3 모집단과 표본

1) 모집단(Population)

(1) 모집단의 정의

- 모집단은 조사대상이 되는 전체집단
- 연구자의 시간적, 경제적 제약으로 모집단 전체 대상으로 연구 어려움

(2) 모집단의 종류

① 유한모집단(Finite population)

- 모집단의 크기에 상관없이 모집단의 구성원 수가 한정된 집단
- 범위의 대상자가 분명하게 제한된 모집단

  예) 한국 65세 이상 인구

② 무한모집단(Infinite population)

- 모집단을 구성하는 구성요소가 무한한 모집단
- 범위를 파악하기 어려운 경우
- 전체에 대한 조사가 불가능하므로 표본을 뽑아 조사

  예) 제약회사에서 특정한 약품을 생산할 경우 향후 판매될 약품의 용량의 경우

2) 표본(Sample)

(1) 표본의 정의

- 표본은 모집단에서 추출된 일부의 집단
  - 모집단을 구성하는 전체 조사단위 중에서 뽑은 일부의 조사단위

    예) A병원의 환자 중 수술환자만을 뽑아 체중을 잰 경우

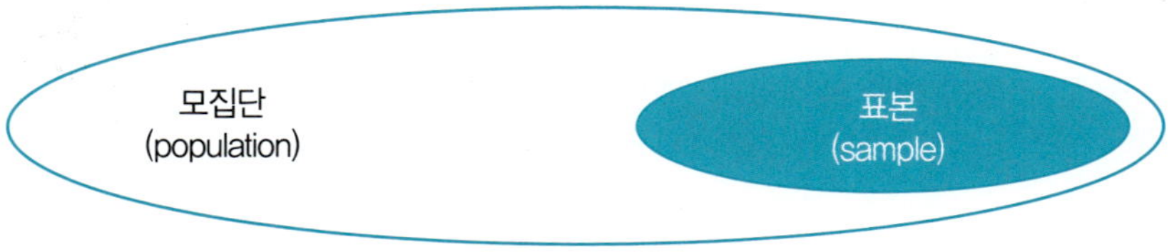

그림 6-4 모집단과 표본과의 개념

표 6-7 복원 및 비복원추출의 비교

복원추출	비복원추출
• 표본을 뽑은 후에 다시 표본공간에 넣는 것 예) 처음 꺼낸 공을 다시 집어 넣는 경우	• 뽑은 표본은 표본공간에 넣지 않는 것 예) 꺼낸 공은 다시 넣지 않는 경우

(2) 전수조사와 표본조사

① 전수조사(Complete survey)

- 모집단 전체를 대상으로 통계자료를 수집하는 조사

② 표본조사(Sample survey)

- 표본을 이용하여 통계자료를 수집하는 조사

(3) 표본조사를 하는 이유

① 전수조사의 현실적인 어려움

- 모집단의 크기가 큰 경우 전수조사 곤란
- 무한 모집단의 경우 전체 조사하기가 실제적으로 불가능

② 비표본오차 감소 가능

- 모집단 전체를 조사하는 전수조사가 가능할 경우
  - 자료를 수집, 정리 및 계산하는 과정에서 발생할 수 있는 오차
  - 즉, 비표본오차(non-sampling error)가 커짐

③ 모집단의 순간적인 특성 파악 가능

- 현지조사에 많은 시간이 필요하게 될 경우
- 모집단 특성이 변화함으로써 특성파악의 시기 놓치기 쉬움
- 이럴 경우 표본조사 시행하면 단시간내 특성 파악 가능

④ 경제적 이득

- 표본조사 실시가 전수조사보다 비용, 시간 및 노력 등이 적게 소요
- 표본조사는 단시간내 특성 파악 가능

⑤ 표본통계량으로부터 모수 추정 가능

- 표본추출이 제대로 되었을 경우
  - 적당한 오차한계 내에서 모수를 예측할 수 있는 통계적 방법이 있음

㉠ 추정(Estimation)

- 표본의 통계량으로부터 모수를 예측해 내는 것

㉡ 표본오차(Sampling error)

- 표본에서 얻은 평균이나 분산은 전수를 조사한 것이 아님
- 따라서 모집단의 평균이나 분산과는 어떤 차이가 발생할 수 있음
- 이 차이를 표본오차(sampling error)라고 함

(4) 표본추출방법

- 표본추출(Sampling)
  - 관심의 대상인 모집단으로부터 그 특성을 대표할 수 있는 표본을 뽑아 내는 것

① 단순확률추출법(Simple random sampling)

- 가장 기본적 추출방법
- 모집단의 구성요소 각각이 뽑힐 확률이 동일한 방법
- 일반적으로 난수표(random number table) 이용하여 무작위추출 시행
  - 복원추출 : 표본을 뽑은 후 다시 표본 공간에 넣는 것
  - 비복원추출 : 뽑은 표본을 표본 공간에 넣지 않는 것

예 1) 난수표를 이용하여 무작위 추출이란?

- 모집단을 구성하는 개체 N개에 일련번호 부여
- 난수표(random number table)를 이용
- n개 뽑거나 N개의 심지 중에서 n개를 뽑아내는 방법

예 2) 모집단 크기 : 500, 표본(n)=20, 난수표를 이용하여 표본추출방법은?

- 모집단 각각에 001~500까지의 일련번호 매김
- 임의대로 난수표의 한 숫자를 선택하면 그 숫자가 출발점
- 모집단 크기 500보다 작은 값만을 취해야 함
- 끝자리 세 숫자가 500보다 큰 경우

  예) 645는 사용하지 못하고 그 아래 행의 다른 숫자 선택

◐ 난수표 사용시 유의할 사항

- 모집단의 크기가 3자리이면, 일련번호 2의 경우는 0002로 기재
- 난수표를 사용하기 전에 나오는 숫자를 가로로 읽을 것인지
- 세로로 읽을 것인지 결정
- 난수표에서 동일 번호가 나오면 다시 뽑음

② 계통추출법(Systemic sampling)

- 모집단에서 시간적, 공간적으로 일정한 간격을 두고 추출하는 방법
- N개의 표본추출단위가 있는 모집단으로부터 크기가 n인 표본을 뽑을 경우
  - 일정한 표본추출 간격을 두고 표본을 추출하는 방법
- 뽑힌 일련번호는 A, A+K, A+2K, … A+(n+1)K

  예) * 크기가 200인 모집단에서 50개의 표본을 뽑았다고 가정
    - 먼저 모집단에서 1부터 200까지 일련번호를 붙여 목록 작성
    - 표본추출간격이 4(K=200/50=4)
    - 최초 시작번호가 25번으로 결정되었다면 표본은 다음 번호가 됨

      답 : 25, 25+4, 25+(2×4), 25+(3×4), …, 25+(50−1)×4

③ 층화추출법(Stratified sampling)

㉠ 모집단을 구성성분에 따라 몇 개의 동질적인 소집단으로 분류

- 각 소집단으로부터 단순확률추출
- 이때 나누어진 각 소집단을 층(stratum)이라 함

㉡ 모집단을 층별 소집단으로 구분하는 기준

- 단일기준(연령, 성별, 지역), 혼합기준(체중, 신장, 교육, 수입, 연령)

㉢ 각 층에서 표본 크기 결정할 경우

- 동수할당법(Equal allocation)
  – 각 층에서 같은 수의 표본을 할당하여 표본을 뽑는 방법
- 비율할당법(Proportional allocation)
  – 모집단의 구성비율에 비례하여 할당해서 표본을 뽑는 방법
- 최적할당법(Optimum allocation)
  – 각 층의 분산이 최소가 되게 할당하여 뽑는 방법

예) * H학과의 남학생은 100명이고 여학생은 60명이라고 가정
  – 이 학과에 학생들을 위한 야구경기장 입장표를 8장 보내 왔을 경우

답 : – 단순무작위 추출을 한다면 각 학생들이 뽑힐 확률은?
  ☞ 0.05(8/160=1/20=0.05)
  – 그러나 남학생과 여학생 동수가 참석하는 것이 바람직할 경우
  – 미리 동수할당법에 의해 남학생 4장, 여학생 4장 할당 방법이 적용될 수 있음
  – 이때 남학생이 뽑힐 확률 : 4/100, 여학생이 뽑힐 확률 : 4/60

④ 집락추출법(Cluster sampling)

- 모집단의 구성단위를 몇 개의 집락으로 구분한 후 무작위로 필요한 집락을 추출
- 추출된 집락에 대해 일부 또는 전체조사

예) * 특정지역내에 있는 12,000개의 주택 중에서 400개의 주택을 추출 가정
  – 특정 기준에 의해 분할된 집락의 수가 750개라고 할 경우
  – 추출해야 할 집락의 수는 몇 개인가?

답 : – 1개의 집락이 가지는 평균 주택수 : 16개(12,000/750=16)
  – 400주택을 뽑기 위해 필요한 집락수 : 25개(400/6=25)

(5) 표본의 크기 (N)

① 표본크기 결정시 고려사항

- 통계조사를 실시할 경우 부딪히는 문제는 표본의 크기
  예) 상관연구(correlational research)의 경우
    – 변인간의 상관의 유무를 판단하기 위해
    – 최소한 30명(N=30)의 피험자 필요

㉠ 표본의 크기 결정

- 조사목적이나 추론결과에 대한 정밀도 등에 따라 결정
- 주어진 정확도와 신뢰수준을 만족하면서 제한된 시간과 비용에 적합한 최적의 표본크기를 결정하는 것은 어려운 작업
- 표본의 크기를 결정하는데 많은 요인들이 작용
- 관여하는 변수들 사이에는 서로 강한 연관성이 있음
- 이를 사전에 충분히 고려해야 함

표 6-8 표본추출방법의 종류

표본추출방법	내용
단순확률추출법 (simple random sampling)	• 가장 기본적인 확률표본 추출방법 • 표본추출단위가 표본으로 선택될 기회 동등 – 복원추출 : 표본을 뽑은 후 다시 표본공간에 넣는 것 – 비복원추출 : 뽑은 표본은 표본공간에 넣지 않는 것
계통추출법 (systemic sampling)	• 표본추출 단위들 중 일정한 간격 두고 표본 뽑음 • 뽑힌 일련번호는 A, A+K, A+2K,···A+(n–1)K
층화추출법 (stratified sampling)	• 모집단을 구성성분에 따라 몇 개의 동질적인 소집단 분류 – 각 소집단으로부터 단순확률추출 · 동수할당법 : 각 층에서 같은 수의 표본을 할당 후 표본을 뽑는 방법 · 비율할당법 : 모집단의 구성비율에 비례하여 할당 표본을 뽑는 방법 · 최적할당법 : 각 층의 분산이 최소가 되게 할당 표본을 뽑는 방법
집락추출법 (cluster sampling)	• 모집단의 구성단위를 몇 개 집락으로 구분 – 무작위로 필요한 집락 추출 – 추출된 집락에 대해 일부 또는 전체조사

㉡ 표본의 크기가 필요 이상 클 경우

- 예산이 낭비될 뿐 아니라 오차가 개입되어 정확도가 감소됨

㉢ 표본의 크기가 작을 경우

- 표본의 정확도가 감소

㉣ 구체적인 표본수를 결정할 경우

- 과거에 유사한 목적으로 이루어진 조사의 표본크기 참고하여 결정

표본크기(N) 결정시 고려할 항목

- 모집단의 특성치
- 전체 발생빈도 고려
- 표본추출단위
- 조사과정에서 누락되는 대상자
- 혼란변수의 효과
- 통계검정방법
- 제 1종, 2종 오류
- 가설, 가설의 수

② 표본크기 결정시 필요한 공식

㉠ 비율에 관한 표본추출

- 비율이 관심이 되는 모수의 경우에 사용하는 표본수 결정

비율에 관한 표본추출

$$n = \frac{\hat{P}(1-\hat{P})Z^2_{\frac{\alpha}{2}}}{\epsilon^2}$$

n : 표본수의 예측치　　$\hat{P}$: 모비율 추정치

ϵ : 허용오차

예) 총학생회장 후보에 출마한 최수석군의 지지율 90% 신뢰수준에서 허용오차 0.05로 알고자 함

- 적당한 표본수는? (단, 모비율 추정치 : 0.3)

☞ $n = \frac{0.3(1-0.3)(1.645)^2}{(0.05)^2} = 227.3$

답 : 227명은 조사해야 알고자 하는 지지율의 추정이 가능

㉡ **평균추정에 관한 표본추출**

- 모수의 평균을 추정하고자 할 경우 이용

평균추정에 관한 표본추출

$$n = \left(\frac{\hat{\sigma} z}{\epsilon}\right)^2$$

n : 표본수의 예측치 ϵ : 허용오차
$\hat{\sigma}$: 사전에 갖고 있는 모집단의 표준편차

예) * 남학생들의 월평균 용돈 추정

- 대략적으로 알고 있는 표준편차값 : 5, 허용오차 : 10
- 신뢰수준 : 90%
- 구하는 표본의 크기는?

☞ $n = \dfrac{[(5)(1.645)]^2}{10} = 67.7$ 답 : 68명은 조사해야 함

(6) 표본오차와 비표본오차

- 표본조사를 실시할 경우
  - 표본오차 및 비표본오차 최대한 줄일 수 있도록 충분한 고려 필요
- 표본통계량으로 모수를 추정하고자 할 경우 오차를 염두에 두어야 함

① 표본오차

- 모집단의 일부를 이용하여 모집단을 추정하기 때문에 발생하는 오차
- 전수조사에서 발생하지 않음
- 표본의 크기를 증가시켜 감소시킬 수 있음

② 비표본오차

- 회답오차, 무회답오차 및 표본선출오차 등 조사과정, 분석단계에서 발생하는 오차

- 전수조사나 표본조사 모두 발생
- 표본조사보다 전수조사에서 더 크게 발생하는 경향
  - 표본의 크기를 증가시키면 표본의 정확성이 높아지지 않음
- 비표본오차는 조사를 계획하고 실시하는 여러 과정에서 발생
  - 조사의 목적이나 개념 정의가 불명확한 경우
  - 면접, 측정이 부정확한 경우
  - 조사원의 훈련부족
  - 무응답이 많은 경우
  - 피조사자의 부재
  - 자료입력과정에서의 오차

표 6-9 기술통계학과 추론통계학

기술통계학	추론통계학
• 수집한 자료를 표 또는 그림으로 정리 • 평균, 표준편차 및 분산 등으로 요약	• 표본자료의 확률분포 이용 • 모수 추정 • 추정치에 대한 가설검정

표 6-10 모집단 및 표본의 특성 비교

부호 \ 구분	모집단의 특성(모수)	표본의 특성(통계량)
평균	μ	$\bar{X}$
분산	δ^2	S^2
비율	P	$\hat{P}$
표본갯수	N	n

실전문제

1. 양적 변수에 해당되는 것은?

① 성별 ② 혈액형 ③ 경제상태
④ 체중 ⑤ 종교

2. 표본자료의 확률분포를 이용하여 추정치에 대한 가설검정은?

① 추론통계학 ② 기술통계학 ③ 물질통계학
④ 대수통계학 ⑤ 산술통계학

3. 비율척도(ratio scale)에 대한 설명으로 옳은 것은?

① 비교수단으로 측정 ② 교육수준 해당 ③ 배수개념 성립안됨
④ 가장 상위 척도 ⑤ 서열순서대로 나열

4. 명목척도에 대한 설명으로 틀린 것은?

① 범주형으로 질적 변수 ② 가장 낮은 수준의 척도 ③ 동일특성의 범주로 구분
④ 가감승제 등 연산 불가능 ⑤ 절대적 0점 존재

5. 개체에 따라 변화하는 특성을 무엇이라고 하는가?

① 상수 ② 소수 ③ 변수
④ 중위수 ⑤ 분수

6. 모집단에서 추출된 일부의 집단은?

① 확률 ② 표본 ③ 개체
④ 변수 ⑤ 척도

7. 모집단을 몇 개의 동질적인 소집단으로 분류 후 확률추출하는 방법은?

① 계통추출법 ② 집락추출법 ③ 단순확률추출법
④ 모집단추출법 ⑤ 층화추출방법

정답 1. ④ 2. ① 3. ④ 4. ⑤ 5. ③ 6. ② 7. ⑤

실전문제

8. 연속변수에 해당되는 것은?

① 환자수 ② 의사수 ③ 가족수
④ 병상수 ⑤ 체중

9. 모집단에서 시간 또는 공간적으로 일정한 간격을 추출하는 방법은?

① 계통추출법 ② 집락추출법 ③ 층화추출법
④ 산술추출법 ⑤ 단순확률추출법

10. 변수(variable)에 해당되지 않는 것은?

① 키 ② 연령 ③ 체중
④ 사람의 손 ⑤ 소득

11. 종속변수의 의미로 동일한 것은?

① 원인변수 ② 결과변수 ③ 설명변수
④ X로 표기 ⑤ Z로 표기

12. 조사대상이 되는 전체 집단이란?

① 분수 ② 중위수 ③ 모집단
④ 표본 ⑤ 추출

13. 표본추출방법의 종류에 해당되지 않는 것은?

① 계통확률추출법 ② 층화추출법 ③ 집락추출법
④ 단계추출법 ⑤ 단순확률추출법

14. 독립 및 종속변수에 부분적 영향을 미치며 인과적 추론을 방해하는 변수는?

① 혼란변수 ② 매개변수 ③ 중재변수
④ 통제변수 ⑤ 설명변수

정답 8. ⑤ 9. ① 10. ④ 11. ② 12. ③ 13. ④ 14. ①

제**7**장

기술통계학

07

▣ 자료의 정리

- 도수분포표/질적 · 양적 측정자료
- 막대그래프/원그래프/히스토그램
- 선그래프/산점도/도수다각형
- 상관관계/상관분석/결정계수

▣ 대표치 및 확률

- 대표치(평균/중위수/최빈수)/산포도
- 확률이론/확률변수/확률분포
- 이산확률분포
  - 베르누이시행/이항분포/포아송분포
- 연속확률분포
  - 카이제곱 분포(χ^2–test)/t 분포/F 분포/사후검정
- 표본분포의 개념/표본평균 분포
- 표본비율의 개념/분포

제 7 장

기술통계학

1 자료의 정리

1.1 도수분포표(Frequency distribution table)

- 도수분포표는 기술통계학에서 가장 중요한 역할
- 측정한 변수를 어떤 일정한 기준에 의해 분류하여 작성한 표

도수분포표 관련 용어

- 계급/급(class) : 측정한 변수를 일정한 기준에 따라 구분
- 급의 간격(class interval) : 계급의 범위
- 급상한값(class upper limit) : 각 계급에서 가장 큰 값
- 급하한값(class lower limit) : 각 계급에서 가장 작은 값
- 도수(frequency) : 각 계급에 속하는 측정값의 개수
- 상대도수(relative frequency) : 측정값의 총수에 대해 각 계급의 도수가 차지하는 비율
- 누적도수(cumulative frequency) : 특정 계급까지의 도수의 합

표 7-1 외래환자 연령에 관한 도수분포표

단위 : 명

연령/세	도수	상대도수	누적도수
– 4	3	3/112 = 0.03	3
5 – 9	21	21/112 = 0.19	24
10 – 19	11	11/112 = 0.10	35
20 – 29	9	9/112 = 0.08	44
30 – 39	7	7/112 = 0.08	51
40 – 49	31	31/112 = 0.27	82
50 – 59	26	26/112 = 0.23	108
60 –	4	4/112 = 0.04	112
계	112	1.0	–

1.2 도수분포표의 작성 요령

- 자료의 수, 최대값과 최소값 확인
- 급의 수 결정
- 급의 간격 결정
  - 급의 간격을 정할 때 자료의 소수점 자리수와 동일하게 함
- 최소의 급하한값 결정
  - 최초의 급하한 값은 주어진 자료의 특성을 고려하여 결정
  - 일반적으로 자료의 최소값을 이용
  - 최소값보다 약간 작은 수치를 선택하여 최초의 급하한값으로 이용
  - 소수점 자리는 자료와 동일하게 함
- 자료를 급의 구간에 따라 정리
  - 최초의 급하한값이 결정되면 이전에 결정한 급의 간격에 의해 급의 구간 결정

예) • 급간이 5, 최초의 급하한값이 1일 경우
- 급의 구간 : 1~5, 급구간 마지막 값 : 최초의 급하한값+(급간−1)
- 표의 제목, 단위 표시
  - 표의 제목은 자료의 특성을 분명히 나타낼 수 있어야 함
  - 서술적인 문장은 피하고, 독립변수와 종속변수의 명시가 좋음
  - 변수에 대한 단위는 도표 내부에 표기되는 경우가 많음
  - 도표 위에 표시하는 단위는 자료 즉 도수 단위 표시가 바람직
- 필요한 경우에 주석 표기
  - 작성한 도수분포표의 보충설명이 필요한 경우 도수분포표 밑부분에 표시
  - 일반적으로 자료 출처, 통계적 유의수준을 표시하는 경우에 사용

계급의 구간 공식

$$\text{계급의 구간} = \frac{\text{자료의 최대값} - \text{자료의 최소값}}{\text{계급의 수}}$$

예 5) A지역 1개월 간 평균 온도로 이를 이용하여 도수분포표 작성은?

18.5	20.7	23.2	26.7	28.0	25.9
21.5	20.0	19.4	25.1	23.2	29.1
26.0	21.8	22.8	19.7	19.5	18.7
26.4	28.4	29.1	30.2	30.3	24.8
21.6	25.8	26.1	29.4	20.3	26.4

- 자료수 : 30개　　　　최대값 : 30.3　　최소값 : 18.5
- 급의 수 : 임의로 5개로 결정
- 급의 간격 계산

$$\frac{30.3-18.5}{5} = 2.36 \qquad \text{급의 간격 : } 2.4$$

- 최초의 급하한 값 : 18.5
- 각 급의 구간을 정한 후 이를 도수분포표에 표시
- 처음 급의 구간 : 18.5 + (2.4−1) = 19.9

표 7-2 A지역의 1개월간 평균온도　　　단위 : 일

온도	도수	상대도수	누적도수
18.5−19.9	5	0.17	5
20.0−21.4	3	0.10	8
21.5−22.9	4	0.13	12
23.0−24.4	2	0.07	14
24.5 이상	16	0.53	30
계	30	1.00	

* 자료 : 월간 기상예보, 기상통계

◐ 분할표(Cross table) : 두 변수 명목척도

- 분할표는 2개의 질적 또는 이산형 변수 정리
  - 그 연관된 특성을 파악하는 데 유용한 도표
- 도수분포표는 한 변수, 분할표는 두 변수의 자료 정리시 사용
- 분할표는 두 변수의 가능한 값을 행과 열로 분류
  - 행변수의 속성과 열변수의 속성이 교차하는 부분에 셀(cell) 만듬

- 각 자료마다 행과 열변수의 값을 조사하여 해당되는 셀 자료의 빈도수 작성
- 일반적으로 각 셀의 빈도수 밑에 행과 열에 대한 백분율 중 중요한 백분율 선택하여 표시

표 7-3 대학생의 목욕하는 기간에 대한 분할표 단위 : 명(%)

기간/일	남성	여성	계
-1	11(5.6) ← 셀(cell)	167(55.3)	178(35.6)
2 - 3	112(56.6)	120(39.7)	232(46.4)
4 - 6	61(30.8)	13(4.4)	74(14.8)
7 - 10	7(3.5)	1(0.3)	8(1.6)
11 - 15	4(2.0)	1(0.3)	5(1.0)
16 -	3(1.5)	-	3(0.6)
계 열의 합 ↑	198(100.0)	302(100.0)	500(100.0) ←행의 합

2 도표(Figure)

- 도표는 많은 정보를 시각적으로 신속하고 쉽게 이해할 수 있게 함
- 도표는 변수의 척도에 따라 그래프 선택해야 함

2.1 질적 측정자료

1) 막대그래프(Bar graph) : 이산변수(명목척도, 서열척도)

- 이산변수(명목척도, 서열척도)시 도수를 표현하는 그림으로 사용
- 막대그래프는 각 계급의 빈도수는 막대의 길이와 동일
  - 쉽게 계급마다 빈도수 비교 가능

예) 한국의 각 지역별 년간 강수량

- 강수량(연속변수) + 각 지역(이산변수)

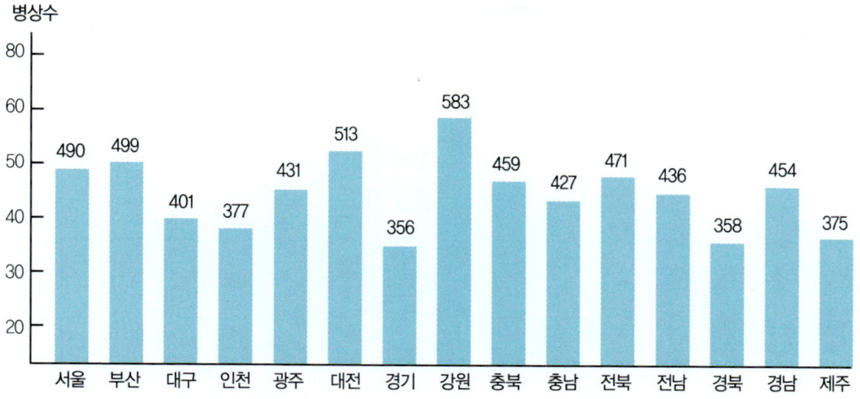

그림 7-1 막대그래프 : 시 · 도별 인구 10만명당 병상수(2023)

2) 원그래프(Pie graph) : 명목 및 서열척도

- 원그래프는 하나의 원을 자료의 상대도수에 비례하여 각 부분으로 분류
  - 각 부분에 해당값과 상대도수 기입
- 전체 원 비율 : 100%

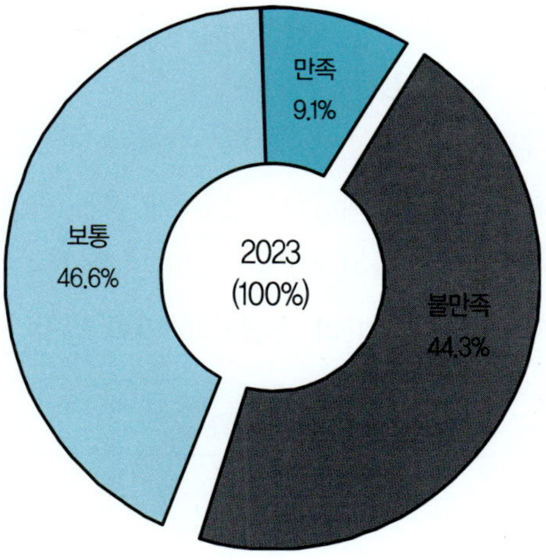

그림 7-2 원그래프 : 의료서비스의 만족도

2.2 양적 측정자료 : 연속변수

1) 히스토그램(Histogram) : 연속변수(구간척도, 비율척도)

- 히스토그램은 수량적 자료(길이/무게 등) + 연속변수(구간척도나 비율척도)에 사용
  - 직사각형 막대가 서로 맞닿게 됨

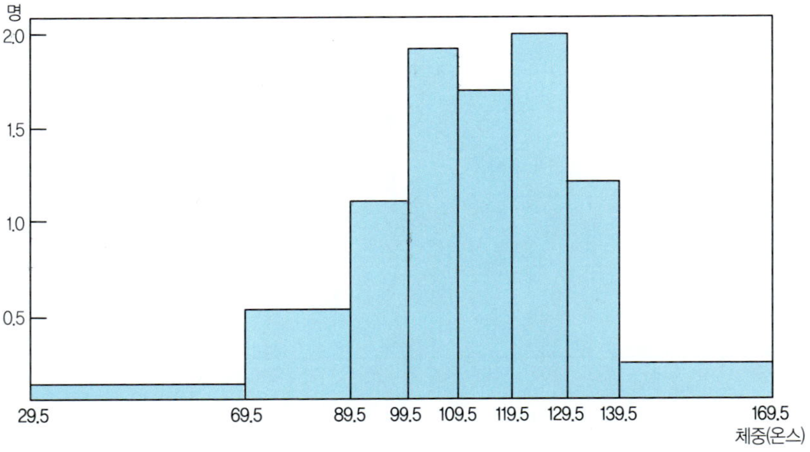

그림 7-3 히스토그램 : 영아의 출생시 체중자료

2) **선그래프(Line graph)** : 꺾은선 그래프

- 선그래프는 자료가 연속적인 경우에 사용
- 각 계급의 빈도수의 변화를 잘 보여주는 특징
- 두 집단 이상의 서로 다른 도수분포를 동일한 그림에서 비교 가능
  - 측정값의 변화과정 알 수 있음
- 가로축(x) : 변수의 값 표시
- 세로축(y) : 측정값의 빈도수에 해당하는 높이에 점을 찍고 이 점들 직선으로 연결

예) – 서울시 월별 강수량과 같이 시간에 따라 변화하는 값 측정시
– 시간이나 순서의 변화에 따라 측정값의 변화 경향 나타낼 때 사용

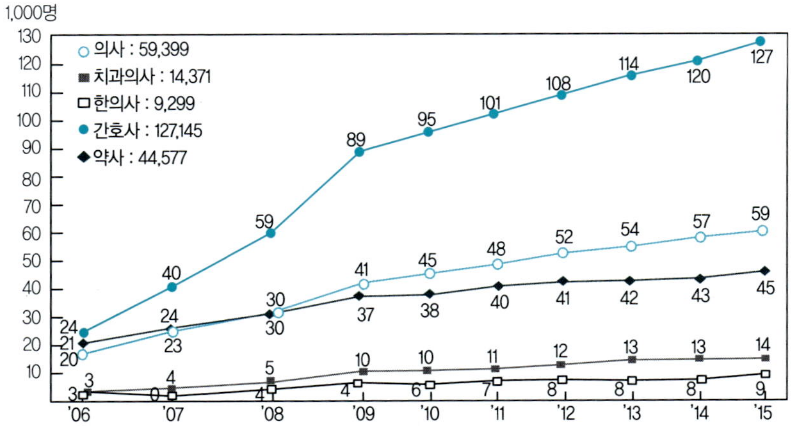

그림 7-4 선그래프 : 의료인력의 면허추이

3) 산점도(Scatter diagram)

- 산점도는 두 변수간의 상호변동관계를 나타내는 도표
- n쌍 측정값의 위치를 xy의 2차 평면상에 나열
- 이때 점들의 집락이나 흩어진 정도를 통하여 두 변수간의 상관성 제시
- 두 변수간의 관계가 직선, 곡선 또는 다른 관계 추측

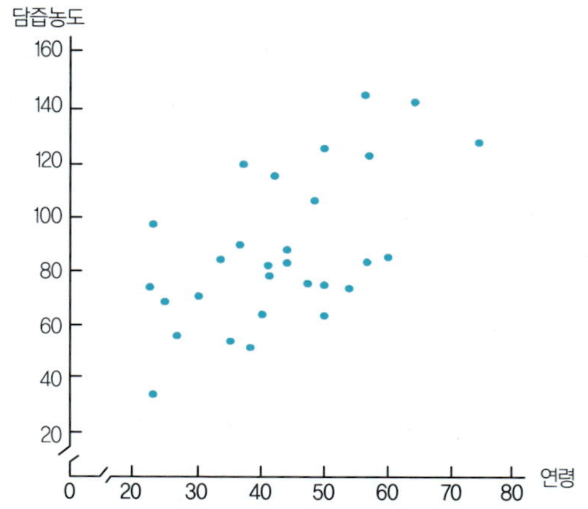

그림 7-5 산점도 : 연령과 담즙(bile) 농도간의 관계

4) 도수다각형(Frequency polygon)

- 막대중앙정점을 연결하여 만든 그래프가 도수다각형
- 명목변수와 연속변수로 측정된 두 변수의 특성을 그림으로 제시
- 명목변수의 측정값에 대한 연속변수의 도수분포표를 백분율로 도수로 바꾼 후 도수다각형 제시

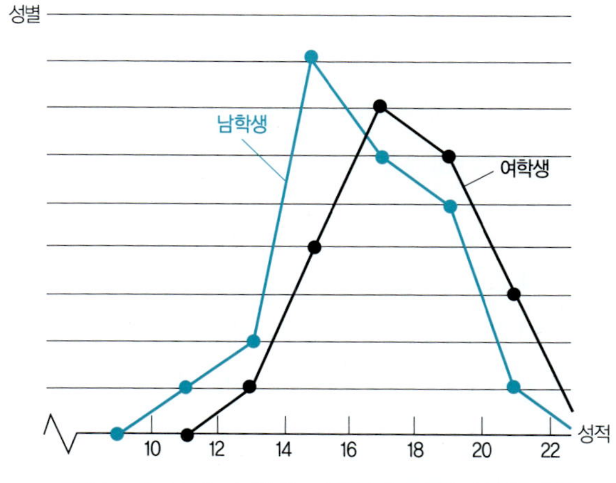

그림 7-6 도수다각형 : 성별에 따른 성적 비율

3 상관관계, 결정계수(R^2) 및 상관계수(r)

3.1 상관관계(Correlation)의 의미

1) 상관관계

- 두 변량 x, y에 있어서 x의 변화와 y의 변화 사이에 어떤 관계가 있을 경우
  - 이러한 관계를 상관관계라 함
  - 두 변량 x, y 사이에는 상관관계가 있다고 함

2) 상관관계의 분류

(1) 양의 상관관계

- 두 변량 x, y 사이에 x의 값이 커짐에 따라 y의 값도 대체로 커지는 관계

(2) 음의 상관관계

- 두 변량 x, y 사이에 x의 값이 커짐에 따라 y의 값은 대체로 작아지는 관계

(3) 상관관계 없는 경우

- 두 변량 x, y 사이에 x의 값이 커짐에 따라 y의 값이 커지는지 작아지는지 분명하지 않은 관계

3) 상관관계의 강약

- 상관도에서 점들이 한 직선에 가까이 모이면 상관관계가 강하다는 의미
  - 멀어지면 상관관계가 약하다고 함

예) 기업의 광고와 매출과의 상관관계는?

☞ 광고와 매출 : 기업의 광고는 매출과 강한 양의 상관관계가 있음
  - 기업이 매스컴에 상품 광고하면 매출을 높일 수 있기 때문

4) 상관계수(Correlation coefficient) : r

- 상관계수 r의 범위 : $-1<r<1$
- 상관계수는 점수로 측정된 두 변수간의 상관관계 정도를 나타내는 수치
  - 상관계수 값(r)은 −1에서 1까지의 값을 가짐
  - 상관관계(r)이 0이면 두 변량은 서로 독립적이며 아무런 영향을 미치지 않음
- 상관계수(r)이 1에 가까울수록 정(正) 상관관계
- 상관관계(r)이 −1에 가까울수록 역(逆) 상관관계
- 상관계수가 0에 가까울수록 상관관계가 점차 약해짐
- 상관계수의 값(r)은 결국 1에 가까울수록 관계가 높다는 의미
  - r이 0.2 이하 : 상관관계가 거의 없음
  - r이 0.4 이상 : 비교적 상관성이 높음
  - r이 0.6 이상 : 상당히 상관성 높음
- 상관관계는 분명히 강하고 약한 것이 있으며, 없는 것도 있음
  - 이를 표현하는 통계적 수치를 '상관계수'라고 함
- 상관계수가 양수이면 양의 상관관계, 음수이면 음의 상관관계 나타냄
  - 상관계수가 1이면 x가 2배가 될 때 y도 2배가 되는 완벽한 정비례 관계
  - 상관계수가 −1이면 x가 2배일 때 y는 절반이 됨
- 상관계수가 1에 가까울수록 서로 비슷하게 움직임
- 상관계수가 −1에 가까울수록 서로 반대로 움직임

상관계수(Correlation coefficient)

◑ **상관계수 r의 범위 : $-1<r<1$**

◑ **상관계수는 절대값을 기준 : $|r|$**
- 상관계수의 절대값이 1에 가까울수록 상관관계가 강함
- 0에 가까울수록 상관관계가 약함
  - 0.2 이하 : 상관관계가 거의 없음
  - 0.4 이상 : 비교적 상관성이 높음
  - 0.6 이상 : 상당히 상관성 높음

  예) $|-.419|= .419$ ☞ 비교적 상관성이 높음

◑ **상관계수(r)**
- (+) 인 경우 : 정의 방향으로 A가 증가하면 B도 증가
- (−) 인 경우 : 부의 방향으로 A가 증가하면 B는 감소

  예) − A와 B는 정(+)의 상관성을 가질 경우 ($r=.257$, $p<0.05$)
  − A와 B가 부(−)의 상관성을 가질 경우 ($r=-.418$ $p<0.05$)

◑ **결정계수(R^2) : 단순회귀분석에서 결정계수는 상관계수(r) 제곱과 동일**

5) 상관계수(Correlation coefficient)의 종류

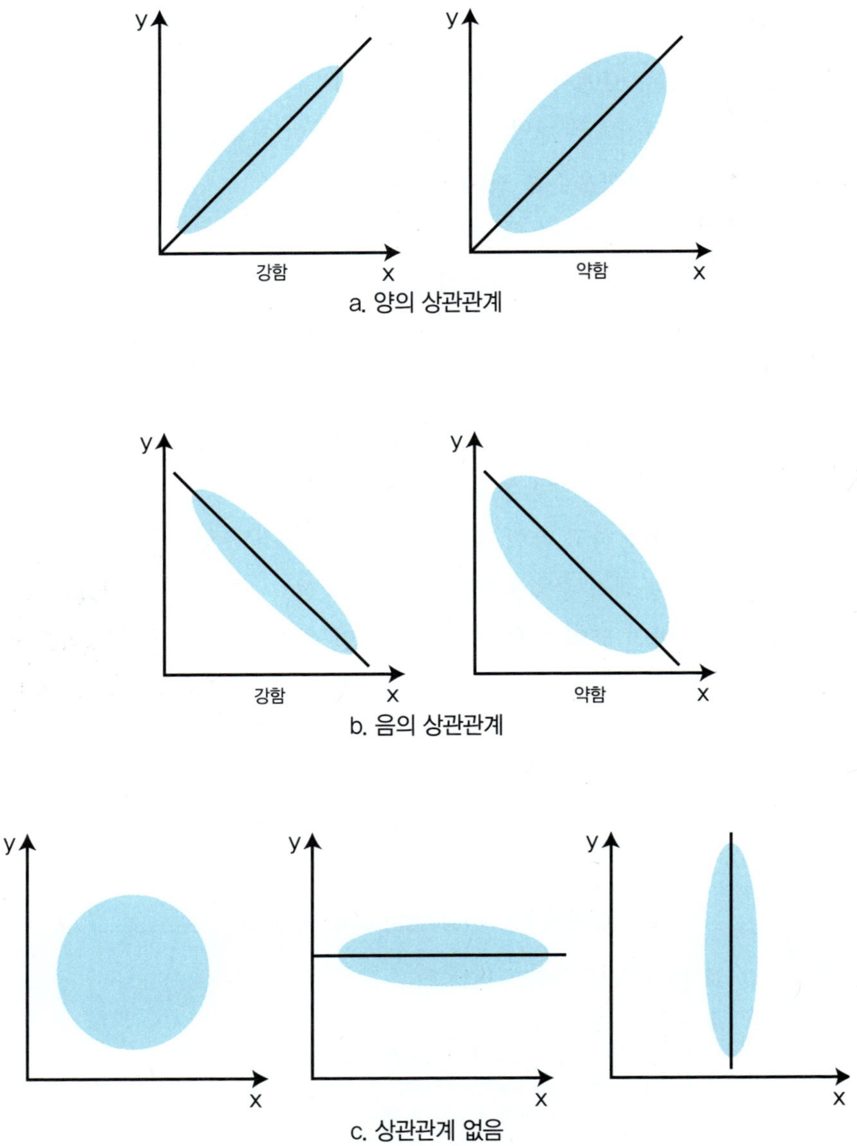

그림 7-7 상관관계의 종류 : 2차원 방정식

중요 통계 기법

◐ 상관분석(Correlation analysis)

- 어떤 변수들 간의 상관관계가 유의미한지 알기 위해 상관분석 사용
- 상관분석은 두 변수 간에 어떤 선형적 관계를 갖고 있는 지 분석 방법
- 두 변수는 서로 독립적인 관계이거나 상관된 관계일 수 있음
  - 이때 두 변수간의 관계의 강도를 상관관계라 함
- 상관분석에서는 상관관계의 정도를 나타내는 단위로 r를 사용

◑ 상관계수(Correlation coefficient) : r

- 상관관계의 정도를 파악하는 상관계수
  - 두 변수간의 연관된 정도를 나타낼 뿐임
  - 인과관계를 설명하는 것은 아님
- 두 변수간에 원인과 결과의 인과관계가 있는지는 회귀분석을 통해 파악
  - 인과관계의 방향, 정도 및 수학적 모델을 확인해 볼 수 있음

◑ 결정계수(Coefficient of determination) = R 제곱 = R^2

- 결정계수의 값은 0에서 1사이에 있음
- 종속변인과 독립변인 사이에 상관관계가 높을수록 1에 가까워짐
- 결정계수가 0에 가까운 값을 가지는 회귀모형은 유용성이 낮음
  - 결정계수의 값이 클수록 회귀모형의 유용성이 높음
- 최소제곱법을 활용한 선형회귀분석
  - 종속변수의 분산 중에서 독립변수로 설명되는 비율을 의미
  - 통계 모델로 대상을 얼마나 잘 설명할 수 있는가를 숫자로 나타냄
- 회귀분석 모형(즉 독립변수들)이 종속변수를 얼마나 설명하냐를 보여주는 계수
  - 회귀직선의 적합도(goodness-of-fit)를 평가
  - 종속변수에 대한 설명변수들의 설명력을 알고자 할 때 결정계수(R^2)를 이용

◐ 분산분석(Analysis of variance, ANOVA) : 3개 이상 집단의 평균차이 검정

- 어떤 변수가 다른 변수에 의하여 설명된다고 봄
  - 그 함수 관계를 조사하는 회귀분석
  - ANOVA는 독립변수(요인)가 종속변수(결과)의 평균에 유의한 차이를 만드는지
  - F-검정으로 판단하는 분산분석 기법

◐ 회귀분석(regression analysis)

- 관찰된 연속형 변수들에 대해 두 변수 사이의 모형을 구한 뒤
- 적합도를 측정해 내는 분석 방법
- 회귀분석은 시간에 따라 변화하는 데이터나 어떤 영향, 가설적 실험
- 인과관계의 모델링 등의 통계적 예측에 이용될 수 있음

결정계수(R^2) : X와 Y의 선형관계 상태

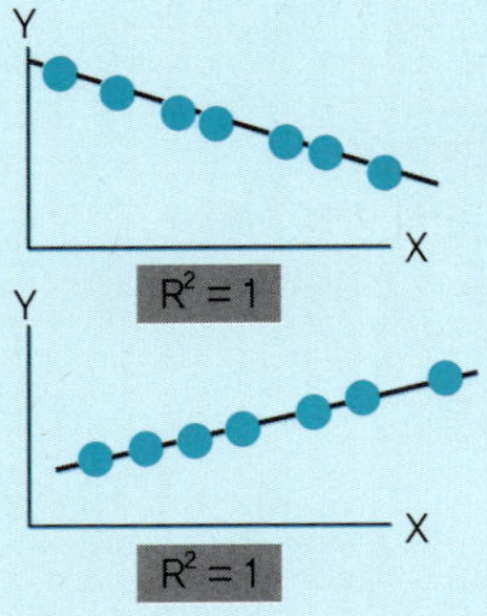

$R^2=1$

X와 Y가 완전한 선형관계에 있을 때 :

Y변동의 100%를 X변동에 의해 설명할 수 있음

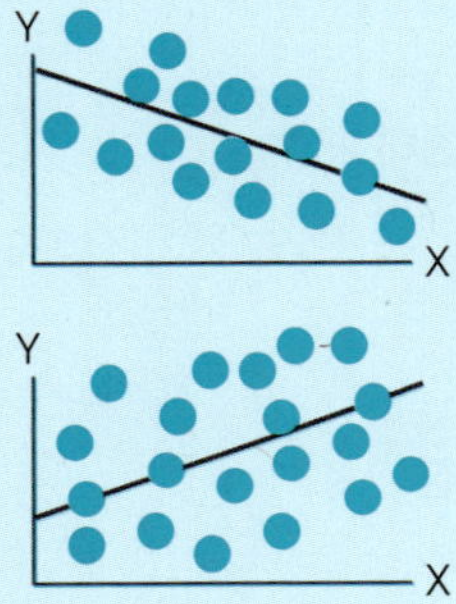

$0<R^2<1$

X와 Y의 선형관계 :

Y변동의 일부분을 X변동에 의해서 설명 가능함

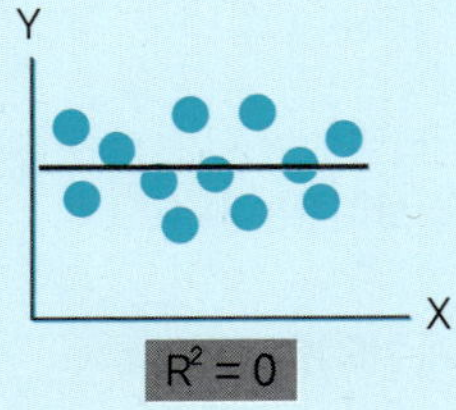

$R^2=0$

X와 Y사이에 선형관계가 존재하지 않음 :

Y값은 X값에 의존하지 않음(X변동에 의해서 설명이 가능한 Y변동 부분이 전혀 없음)

예 1) 표 7-4 SPSS를 통한 태도와 업무의 상관계수 산출

a. 상관계수는 0.05 수준(양쪽)에서 유의함

		태도	업무
태도	Pearson 상관계수	1	−.428
	유의확률 (양쪽)		.018
	N	30	30
업무	Pearson 상관계수	−.428*	1
	유의확률 (양쪽)	.018	
	N	30	30

b. 분산분석

모형		제곱합	업무	평균제곱	F	유의확률
1	회귀모형	173.159	1	173.159	6.268	.018
	잔차		28	27.625		
	합계		29			

a. 종속변수 : 업무
b. 예측값 : (상수), 태도

☞ 해석

예) 태도와 업무의 상관관계일 경우

① 상관관계의 의미

- 상관계수의 값(R)은 결국 1에 가까울수록 관계가 높다는 의미
- 0<r<1에서 R=0.5 이하 : 약 상관관계
- R〉0.5 : 강 상관관계 의미
- R이 −1에 가까울수록 역(逆) 상관관계

  참고) p=.05와 p=0.05는 동일한 의미
- 두 변량 사이에 한쪽이 증가하면 다른 쪽도 증가(또는 감소)하는 경향이 있을 경우
  – 이 두 변량 사이에는 상관관계가 있다고 함

② 문제 해석

- 태도와 업무는 통계적으로 유의한 음의 상관관계가 있음(r=−0.428, p=.018)
  – 즉 태도가 높아질수록 업무는 낮아진다는 의미
- 피어슨 상관계수(Pearson's correlation coefficient)가 음수이므로
  – 음의 상관관계가 있음
  – 즉 한 변수가 증가하면 다른 변수는 감소
  – p값이 0.05보다 낮으므로 통계적으로 유의하다는 의미

예 2) 다음 중 두 변량사이에 양의 상관관계가 있다고 할 수 있는 것은?

① 피부와 시력　　② 나무의 무게와 열매의 크기

③ 학습량과 학업성적　　④ 물건의 공급량과 가격

⑤ 몸무게와 영어성적

답 : ③ ☞ 풀이 : 학습량이 많을수록 학업성적은 좋아짐

예 3) 다음 상관도에서 실외 기온에 따른 실내 난방비의 관계를 옳게 나타낸 것은?

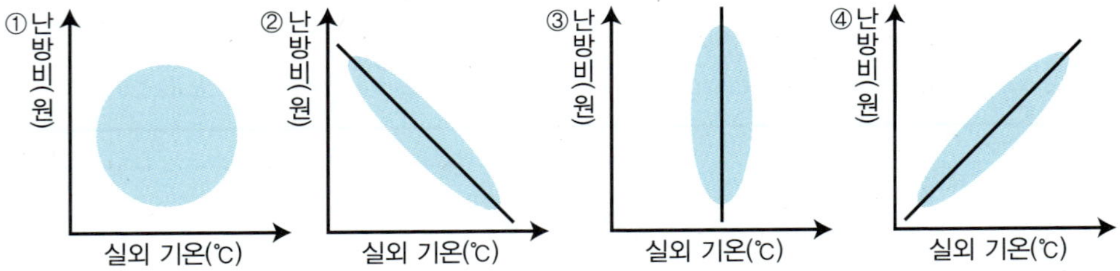

답 : 2 ☞ 실외 기온이 올라가면 난방비는 줄어드는 관계이므로 음의 상관관계가 있음

6) 상관분석

- 상관분석은 다변량분석의 기초
  - 변수들간 일정수준 이상의 상관관계가 존재하지 않으면 다변량분석을 적용한다 하더라도 의미있는 결과를 도출하기 힘듦
- 회귀분석이나 요인분석에서 의미있는 결과가 산출되기 위해서는
  - 변수들간 상관관계가 최소 0.3 이상은 되어야 함
- 다변량분석 결과가 의미 없다는 것은 변수들간 상관관계가 없다는 점을 의미
- 따라서 다변량분석은 시행하기 이전에 먼저 상관분석을 실시해서 변수들간 상관관계 정보들을 먼저 확인하는 것이 좋음

7) 상관관계 분석의 자료 형태에 따른 분류

- 상관관계 분석은 자료의 형태에 따라 카이제곱 분석과 상관분석으로 구분

(1) 카이제곱(χ^2) 분석 : 교차분석

- 카이제곱 분석은 명목형으로 된 변수간의 관계를 분석하는데 활용
- 카이제곱 분석은 두 변수간의 독립성을 검증하는 분석기법
  - 분석결과 두 변수가 독립적이지 않다는 것은 관계가 있음을 의미

  예) 특정 브랜드에 대한 구매경험여부와 고객의 연령대에 따라 차이가 나는지를 검증할 경우
  - 카이제곱 분석을 활용하면 됨
  - 분석결과 구매 경험률이 연령대에 따라 차이가 있다고 하면
  - 두 변수간 구매경험여부와 연령, 상관관계가 있다고 해석할 수 있음

(2) 상관분석(피어슨의 상관계수, Pearson's correlation coefficient)

- 리커트형 척도로 된 변수, 둘의 상관관계를 분석에 주로 활용
  - 흔히 상관분석이라고 함
  - 피어슨의 상관계수를 의미하는 경우가 대부분
- 조사실무에서 상관분석이라고 하면 흔히 피어슨의 상관계수를 칭함
- 리커트형 척도와 연속형 척도로 된 변수들간 상관관계를 −1부터 1사이로 나타나는 상관관계를 통해 두 변수간 상관관계 정도를 분석
- 회귀분석, 요인분석 등과 같은 다변량분석의 기초가 됨

(3) 상관계수의 해석

- 상관계수는 절대값을 기준으로 함 : $|r|$
  - 상관계수의 절대값이 1에 가까울수록 상관관계가 강함
  - 0에 가까울수록 상관관계가 약함

  예) $|-.419| = .419$ ☞ 비교적 상관성이 높음
- 상관계수는 0을 기준을 −1에서 1까지의 숫자로 산출
  - 1이나 1에 가까울수록 두 변수간 상관관계가 강하다는 의미
- 0에 가까울수록 상관관계가 약하거나 없다는 것을 의미
- 0.2 이하 : 상관관계가 거의 없음
- 0.4 이상 : 비교적 상관성이 높음
- 0.6 이상 : 상당히 상관성 높음
- (+) 인 경우 : 정의 방향으로 A가 증가하면 B도 증가
- (−) 인 경우 : 부의 방향으로 A가 증가하면 B는 감소

  예) − A와 B는 정(+)의 상관성을 가질 경우($r=.257$, $p<0.05$)

  − A와 B가 부(−)의 상관성을 가질 경우($r=-.418$, $p<0.05$)

표 7-5 휴대폰 만족도와 구매가격의 상관관계

특성	휴대폰 디자인 만족도	휴대폰 기능 만족도	휴대폰 전반적 만족도	휴대폰 구매가격
휴대폰 디자인 만족도	1			
휴대폰 기능 만족도	.509**	1		
휴대폰 전반적 만족도	.419*	.669***	1	
휴대폰 구매 가격	−.663***	−.720***	−.642***	1

* $p<0.05$ ** $p<0.01$ *** $p<0.001$

☞ 중요사항

- 대각선으로 숫자 “1”이 등장하고 1을 중심으로 축을 포함한 모든 값이 대칭
- 해석에 중요한 숫자는 상관계수(r)과 유의수준임

☞ 해설

- 휴대폰 디자인 만족도와 휴대폰 기능만족도간의 상관계수 : 0.509
- 디자인 만족도와 전반적 만족도간의 상관계수 : 0.419
- 디자인 만족도와 구매가격간의 상관관계 : −0.663
- 기능만족도와 전반적 만족도간의 상관계수 : 0.669
- 기능만족도와 구매가격간의 상관계수 : −0.720
- 전반적 만족도와 구매가격간의 상관계수 : −0.642
- 전반적으로 상관관계가 강하게 나타남
- 상관계수 아래에는 유의확률이 있음
- 휴대폰 디자인 만족도와 전반적 만족도의 상관계수의 유의확률(p)이 0.03일 경우 즉 $p=0.03$
  - * 표시가 $p<0.05$로 $p=0.03$이 $p<0.05$보다 작기 때문에 모든 상관계수가 통계적으로 유의한 상관관계라고 할 수 있음

8) 상관분석과 상관계수의 개념

(1) 상관분석(Correlation analysis)

- 상관분석은 두 변수 간에 어떤 선형적 관계를 갖고 있는 지를 분석하는 방법
  - 두 변수는 서로 독립적인 관계이거나 상관된 관계일 수 있음
  - 이때 두 변수간의 관계의 강도를 상관관계(correlation)라 함
- 상관분석에서는 상관관계의 정도를 나타내는 단위로 모상관계수로 ρ를 사용
  - 표본 상관계수로 r을 사용

(2) 상관계수(Correlation coefficient) : r과 p값

- 상관관계의 정도를 파악하는 상관계수
  - 두 변수간의 연관된 정도를 나타낼 뿐 인과관계를 설명하는 것은 아님
  - 두 변수간에 원인과 결과의 인과관계가 있는지에 대한 것은 회귀분석임

– 회귀분석을 통해 인과관계의 방향, 정도와 수학적 모델을 확인함

- 상관계수를 나타낼 경우
  - 상관계수값만 제공하는 것이 아니라 유의수준도 함께 나타내야 값의 신뢰도 평가 가능

    예) 유의수준 p=0.05 즉 신뢰수준 95% 수준으로 평가할 경우
      - 상관계수가 r 이라고 할 때 5%의 틀릴 가능성을 허용한다는 의미
      - p값이 클수록 구한 상관계수에 대한 신뢰도는 감소함

9) 회귀분석의 상관관계와 결정계수의 관련여부

(1) 회귀분석의 상관관계와 결정계수(R^2)

- 상관관계(correlation)는 두 변수간의 관계 파악
- 상관계수 값인 −1~1 사이 범위 내 숫자로 표현
- 상관계수 값만으로는 직관적으로 어느 정도 밀접한 관계인지 와닿지 않을 때가 있음
  - 이때 유용하게 활용 가능한 지표 중 하나가 결정계수(R^2)임

(2) 상관계수의 선형 관련성

① 피어슨 상관관계(Pearson correlation coefficient)

- 상관관계는 두 변수 사이에 얼마나 연관성이 있는지를 나타내는 지표
  - 흔히 상관계수는 피어슨 상관계수를 말함
- 상관계수는 독립변수와 종속변수의 선형적인 관계가 있는지를 알아보는 것

② 상관계수의 값 : $-1 \le r \le 1$

- 상관계수는 −1부터 1 사이($-1 \le r \le 1$)의 값을 가짐
- 상관계수는 1에 가까울수록 강한 양의 상관관계를 나타냄
- −1에 가까울수록 강한 음의 상관관계를 나타냄
- 상관관계는 두 변수가 함께 변하는 정도를 의미
  - 이를 통해 변수들 간의 관련성을 파악
- 0일 때는 선형 관련성이 없음

(3) 결정계수(R^2)의 선형회귀 모형

- 결정계수는 회귀선이 실제로 관측된 총 변동량 중 얼마만큼 설명하는지 나타내는 지표
- 제곱 형태이므로 0 이상 1 이하 값만을 가짐
  - 1에 가까울수록 해당 회귀식이 실제 데이터와의 일치성이 높다는 의미
  - 0에 근접할수록 선형회귀 모형으로는 충분히 설명되지 않음을 뜻함

예) A변수와 B변수 각각 10개씩 수집하여 산점도 그린 후 회귀분석 실행 가정
- 이때 도출된 결정계수값이 0.9일 경우
  - 설정한 회귀모형이 90% 만큼 종속변수 Y값을 예측할 수 있다는 의미
  - 만약 0.2라면 20% 정도만 설명 가능하다는 의미

(4) 결정계수(R^2) 산출 이점

① 독립변수 추가 여부 결정시 도움

- 만약 기존 대비 새로운 변수를 포함시켰더니 R^2 값이 유의미하게 상승했다면
  - 해당 변수 도입 효과가 크다고 볼 수 있기 때문임

② 다중공선성 확인 시 유용

- 공선성이란 여러 개의 독립변수들이 서로 강한 상관관계를 가지고 있는 상태
  - 이런 경우엔 분산팽창요인(VIF)과 더불어 R^2도 함께 체크해야 함

③ VIF만으로 판별하기 어려운 상황일 경우

- R^2가 보완 역할을 해줄 수 있기 때문

(5) 결정계수(R^2)의 설명력

- 회귀 방정식으로 설명할 수 있는 부분을 나타내는 지표
- 결정계수는 반응변수의 변동량 중에서 적용한 모형으로 설명 가능한 부분의 비율
- 추정한 모형의 설명력(모형이 적절한 지를 판단하는 수치)이라고 말할 수 있음
- 범위는 0부터 1 사이의 값
- 결정계수가 1에 가까울수록 모형의 설명력이 높다고 할 수 있음

• 결정계수는 단순선형회귀에서 피어슨 상관계수의 제곱
• 회귀분석의 종류에 따라서 상관계수의 제곱이 아닐 때도 있음

표 7-6(A) 상관관계와 결정계수의 관련성 및 차이점

상관관계(Correlation) : $-1 \leq r \leq 1$	결정계수(R^2)
• 두 변수 간의 관계 파악 – 두 변수 사이에 얼마나 연관성이 있는지를 나타내는 지표 • 두 변인 간 관계 강도는 0과 1 사이의 통계량으로 설명 • 피어슨 상관계수 r의 범위 → $-1 \leq r \leq 1$ • 상관계수 값만으로는 직관적으로 어느 정도 밀접한 관계인지 와닿지 않을 경우 – 이때 유용하게 활용 가능한 지표 중 하나가 결정계수(R^2)	• 단순선형회귀에서 피어슨 상관계수(correlation)의 제곱 • 상관계수와는 달리 변수간 영향을 주는 정도 또는 인과관계의 정도를 정량화해서 나타낸 수치임 • 상관관계 분석이 아닌 회귀분석에서 사용하는 수치 • 회귀분석의 종류(선형회귀분석, 비선형회귀분석 등)에 따라 상관계수의 제곱이 아닌 경우도 존재 • 범위 : 0부터 1 사이의 값 • 결정계수가 1에 가까울수록 – 모형의 설명력이 높음 • 결정계수 – 단순선형회귀에서 상관계수의 제곱 • 회귀분석의 종류에 따라 – 상관계수의 제곱이 아닐 때도 있음

표 7-6(B) 자아탄력성과 업무성취도와의 상관관계 분석

변수	자아탄력성			업무성취도	
	자신감	대인관계	낙관성	실무능력	이해능력
자신감	1				
대인관계	.305***	1			
낙관성	.475***	.324***	1		
실무능력	.305***	−.295***	.387***	1	
이해능력	.163*	.117	.233***	.460***	1

* $p<.05$ *** $p<.001$

☞ 해석

• 자아탄력성 변수와 업무성취도와의 관계의 정도를 알아보고 척도순화과정을 거쳐 추출된 각 변수간 판별타당성이 확보되었는지를 검증하기 위해 상관관계 분석 실시(표 7-6)
• 자아탄력성의 하위변수인 자신감은 실무능력(r=.305)과는 $p<.001$ 수준에서 이해능

력(r=.163) 수준에서 통계적으로 유의미한 정(+)의 상관관계가 있는 것으로 나타남

- 대인관계는 실무능력(r=-.295)과는 p<.001 수준에서 통계적으로 유의한 부(-)의 상관관계가 있는 것으로 나타남
- 그러나 이해능력(r=.117)과는 통계적으로 유의한 상관관계가 없는 것으로 나타남
- 각 요인의 상관계수가 .8 이하로 나타나고 있어 구성 개념간에 판별타당성이 있음을 확인하였음

표 7-7 변수의 척도에 따른 그래프

변수의 척도	그래프
• 명목 또는 순위척도(질적 자료)	• 막대그래프, 원그래프
• 간격 또는 비척도(양적 자료)	• 선그래프, 히스토그래프, 산점도

10) 회귀분석의 결정계수(Coefficient of determination) : 설명력(R^2)의 특징

- 결정계수의 값은 0에서 1사이에 있음
- 종속변인과 독립변인 사이에 상관관계가 높을수록 1에 가까워짐
- 결정계수가 0에 가까운 값을 가지는 회귀모형은 유용성이 낮음
  - 결정계수의 값이 클수록 회귀모형의 유용성이 높음
- 최소제곱법을 활용한 선형회귀분석
  - 종속변수의 분산 중에서 독립변수로 설명되는 비율을 의미
  - 통계 모델로 대상을 얼마나 잘 설명할 수 있는가를 숫자로 나타냄

11) 회귀분석의 결정계수(설명력) Coefficient of Determination : R^2

- 회귀분석 모형(독립변수들)이 종속변수를 얼마나 설명하냐를 보여주는 계수
  - 회귀직선의 적합도(goodness-of-fit)를 평가
  - 종속변수에 대한 설명변수들의 설명력을 알고자 할 때 결정계수(R^2) 이용
  - R^2 = 1-(실제값-예측값 /실제값-평균값)

12) 수정된 결정계수(Adjusted R^2, Adj R^2)

- 독립변수의 수가 많아짐에 따라 무조건 증가하는 결정계수의 문제점 보완한 것

- 다중회귀분석에는 보통 수정된 결정계수를 같이 보아야 함
- 기본적으로 결정계수와 수정된 결정계수 간의 차이가 적어야 적합한 모형임
- 너무 많이 차이나면(보통 10%) 모델의 문제가 있음
  - 독립변수를 제거하는 방법을 통해 모델을 수정할 필요가 있음

13) R^2 값의 의미 : 설명력

- 16개 매장의 방문객 숫자와 매출액이 있을 경우
  - 매출액 추정치의 경우 : 얼마나 정확한 값이라고 볼 수 있을까?
- 100% 정확한 추정치는 물론 아님
  - 이때 이 추정치를 설명하는 값이 R제곱값(R^2)임
  - R^2값이 0.7123으로서 약 71.23% 정도의 설명력을 갖는다고 볼 수 있음
- 결정계수(R^2)가 회귀분석의 결과로 제공되는 유용한 값으로 최저 0에서 최고 1의 범위에 자리 잡음
  - 이 값이 1에 가까울수록 추세선에 근사하여 설명력이 높다고 볼 수 있음
  - 16개 매장의 방문객 숫자와 매출액의 위치를 좌표로 표시한 점들이 모두
  - 추세선 위에 놓여 있을 경우 여기 R^2 값이 1.0 즉 설명력은 100%가 될 것임

14) 회귀분석 설명력의 예

- 회귀분석 결과 회귀모형은 유의한 것으로 확인되었고($F=34.670$, $p<.001$, $Adj^2=.419$)
- 유의미한 변수들은 총 6개(표 7-9)
  ① 의사소통 능력($t=11.025$, $p<.001$)
  ② 개인적 고통($t=-6.042$, $p<.001$)
  ③ 공감적 관심($t=4.826$, $p<.001$)
  ④ 한 달 평균 영화관람 편수($t=2.594$, $p=.010$)
  ⑤ 임상실습 경험 유무($t=2.475$, $p=.014$)
  ⑥ 관점수용($t=-2.140$, $p=.033$)
- **총 설명력은 41.9%이었음**
  - 이 중 가장 큰 영향을 미치는 요인은 의사소통 능력($\beta=.512$) 이었음

표 7-8 대인관계 능력, 공감수준 및 의사소통 능력 간의 상관관계(r)

변수	의사소통 능력	관점수용	영화관람 편수	공감적 관심	개인적 고통
	r(p)	r(p)	r(p)	r(p)	r(p)
의사소통 능력	1				
관점수용	.195(<.001)	.1			
영화관람 편수	.177(<.001)	.268(<.001)	.1		
공감적 관심	.282(<.001)	.236(<.001)	.327(<.001)	.1	
개인적 고통	–.212(<.001)	–.108(.030)	–.047(.351)	.185(<.001)	.1

표 7-9 대인관계 능력에 영향을 미치는 요인 : 회귀분석의 결정계수(R^2)

변수	B	S. E.	β	t(p)	adj R^2	F(p)
상수	25.963	5.747		4.517(<.001)		
개인적 고통	–.575	.095	–.255	–6.042(<.001)		
공간적 관심	.576	.119	.215	4.826(<.001)		
관점수용	–.244	.114	–.093	–2.140(.033)	**.419**	34.670(<.001)
의사소통 능력	.376	.034	**.512**	11.025(<.001)		
임상실습 경험 유무	3.157	1.276	.135	2.475(.014)		
영화관람 편수	1.146	.442	.104	2.594(.010)		

Dummy variable(더미변수): 0=no, 1=yes

표 7-10 결정계수와 수정된 결정계수의 차이점

결정계수(R^2)	수정된 결정계수(Adj R^2)
• 결정계수는 회귀모형의 설명력 – 계산하는데 사용 • 0~1 사이의 값을 가짐 • 회귀분석은 흩어진 데이터들 – 가장 잘 설명하는 선을 찾는 것 • 이 선이 얼마나 데이터를 잘 설명할 수 있는가를 알아보는 점수가 R^2 • R^2=1–(실제값–예측값/실제값–평균값)	• 독립변수의 수가 많아짐에 따라 – 무조건 증가하는 결정계수의 문제점 보완한 것 • 다중회귀분석에는 보통 수정된 결정계수를 같이 보아야 함 • 결정계수와 수정된 결정계수 간의 차이 – 적어야 적합한 모형임 • 많이 차이시(보통 10%) 모델의 문제가 있음 – 독립변수를 제거하는 방법을 통해 모델을 수정할 필요 있음

4 집중화 및 산포도(분산 및 표준편차)

4.1 대표치 : 중심집중성(Central tendency)

- 수집된 자료들은 그들을 대표할 수 있는 중심을 향하여 집중하는 경향
- 자료의 대표치 : 평균, 중위수, 최빈수 등

1) 평균(Means, M)

- 가장 널리 사용되는 중심경향 값
- 평균에는 산술평균, 기하평균, 조화평균 등이 있음
  - 기하 및 조화평균은 자주 사용하지 않음

(1) 산술평균 : μ(뮤)

- 이상치의 영향을 가장 크게 받는 대표치

산술평균 구하는 공식

$$\text{모집단의 평균} = \frac{X_1 + X_2 + \cdots X_n}{N} = \frac{\sum_{i=1}^{N} X_i}{N}$$

- N : N개 모집단
- $X_1 + X_2 + \cdots X_n$: N개 모집단의 개별 관찰치

예 1) 7명의 연령이 8, 12, 30, 56, 71, 35, 11세

☞ 평균연령은?

$$\frac{8 + 12 + 30 + 56 + 71 + 35 + 11}{7} = \frac{223}{7} = 31.9 \qquad 32\text{세}$$

예 2)
- 의료정보과 2학년 학생 30명의 몸무게
- 의료정보과 2학년 몸무게 평균은?

45.8	52.3	51	56	49	53	55	50.5	52.6	54.2
61.5	45.3	48.7	53	57	47	50	52.8	51.9	56.1
51.2	49.9	55	54	60	63	47	47.9	46.8	44.7

☞ 평균(μ) = $\frac{45.8 + 52.3 + 51 + \cdots 47.9 + 46.8 + 44.7}{30} = 52.1$

(2) **표본의 평균 : $\overline{X}$**

- 표본평균의 경우
  - 평균을 나타내는 수식 : 모집단과 차이가 있음
  - 평균의 산출공식 : 모집단의 평균과 동일

$$\text{표본의 평균} = \frac{X_1 + X_2 + \cdots X_n}{n} = \frac{\sum_{i=1}^{N} X_i}{n}$$

(3) **도수분포표에서의 평균**

- 도수분포표 자체만으로 정확한 산술평균을 계산할 수 없음
  - 각 계급의 구간에 속해 있는 빈도수들
  - 정확히 어떤 수치를 가졌는지 알 수 없기 때문
- 도수분포표에서의 산술평균
  - 평균과 상당히 가까운 근사값을 찾게 됨
- 계급의 중간점이 그 계급을 대표한다고 가정
  - 분포의 평균을 구하게 됨

도수분포표에서의 평균

$$\frac{f_1X + f_2X_2 + \cdots + f_CX_C}{n} = \frac{\Sigma f_CX_C}{n}$$

- $X_1\ X_2\ X_3 \cdots X_c$: 각 계급의 중간점
- $f_1\ f_2\ f_3 \cdots \cdots f_c$: 각 계급의 빈도
- n : 전체 자료의 총수

표 7-11 도수분포표의 예

구 간	중간점(Xc)	빈도(fc)	Xcfc
15–19	17	2	34
20–24	22	1	22
25–29	27	4	108
30–34	32	5	160

35-39	37	2	74
계	–	14	398

☞ 도수분포표에서의 평균을 구하면?

$$X = \frac{398}{14} = 28.43$$

산술평균과 표본평균의 부호

- μ(뮤) : 모집단을 대상으로 한 평균(=산술평균)
- $\overline{X}$(엑스바) : 표본을 대상으로 한 평균(=표본평균)

(4) 가중평균(Weighted mean)

- 평균의 변형형태
- 각 측정값의 상대적 중요도가 고려된 가중치를 곱하여 평균 구함

예) 대학생 성적평점 평균 계산시 : 학점을 가중치로 계산

가중평균 공식

$$\text{가중평균} = \frac{n_1\overline{X} + n_2\overline{X}_2 + \cdots + n_k\overline{X}_k}{n_1 + n_2 + \cdots + n_k} = \frac{\sum_{i=1}^{k} n_i\overline{X_i}}{\sum_{i=1}^{k} n_i}$$

- $X_1 + X_2 + \cdots \cdots + X_n$: 자료의 측정값
- $n_1, n_2 \cdots n_k$: 각각의 가중치

표 7-12 오춘자의 중간고사 성적

과목	학점	점수
암등록	2	70
적정진료보장	2	50
질병분류실습	3	90
병원통계학	2	85

예) 오춘자 학생의 중간고사 성적으로 평균점수는?

☞ 풀이 : 가중평균 = $\frac{(70\times2)+(50\times2)+(90\times3)+(85\times2)}{2+2+3+2}$ = 75.6

2) 중위수(Median, Me)

- 평균 다음으로 많이 사용되는 대표치
- 자료를 크기 순서대로 나열시 가장 중앙에 오는 값
- 평균과 달리 극단적인 값에 영향을 받지 않음

중위수 산출 공식

- 홀수 경우 : $Me = X_{(n+1)/2}$
- 짝수 경우 : $Me = \frac{X_{(n/2)}+X_{(n/2+1)}}{2}$

예 1) 의료정보과 학생 7명의 병원통계학 기말시험 성적이다. 중위수는?

(1) 중위수의 예 : 홀수 경우

60, 55, 49, 78, 55, 31, 86 → 병원통계 기말시험 성적

풀이) 31, 49, 55, 55, 60, 78, 86 → 자료 크기순으로 재배열

☞ 중위수(Me) = (n+1)/2 = (7+1)/2 = 4(위치)

답 : 55 (4번째 위치)

(2) 중위수의 예 : 짝수 경우

31, 49, 55, 55, 60, 78, 86, 90

☞ 8/2 = 4.5 = 4번째+5번째 위치한 수 합/2

답 : 55+60/2=57.5

3) 최빈수(Mode, Mo)

- 측정한 자료들 중 빈도가 가장 많은 값
- 자료의 중앙 집중선을 가장 신속하게 파악할 수 있음

예) 17, 52, 38, 38, 15, 38, 42, 38, 61, 52, 38, 52, 52

☞ 답 : Mo = 38 : 주최빈수(동일수인 38 – 5번)

Mo = 52 : 부최빈수(동일수인 52 – 4번)

4.2 산포도(Dispersion)

1) 산포도의 정의

- 자료가 흩어져 있는 정도(변이정도)를 수치로 측정한 값

예) 보건통계학 중간고사 점수

- 의료정보과 학생 : 50, 40, 50, 90, 20 (편차가 있음)
- 임상병리과 학생 : 50, 60, 40, 50, 50 (고른 성적분포)

2) 산포도의 종류

(1) 범위(Range)

- 측정치의 산포성을 가장 간단하게 신속하게 측정할 수 있는 방법
- 변수의 최대값과 최소값의 차로 산출

범위 = 최대값 – 최소값

예) 측정치가 3, 5, 14, 17, 35, 19, 21, 28이라면 범위는 얼마인가?

☞ 범위 35−3=32

(2) 분산(Variance, σ^2)

- 한 변수의 측정값들이 평균을 중심으로 떨어져 있는 정도를 표시한 값
- 분산은 측정한 값의 평균을 기준으로 관찰값과 평균과의 차이를 계산
- 모든 관찰값과 평균값의 차이의 합은 0이 되므로 의미가 없음
- 이러한 문제를 해결하기 위해 분산은 각각의 편차를 제곱하는 방법 사용
- 분산은 각각의 관찰값에 대한 평균과의 편차를 제곱하여 평균을 구한 것
- 관찰값의 수가 N인 모집단의 분산(σ^2 : 시그마 제곱)의 구하는 공식

모집단의 분산

$$\sigma^2 = \frac{\sum_{i=1}^{N}(X_i - \mu)^2}{N}$$

예) 보건학과 학생들의 연령분포이다. 분산을 구하시오.

22, 19, 26, 20, 27, 23, 24, 21, 26

☞ 풀이 : 학생의 평균연령 – 23세

$$\text{분산}(\delta^2) = \frac{(22-23)^2 + (19-23)^2 + \cdots(21-23)^2 + (26-23)^2}{9-1} = 81.3$$

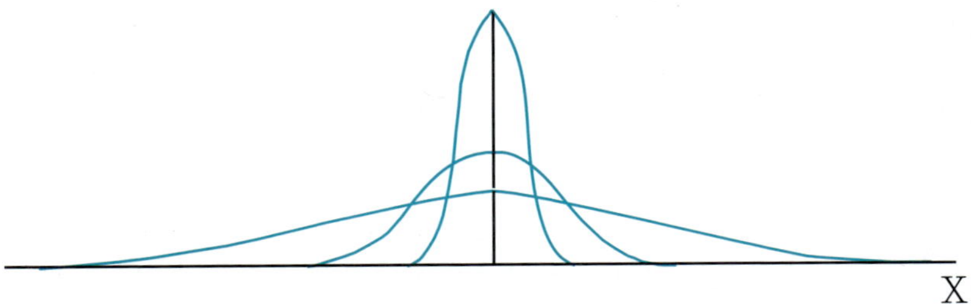

그림 7–8 평균 동일 및 분산 다른 정규분포의 비교

(3) 표준편차(Standard deviation, SD)

- 산포도를 나타내는 측도로 가장 많이 사용
  - 표준편차는 분산의 특성을 모두 가지고 있음
  - 관찰값의 단위와 동일
- 분산은 편차를 제곱하여 계산 : 분산의 제곱근
  - 분산의 단위로 관찰값의 단위를 그대로 사용할 수 없음
- 분산의 한계를 극복하기 위한 방법
  - 분산 계산 후 그것의 제곱근을 구하는 것이 표준편차
- 분포에 관계없이 표본수가 증가할수록 표준편차 감소

모집단의 표준편차

$$\sigma = \sqrt{\frac{\sum_{i=1}^{N}(X_i - \mu)^2}{N}}$$

표본의 표준편차

$$S = \sqrt{\frac{\sum_{i=1}^{n}(X_i - \overline{X})^2}{n-1}}$$

예) – A병원 : 평균대기시간 15분, 분산 6.5분, 표준편차 2.5

– B병원 : 평균대기시간 15분, 분산 59.5분, 표준편차 7.7

– A, B 두 병원 : 평균대기시간 15분으로 동일한 경우

☞ 풀이 : ① B병원의 환자 대기시간의 변동이 심함

② 환자가 A병원에 가면 B병원보다는 대기시간을 비교적 정확하게 예측

(4) **변이계수**(Coefficient of variation)

- 표준편차가 산포성을 나타내므로 변이계수를 일명 상대적 산포도
- 2개 이상의 산포도를 비교할 경우
  - 단순히 표준편차만 비교하면 잘못된 결론 도출할 수 있음
- 잘못된 해석 가능성
  - 두 집단이 서로 다른 측정단위를 사용할 경우
  - 측정단위가 동일하더라도 두 집단의 평균이 크게 다를 경우
  - 이런 경우 변이를 사용하는 것이 적당
- 변이계수는 표준편차를 평균값으로 나누어 준 값
- 변이계수의 크기는 표준편차의 크기에 따라 달라짐

예) 다음 두 집단간의 산포도를 비교하시오.

표 7-13 두 집단간의 산포도 단위 : cm

구 분	A	B
평 균	12	58
표준편차	6	12

☞ 풀이 : – 두 집단의 단위(동일)

– 평균의 차이 큼

– 상대적 산포도인 변이계수 이용 : 산포도 구함

$$* \text{ A 집단의 변이계수} = \frac{6 \times 100}{12} = 50$$

$$* \text{ B 집단의 변이계수} = \frac{12 \times 100}{58} = 20.7$$

◐ 두 집단의 변이계수 비교할 경우

- A집단이 B집단보다 변이계수가 큼(A>B)
  - A집단이 더 넓게 자료 분포하여 있다고 볼 수 있음
  - 변이계수를 고려하지 않고 표준편차만으로 두 집단을 비교했을 경우와는 반대 결과
- 변이계수에서 100을 곱하는 경우
- 변이계수가 지나치게 작은 값일 경우
- 정수화시켜 비교 용이

변이계수

$$C.V. = \frac{S}{\overline{X}} \quad \frac{\text{표준편차}}{\text{평균}}$$

(5) 사분위편차(Quartile deviation)

- 중위수
  - 측정치를 크기 순서로 나열했을 때 그 중앙의 값
- 사분위편차
  - 중위수 개념을 확장하여 크기의 순서로 정리된 자료값들

◐ 4등분하는 값을 구하여 사용하면 유용

- Q_1 : 전체의 1/4되는 값
- Q_2 : 중위수에 해당되는 값
- Q_3 : 전체의 3/4의 값
- 4분위편차(Quartile devi ation, QD)
  ☞ $QD = 1/2(Q_3 - Q_1)$

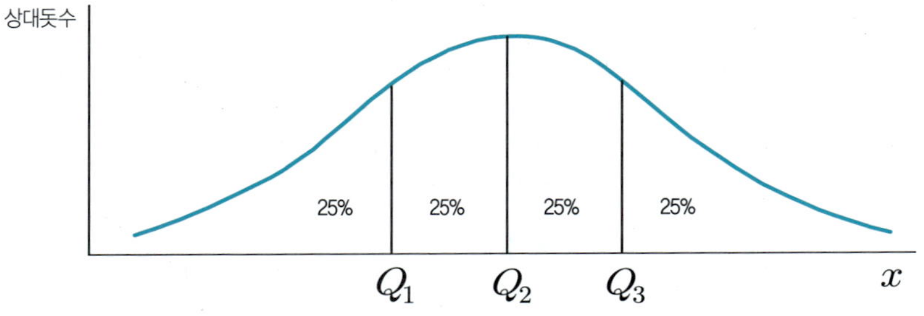

그림 7-9 4분위수

표 7-14 대표치와 산포도의 비교

자료	자료의 특징
대표치 (= 중심집중성)	• **평균**(Mean, M) – 가장 널리 사용되는 중심경향 값 : 특히 산술평균 • **중위수**(Median, Me) – 자료를 크기 순서대로 나열시 가장 중앙에 오는 값 • **최빈수**(Mode, Mo) – 측정한 자료들 중 빈도가 가장 많은 값
산포도	◐ **산포도** : 자료의 흩어진 정도 제시 • 범위(range) : 최대값 – 최소값 • 분산(variance) – 한 변수의 측정값들이 평균을 중심으로 얼마나 떨어져 있는가를 표시한 값 • **표준편차**(standard deviation, SD) – 산포의 정보를 나타내는 데 가장 많이 사용 : 분산의 제곱근 • **변이계수**(coefficient of variation) – 측정단위가 같더라도 두 집단의 평균이 크게 다를 경우 – 두 집단이 서로 다른 측정단위를 사용할 경우 – 동일한 대상에 대해 측정값을 측정한 사람이 서로 다른 경우 • **사분위편차**(quartile deviation) – 크기 순으로 정리된 자료값들을 4등분하는 값들을 구함

5 이산 및 연속확률분포[χ^2 검정/t 검정/F 검정(분산분석/ANOVA)/사후검정]

5.1 확률의 정의

1) 정의(A)

• 동일하게 발생할 수 있는 서로 배반적인 N개의 사상이 있음

• 그들 중 특성 A를 가진 M개의 사상이 있을 경우

– A가 발생할 수 있는 확률 P(A)은 M/N

☞ $P(A) = \dfrac{M}{N}$

- 서로 배반적인 사상 대신 어떤 주사위를 던지는 것과 같은 과정의 시행이 n회 반복할 경우
  - 그 과정 중 특성 A가 m회 나타난다면 이를 상대돗수로 나타낼 수 있음

2) 정의(B)

- n회 반복되는 과정 중 m회 특성 A가 나타난다면 A가 나타날 확률
  - P(A)와 거의 같아짐

☞ $\frac{m}{n} = P(A)$

5.2 확률의 공리

1) 공리(A)

- 어떠한 사상 A에 대해서도 확률 P(A)는 0이 아님

☞ $P(A) \neq 0$

2) 공리(B)

- 모든 배반적인 사상의 확률의 합은 1

☞ $P(A_1)+P(A_2)+ \cdots P(An)=1$

3) 공리(C)

- 서로 배반적인 2개의 사상 A_1과 A_2가 일어날 확률의 합
  - 각각이 일어날 확률의 합과 동일

☞ $P(A_1 \cup A_2)=P(A_1)+P(A_2)$

5.3 확률의 계산

1) 확률의 합

- 사상 A가 일어날 확률 : P(A), 사상 B가 일어날 확률 : P(B)
- A 또는 B가 일어날 확률 : $P(A \cup B)$

☞ $P(A \cup B)=P(A)+P(B)-P(A \cap B)$

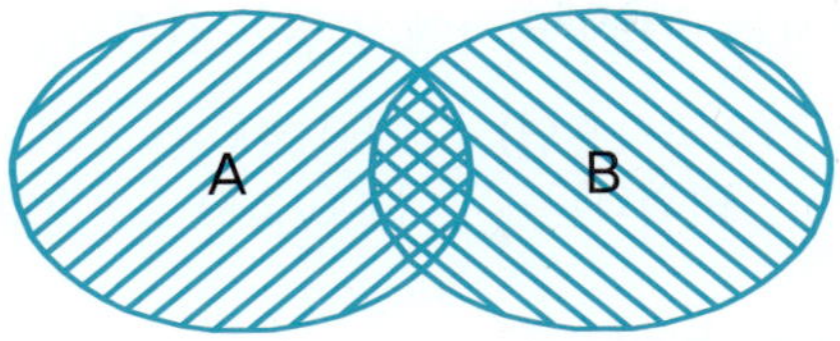

그림 7-10 A∪B

단) – 사상 A와 B가 서로 배반적(mutually exclusive)일 경우

– P(A∪B)=0이므로 A 또는 B가 일어날 확률

☞ P(A∪B)=P(A)+(B)

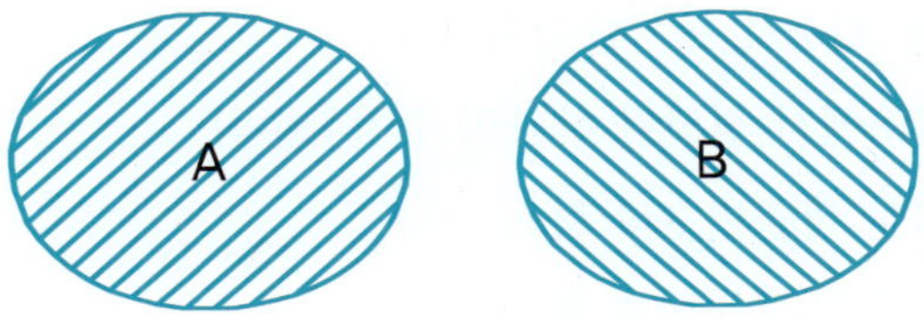

그림 7-11 A∪B

2) 조건부 확률

(1) 조건부 확률(A)

- 다른 사상이 주어진 가운데 하나의 사상이 발생할 확률
- 사상 A가 주어진 가운데 사상 B가 일어날 조건부 확률은 P(B | A)로 표시

☞ – $P(B \mid A) = \dfrac{P(A \cap B)}{P(A)}$

– P(B | A)를 재작성할 경우

$P(A \cap B) = P(A) \cdot P(B \mid A)$

(2) 조건부 확률(B)

- 만일 사상 A와 B가 서로 독립적으로 일어날 경우

– A가 주어져도 B가 일어날 확률에는 전혀 영향을 주지 못함

☞ $P(B \mid A) = P(B)$

$P(A \cap B) = P(A) \times P(B)$

예) – A 병원의 외과에서 100명, 내과에 60명, 신경외과에 40명 입원

– 외과환자 중 흡연자는 60명, 외과에 입원한 간경화환자가 흡연할 확률은?

$$P(\text{흡연} \mid \text{외과}) = \frac{P(\text{외과} \cap \text{흡연})}{P(\text{외과})} = \frac{60/200}{100/200} = \frac{60}{100} = 0.6$$

5.4 확률변수(Random variable)

1) 확률변수의 의미

- 어떤 시행의 표본공간을 S, 이 표본공간에서 각각의 근원사상 e에 대해 어떤 일정한 규칙에 따라 하나의 실수값을 대응시킴
  - 이때 이 관계를 X(e)로 표시할 경우
  - 이는 표본공간 S에서 정의된 하나의 수치함수임
  - 이러한 함수 X를 확률변수라 함
- 확률변수 : X, Y 등의 대문자로 표시
- 확률변수들의 취하는 값 : x, y 등의 소문자로 표시

예) 한 개의 동전을 두 번 던지는 시행을 이용하여 확률변수를 설명하면?

☞ * 표본공간 : S={(H, H), (H, T), (T, H), (T, T)}
  - 편의상 e1=(H, H), e2=(H, T), e3=(T, H), e4=(T, T)라고 할 경우
  - 이 표본공간 S에서 확률변수(X) : X=동전 앞면(H)의 개수로 정의시
  - X의 값 : X(e1)=2, X(e2)=1, X(e3)=1, X(e4)=0이 됨
  - 이를 확률변수의 확률분포로 나타낼 경우(표 7-15)

표 7-15 확률변수의 확률분포

x	0	1	2
P(X=x)	1/4	2/4	1/4

2) 확률변수의 종류

- 이산형(discrete type), 연속형(continuous type)

(1) 이산확률변수(discrete random variable)

- 유한개의 값을 가짐

- 무한개일지라도 셀 수 있는 값을 취하는 확률변수
  예) 동전을 여러번 던졌을 경우
    – 앞면의 수, 생산공정에서 한 시간에 나오는 불량품의 개수 등

(2) 연속확률변수(continuous random variable)

- 취할 수 있는 값이 무한
- 셀 수 없는 값을 취하는 확률변수
  예) 제품의 크기나 중량

3) 확률밀도함수(probability density distribution)

- 확률변수 X가 취할 수 있는 각각의 값 χ에 대해 발생할 확률
- P(X=χ)를 구하여 정리한 표
  – 확률변수 X의 확률밀도함수라 함
- 이때 확률 P(X=χ)을 식으로 표현하여 함수의 형태로 나타낼 경우
  – 이를 확률변수 X의 확률밀도함수라 함
  – 간단히 p.d.f.로 표기

(1) 이산확률 및 연속확률변수

- 이산확률변수 : P(X=x)=p(x)로 표시
- 연속확률변수 : 확률밀도함수를 f(x)로 표시

(2) 이산확률 및 연속확률변수의 p.d.f.

◐ 이산확률변수의 p.d.f.는 다음의 고유한 성질 가짐

① $p(x) \geq 0$

② $\sum_{x} p(x) = 1$

◐ 연속확률변수의 p.d.f.는 다음의 대응되는 성질 가짐

① $f(x) \geq 0$

② $\int_{-\infty}^{\infty} f(x)_{dx} = 1$

◐ 확률변수 X가 어떤 구간[a,b]에 속할 확률 구하는 공식

$$P(a \leq X \leq b) = \sum_{a \leq x \leq b} p(x) : \text{이산형}$$

$$= \int_a^b f(x)\,dx : \text{연속형}$$

5.5 확률분포

- 무수히 반복되는 확률적 실험에 의해 결정되는 확률변수의 분포
- 이산변수와 연속변수의 확률분포 있음
  - 특정 변수의 발생확률은 0보다 작지 않고 1보다 크지 않음
  - 발생확률의 누적합은 1

1) 이산확률분포(Discrete probability distribution)

- 수를 세는 경우에 나타나는 계수치 분포
  - 베르누이분포(Bernoulli distribution)
  - 이항분포(Binomial distribution)
  - 포아송분포(Poisson distribution)

2) 이산확률분포의 종류

(1) 베르누이 시행

- 베르누이 시행이란 1회 시행에서 시행결과가 2개 중 1개로만 나오는 경우

  예) – 동전 앞–뒷면, 맞다–틀리다, 여자–남자, 이긴다–진다

  – 불량품 나옴–안나옴
- 한번 시행으로 모든 상황이 끝남
- 대부분의 확률이 정해지지 않은 이상 반반의 확률을 가짐

(2) 이항분포

- 베르누이 시행을 몇 번 반복하면 이것을 이항분포라 칭함
- 동전 던지기를 5번 시행하여 앞면 또는 뒷면이 나올 확률

(3) 포와송분포

- 베르누이 시행을 몇 번 반복하는 정도가 아니라 많이 시행했을 경우 고려
- X가 2항분포 b(n, p)를 따를 때
  - 표본의 크기 n이 충분히 크고 발생확률이 0에 가깝고 평균 np가 5 이하가 되는 경우
  - 2항분포에 의한 확률 계산은 복잡하여 실용적이고 근사포인 포와송분포가 사용

$$\lim_{n\to\infty} {}_nC_x p^x q^{n-x} = \frac{e^{-\lambda}\lambda^x}{x!}$$

$$E(X) = np = \lambda$$

$V(X) = npq = np(1-p) = \lambda$ 를 따름

(4) 문제 유형

- 먼저 베르누이 시행에 대한 설명으로 시작
- 불량품의 확률이나 무엇이 발생할 확률 등이 베르누이 시행에 대한 설명으로 그 확률이 p 라면 1−p 가 반대경우의 확률이 됨
- 포와송의 경우의 p 값은 상당히 작은 값임
- 다음은 시행횟수에 대해서 기술
  - 이 시행횟수는 포와송인 경우는 상당히 큰 값을 가짐
  - 이때 구하고자 하는 것은 대부분 베르누이 시행에서 한쪽이 발생되어지는 확률

  예) – 앞면이 나올 확률, 불량품이 나올 확률, 펑크가 날 확률

  – 오식이 발견될 확률 등
- 다른 문제 유형은 발생되어진 확률이 횟수내에서 실제로 발생되어지는 확률을 구하는 경우도 있음

3) 이산확률분포의 공식

(1) 베르누이분포(Bernoulli distribution)

① 베르누이 실험 및 시행

- 어떤 실험결과가 상호배반인 2요소 중 하나로 나타나는 확률실험
  - 베르누이 실험(Bernoulli experiment)이라 함

- 이를 수행하는 것을 베르누이 시행이라 함
  예) 동전 던지기, 성별검사

② 베르누이 시행의 2가지 표시

- 하나의 요소 : 성공(success) – s로 표시
- 다른 하나의 요소 : 실패(failure) – f로 표시

③ X : 베르누이 확률변수

- 표본공간은 S={s, f}로 표시
- 이 시행에서 성공이 나타나면 1, 실패가 나타나면 0을 대응시켜 만든 함수
- X를 베르누이 확률변수(Bernoulli random variable)라고 함
- X(s)=1, X(f)=0인 X를 베르누이 확률변수라 함

베르누이분포의 확률밀도함수

$$f(x) = p^x q^{1-x},\ x=0,1$$

④ 베르누이분포 : 확률변수 X의 확률분포

- 베르누이 시행시
  - 성공의 결과가 나타날 확률 : p
  - 실패의 결과가 나타날 확률 : q(1–p)

  ☞ P(성공)=P(X=1)=p, P(실패)=P(X=0)=q
- 확률변수 X의 확률분포를 베르누이분포라고 함

⑤ 베르누이분포의 확률밀도함수

- 베르누이분포를 따르는 확률변수 X의 확률밀도함수를 B(1,p)로 표기
- 평균 E(X), 분산 V(X)

  X~B(1, p)이면 E(X)=p, V(X)=pq

예) – 1개 동전을 던지는 실험에서 앞면이 나타나면 성공이라고 할 경우
  – 이런 실험이 매번 독립적으로 이루어진다면 성공률이 1/2인 베르누이 시행이 됨
  – 베르누이 시행을 3번 수행할 경우, 각 시행에서 성공이 1번 나타날 확률은?

☞ ① 첫 번째 시행에서 성공이 나타날 확률

$(\frac{1}{2})(1-\frac{1}{2})(1-\frac{1}{2})=(\frac{1}{2})^3$

② 두 번째 시행에서 성공이 나타날 확률

$(1-\frac{1}{2})(\frac{1}{2})(1-\frac{1}{2})=(\frac{1}{2})^3$

③ 첫 번째 시행에서 성공이 나타날 확률

$(1-\frac{1}{2})(1-\frac{1}{2})(\frac{1}{2})=(\frac{1}{2})^3$

• 각 시행에서 성공이 한 번 나타날 확률이 동일함을 알 수 있음

이산확률분포의 종류

◑ 베르누이 시행
- 1회 시행에서 시행결과가 2개 중 1개로만 나오는 경우
- 한번 시행으로 모든 상황이 끝남

예) – 동전 앞–뒷면, 맞다–틀리다, 여자–남자, 이긴다–진다
– 불량품 나옴–안나옴

◑ 이항분포
- 베르누이 시행을 몇 번 반복하면 이것을 이항분포라 칭함

예) 동전 던지기를 5번 시행시 앞면 또는 뒷면이 나올 확률

◑ 포와송분포
- 베르누이 시행을 몇 번 반복하는 정도가 아니라 많이 시행시 고려
- 이항분포 확률 계산은 복잡하여 근사포인 포와송분포가 사용

(2) 이항분포(Binomial distribution)

• 성공률이 p인 베르누이 시행을 n회 독립적으로 반복하여 수행하는 경우

– 나타나는 성공의 수를 X라 할 경우

– 확률변수 X의 확률분포를 이항분포라고 함

이항분포의 확률밀도함수

$$f(x)=\binom{n}{x}p^x q^{n-x}, \qquad x=0,1,2 \cdots, n$$

① b(n,p)로 표기

• 모수가 n, p인 이항분포를 따르는 확률변수 X의 확률밀도함수

• b(n, p)로 표기

② 평균 E(X)과 분산 V(X)

• X~b(n, p)이면 E(X)=np, V(X)=npq

예) – 만년필 공장에서 만년필을 생산하는데 10% 불량품을 포함하고 있음

– 그 중 3개의 만년필을 임의추출했을 경우

– 발생할 수 있는 불량품의 갯수를 X라 할 경우

① X의 확률밀도함수를 구하면?

② X의 평균과 분산을 구하면?

☞ 불량품의 갯수 X는 이항분포 b(n=3, p−0.1)를 따름

① $f(x)=\binom{n}{x}p^x q^{n-x}=\binom{3}{x}(0.1)^x(1-0.1)^{3-x}=\binom{3}{x}(0.1)^x(0.9)^{3-x}$

$x=0, 1, 2, 3$

② $E(X)=np=(3)(0.1)=0.3,\ \ V(X)=npq=3(0.1)(0.9)=0.27$

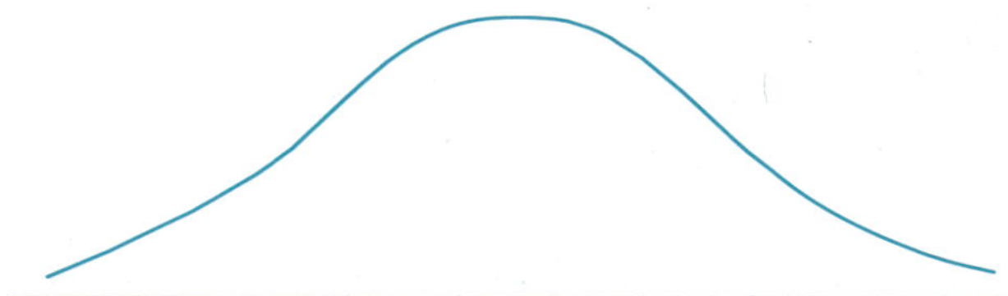

P=0.5

p=0.5 : 분포의 모양은 평균을 중심으로 대칭

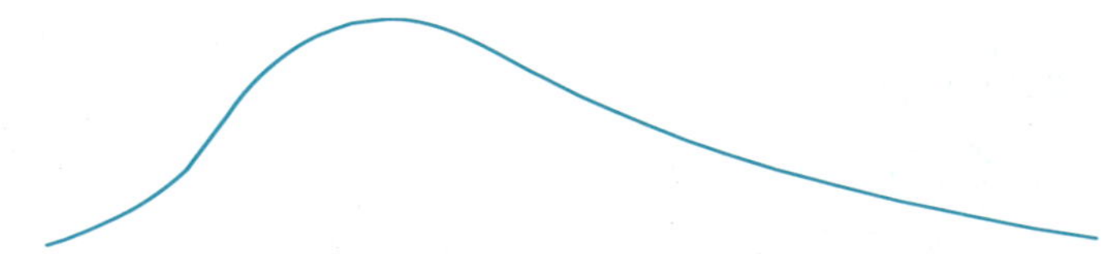

P<0.5

P<0.5 : 우측으로 완경사 이루는 분포

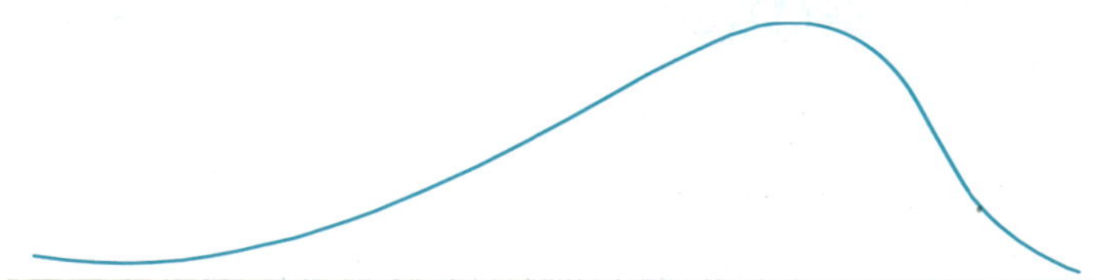

P>0.5

P>0.5 : 좌측으로 완경사 이루는 분포

그림 7-12 이항분포 : 두 모수(n, p)에 의해 결정

(3) 포아송분포(Poisson distribution)

- 이항분포 b(n,p)에서 np를 λ로 일정하게 하고 n을 충분히 크게 하는 경우
  - p가 아주 작은 경우에 만들어지는 이항분포의 근사분포를 포아송이라고 함
- 프랑스 수학자 · 물리학자 포아송(1781~1840) 창안
  - 이항확률의 근사값 구하기 위해 창안
- 포아송분포는 단위시간당 및 공간당 희귀하게 발생하는 사건의 확률시 이용
- 포아송 과정을 따르는 확률변수 X의 확률분포를 포아송분포라고 함

포아송분포의 확률밀도함수

$$f(x) = \frac{\lambda^x e^{-x}}{x!} \qquad x=0,1,2 \cdots,\ e=2.714 \cdots$$

- 모수가 λ인 포아송분포를 따르는 확률변수 X의 확률밀도함수
- Po(λ)라고 표기할 경우
- 평균 : E(X), 분산 : V(X)은 다음과 같음

☞ X~Po(λ)이면 E(X)=λ, V(X)=λ

예) – 어떤 장소의 공중전화는 하루 평균 5회 사용됨

– 사용횟수 X가 포아송분포를 따른다고 할 경우

① X의 확률밀도함수를 구하면?

② X의 평균, 분산은?

☞ 공중전화 사용횟수 X는 Po(λ=5)를 따름

① $f(x) = \frac{\lambda^x e^{-\lambda}}{x!} = \frac{5^x e^{-5}}{x!} \qquad x=0,1,2 \cdots$

② E(X)=λ=5, V(X)=λ=5

표 7-16 이산확률분포 및 연속확률분포

이산확률분포	연속확률분포
• 베르누이 시행 • 이항분포 • 포아송분포	• 정규분포 • 카이제곱분포(χ^2 test) • t분포 • F분포

4) 연속확률분포(Continuous probability distribution)

- 연속확률분포는 무게, 시간 및 길이 등 양을 측정하는 경우에 사용
- 정규분포(normal distribution), 카이제곱분포(X^2 distribution)
- t 분포(t distribution), F 분포(F distribution)

(1) 정규분포(Normal distribution)

① 정규분포의 의미 : 가우스분포

- 연속확률분포 중 가장 많이 이용되는 중요한 분포
- 정규분포는 표본을 통한 통계적 추정 및 가설검정이론의 기본
- 대부분 연속변수들의 확률분포는 평균(μ)을 중심으로 좌우대칭
- 중심에서 멀어질수록 발생확률이 작아지는 곡선모양 나타냄
  - 이러한 곡선을 정규곡선
- 이를 통계적 분석에 응용한 Carl Friedrich Gauss의 업적 기리기 위함
  - Gaussian 분포 또는 정규분포라고 함

② 정규분포의 중요 특성

- 평균 μ를 중심으로 대칭인 종모양(bell shape)
- 분포의 면적 즉 누적확률은 1
- 평균으로부터 ±1σ 이내의 면적 : 68.28%
- 평균으로부터 ±2σ 이내의 면적 : 95%
- 평균으로부터 ±3σ 이내의 면적 : 99.8%
- 분포의 모양은 평균 μ와 표준편차 σ에 의해 결정

정규분포의 중요 내용

◑ 정규분포(가우스분포)
- 연속변수들의 확률분포는 평균(μ)을 중심으로 좌우 대칭
- 평균과 중위수 일치
- 중심에서 멀어질수록 발생확률이 작아지는 곡선모양 나타냄
- 첨도는 중등도

◑ 정규성 검증
- 정규분포의 면적은 1, 평균(μ)을 중심으로 좌우대칭
- 평균과 표준편차에 의해 결정

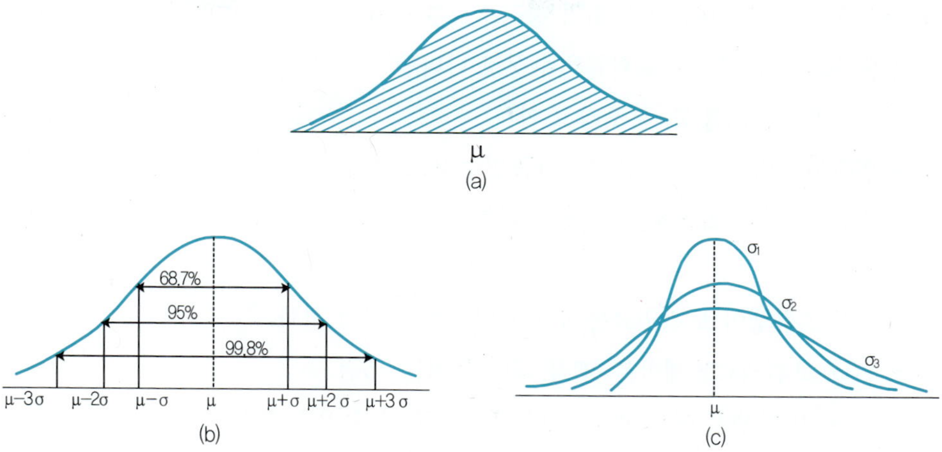

그림 7-13 정규분포

③ **표준정규분포의 필요성**

- 정규분포의 모양은 연속확률변수의 평균과 표준편차에 의해 결정
- 많은 다른 정규분포가 존재
- 특정구간의 연속변수의 확률을 매번 계산해야 하는 부담
- 평균과 표준편차가 일정하도록 변환하여 표준화하면 계산의 번거로움 해결
- 표준정규분포
  - 평균 : 0, 분산과 표준편차 : 1인 확률변수의 Z의 확률분포

  ☞ N(0, 1)으로 나타냄

$$Z = \frac{\bar{X} - \mu}{\sigma}$$

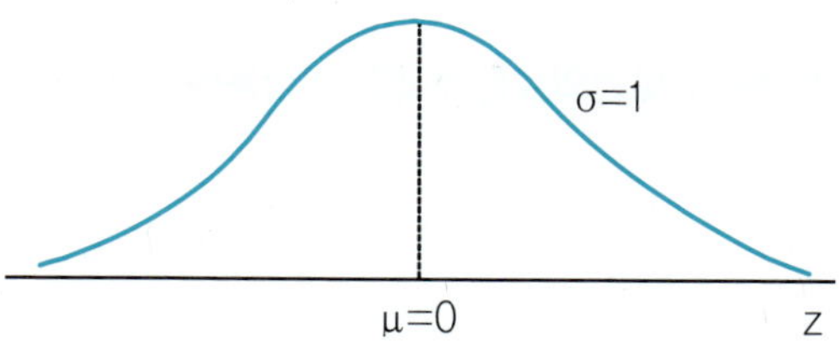

그림 7-14 표준정규분포

④ **표준정규분포(Standard normal distribution) : X→Z로 변환**

- 표준정규분포는 모든 정규분포를 평균 μ=0, 표준편차 σ=1이 되도록 표준화한 것

- 어떤 관측치 X 값이 그 분포의 평균으로부터 표준편차의 몇 배 정도나 떨어져 있는가를 표준화된 정규분포확률변수 Z로 나타냄
  - 표준정규분포를 Z-분포라고 함
  - 연속확률변수 X는 표준정규확률변수 Z로 변환 가능
- 표준정규확률분포표에 의해 쉽게 확률을 찾을 수 있음

예 1) • A학생이 보건의료통계학과 의학용어 시험 결과
  • 보건의료통계학은 80점, 의학용어는 75점
  • 이 학생은 어느 과목을 더 잘했다고 할 수 있는가?

풀이) • '보건의료통계학 과목'이라고 대답할 가능성 높음
  • 그러나 2과목을 시험 본 학생들의 평균과 표준편차 고려할 경우
    – 의학용어 실력이 더 낫다고 할 수 있음
  • 보건의료통계학 : 전체 학급의 평균(90점), 표준편차(5점)
  • 의학용어 : 전체 학급의 평균(60점), 표준편차(10점)
    – 이 학생의 과목별 위치(그림 7-15)

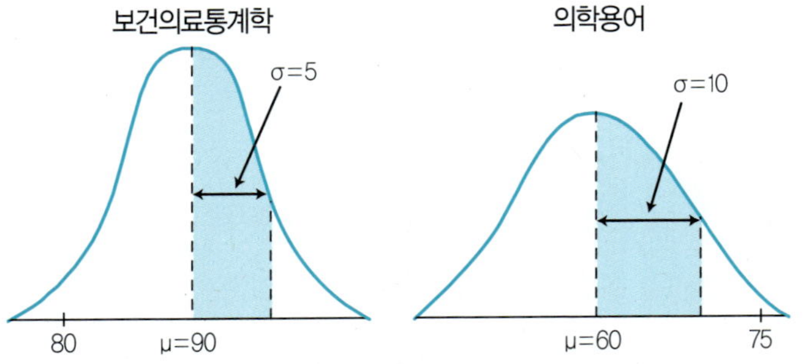

그림 7-15 보건의료통계학과 의학용어의 시험 결과

◐ 해설

- 개인의 각 과목점수는 각 과목의 평균과 표준편차를 동시에 비교해야 의미있음
- 각 X는 각 분포에서 어떤 위치에 있느냐를 살펴보고 분석할 수 있음
- 이 방법이 특정 정규분포를 표준정규분포화하는 방법임

◐ Z-분포로 변환(그림 7-16)

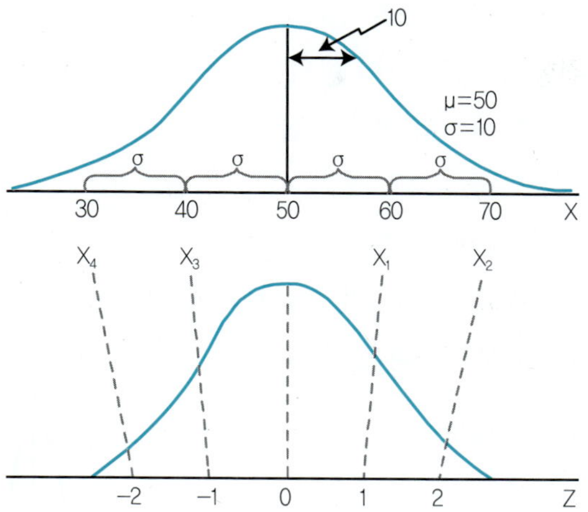

그림 7-16 정규분포의 표준정규분포로의 전환

- 보건의료통계학 $Z = \dfrac{\overline{X} - \mu}{\sigma} = \dfrac{80 - 90}{5} = -2$
- 의학용어 $Z = \dfrac{\overline{X} - \mu}{\sigma} = \dfrac{75 - 60}{10} = 1.5$
- Z가 양수일 경우 : $\overline{X}$가 평균을 중심으로 했을 경우 오른쪽에 있음
  Z가 음수일 경우 : 왼쪽에 있음을 시사
- 보건의료통계학이 의학용어보다 높은 점수인 것 같지만 분포상에서 볼 경우
  - 병원통계학은 평균보다 못한 점수이고 의학영어는 평균보다 높은 점수임
- 그 학생은 다른 학생들과 비교했을 경우
  - 의학용어는 보건의료통계학보다 더 잘한다고 볼 수 있음

⑤ 표준정규분포의 핵심 내용

㉠ 표준정규분포

- 평균이 μ, 표준편차가 σ인 정규분포를 변형시켜 얻은 분포
- 평균 : 0, 표준편차 : 1
- 평균과 표준편차가 다른 모든 정규분포를 동일한 평균과 표준편차로 표준화시킨 것
- $\overline{X} \rightarrow Z$ 확률변수로 변환하였기 때문에 Z-분포라고 함

㉡ Z-분포

- 정규분포의 모든 성질과 마찬가지로 좌우대칭의 종모양
- 확률변수 Z가 취할 수 있는 값의 범위 : $-\infty < X < +\infty$
- 표준정규곡선 + Z축 사이의 면적의 합=1 인 것도 동일

㉢ 표준화된 정규분포로 변형할 경우

- 각 확률변수간의 비교뿐만 아니라 정규분포에서 특정한 면적의 확률 계산시 편리
- 정규분포의 표준정규분포로의 전환(그림 7-17)

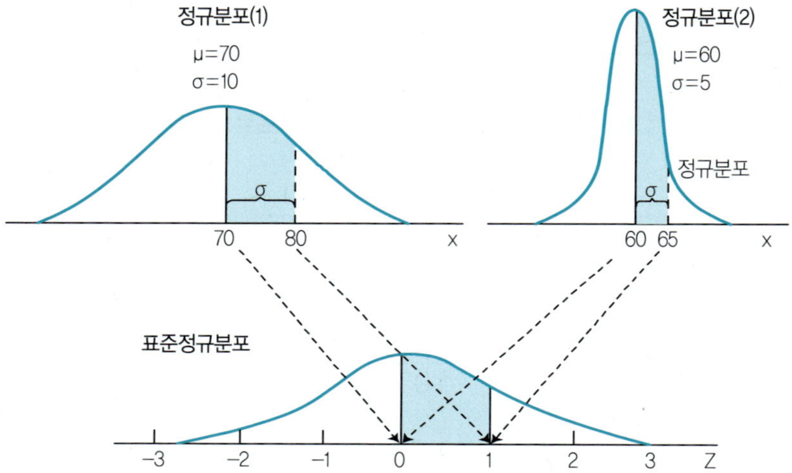

그림 7-17 정규분포 및 표준정규분포의 관계

예 2) • A병원 충수절제술 환자의 수술시간은 평균 70분

- 표준편차가 5분인 정규분포함
- 어떤 한 환자의 충수절제술 시간이 60~80분 사이일 확률은?

풀이) $P(60 \leq X \leq 80) = P\left(\frac{60-70}{5} \leq \frac{X-70}{5} \leq \frac{80-70}{5}\right)$

$$= P(-2 \leq Z \leq 2)$$

$$= P(Z \leq 2) - P(Z \leq -2)$$

$$= 0.9772 - 0.0228$$

$$= 0.9544$$

☞ 답 수술시간이 60~80분 사이일 확률 : 0.9544

⑥ 표준정규분포가 중요한 이유

- 각기 다른 정규분포라도 이를 표준정규분포로 정규화하였을 경우
  - Z값이 일치하면 그때 확률, 즉 그림에서 색칠한 부분의 넓이가 모두 동일
  - 정규분포하의 전체 넓이가 1
  - 전체 넓이에서 차지하는 색칠부분의 비율은 그 색칠부분의 넓이와 동일
- 정규분포 (1)에서 평균으로부터 1표준편차 만큼 떨어진 사이의 넓이(그림 7-17)
  - 즉 70~80 사이의 넓이는 표준정규분포에서 0과 1 사이의 넓이와 동일
- 정규분포 (2)에서 60~65 사이의 넓이(그림 7-17)
  - 표준정규분포의 Z값의 0과 1 사이의 넓이와 동일
- 모든 정규분포에서 넓이의 계산
- 즉, 확률의 계산은 표준정규분포의 Z값에 따른 넓이만 알면
  - 이 넓이를 표로 만든 것이 Z-table
  - Z값은 추론통계학에서 가장 많이 사용됨

예 1) $Z=-1$에서 $Z=1$ 사이에 확률변수가 있을 확률은?

풀이) $P(-1 \le Z \le 1)$

$= P(-1 \le Z \le 0) + P(0 \le Z \le 1)$

$= 2P(0 \le Z \le 1)$

$= 2 \times 0.3413 = 0.6826$

예 2) $P(-1.5 \le Z \le -0.5)$

$= P(0.5 \le Z \le 1.5)$

$= P(0 \le Z \le 1.5) - P(0 \le Z \le 0.5)$

$= 0.4332 - 0.1915 = 0.2417$

(2) 카이제곱분포(Chi-square distribution) χ^2 검정 : 교차분석

① 카이제곱(χ^2) 검정의 의미

- 카이제곱 검정은 'Pearson's chi-square test'를 칭함
- 카이제곱 검정은 교차분석 기법 중 가장 많이 사용

- 범주형 변수들간의 연관성을 분석
- 가설을 검증하기 위한 수단으로서 수를 이용한 해석이며 구간추정
  - 관측한 데이터가 기준점(기대값)에서 얼마나 벗어나는가 나타낸 수치
  - 귀무가설을 기초로 기대빈도를 계산하여 두 개 이상의 데이터 세트의 관찰 빈도가 통계적으로 의미 있는지를 측정하는 통계적 기법
- 검정결과에서 P value가 유의수준(α) 보다 낮으면 귀무가설은 기각
  - 반대인 경우 귀무가설은 채택
- 범주형 자료의 관측값과 기대값의 차이를 검증하는 통계적 기법
  - 표본의 빈도분포를 이용하여 대응하는 모집단의 빈도분포에 관한 가설 검증하는 절차

    예) 종교에 따른 자녀 양육방법(관대, 보통, 엄격)에 차이가 있는가?

② 비모수검정의 카이제곱 검정

- 비모수검정에서 카이제곱 검정으로 분석하는 경우

  a. 독립변수와 종속변수가 모두 비연속적(서열, 명목)변수일 때 사용

  b. 정규분포라는 확신이 없을 뿐 아니라 정규분포가 아닌 경우
- 독립변수와 종속변수가 모두 범주형 변수일 때 사용
- 기대빈도수가 5 이하인 경우 적용

표 7-17 대상자의 일반적 특성

변수	범주	중독군 N=82	정상군 N=667	계 N=749	x^2	p
성별	남성	40(48.8)	354(53.1)	394(52.6)	0.54	0.163
	여성	42(51.2)	313(46.9)	355(47.4)		
학년	1	35(42.7)	177(26.5)	212(28.3)	11.06	0.017
	2	22(26.8)	199(29.8)	221(29.5)		
	3	11(13.4)	165(24.7)	176(23.5)		
	4	14(17.1)	126(18.9)	140(18.7)		
경제상태	하	18(22.0)	109(16.3)	127(17.0)	1.89	0.389
	중	55(67.1)	492(73.8)	547(73.0)		
	상	9(11.0)	66(9.9)	75(10.0)		
종교유무	유	29(35.4)	240(36.0)	269(35.9)	0.01	0.913
	무	53(64.6)	427(64.0)	480(64.1)		

☞ 해석

- 학년별로 보면 1학년에서 중독군이 42.7%로 정상군의 26.5%보다 유의하게 높게 나타났음(χ^2=11.06, p=0.017)
- 종교유무의 경우 종교가 있는 정상군이 36.0%로 중독군의 35.4% 보다 높은 분포를 보였으나 유의하지는 않았다(표 7-17).

③ 카이제곱 분포를 사용한 검정의 기본 가정

- 종속변수가 명목척도에 의한 질적 변수이거나 최소한 범주변수이어야 함

예) 성별, 인종, 자동차 유형, 비연속변수로 변환한 범주변수(고소득자, 중산층, 저소득자)

④ 관찰 및 기대빈도가 작을 경우(5 이하)

- 관찰빈도와 기대빈도가 5보다 작은 칸(cell)이 전체 칸 수의 20% 이하여야 함
  - 기대빈도가 너무 작을 때(5 이하)는 적절치 않음
  - 관찰빈도와 기대빈도의 차이가 크면, 카이스퀘어 값이 커지고, 영가설이 기각됨
  - 관찰빈도(obtained frequency) : 연구과정(표집한 자료)에서 얻어진 빈도
  - 기대빈도(expected frequency) : 이론적으로 기대할 수 있는 빈도분포
  - 빈도수가 5 이하일 때 자료를 묶는 방법 말고 비모수검정(Fisher's Exact Test) 이용

표 7-18 연구대상자의 일반적 특성

변수	실험군(n=44) N(%)	비교군(n=41) N(%)	계(n=85)	χ^2	p
성별					
남성	0(0.0)	3(7.32)	4(3.53)	0.01	0.108†
여성	44(100.0)	38(92.68)	82(96.47)		
거주지					
대도시	16(36.36)	26(63.41)	42(49.41)	12.63	0.002
중소도시	15(34.09)	14(34.15)	29(34.12)		
농어촌	13(29.55)	1(2.44)	14(16.47)		
종교					
무	16(36.36)	19(46.34)	35(41.18)		
불교	6(13.64)	5(12.20)	11(12.94)	1.74	0.656
기독교	14(31.82)	13(31.71)	27(31.76)		
천주교	8(18.18)	4(9.76)	12(14.12)		

* p<.05 † Fisher's exact test

☞ 해석

- 표 7-18에서 거주지를 보면 실험군에서 대도시 36.36%, 농어촌 29.55%이었으나 비교군에서는 각각 63.41%, 2.44%로 비교군에서 실험군보다 유의하게 대도시에서 성장한 비율은 높았고 농어촌에서 성장한 비율은 매우 낮았음(χ^2=12.63, p=0.002).

⑤ 정규모집단으로부터 카이제곱분포 따를 경우

- 정규모집단 N(μ, σ^2)으로부터 크기 n의 확률분포 x_1, x_2 ⋯ x_n을 추출
  이들의 표준화변수는 상호독립인 표준정규분포 N(0,1)을 따름
  – 이때 $U = \sum_{i=1}^{n} Z_i^2$이라 할 경우 통계량 U는 자유도가 n인 카이제곱분포를 따름

⑥ 카이제곱분포의 이용

- 정규모집단의 분산 σ^2의 추정 또는 검정
- 적합도 검정, 독립성 검정 및 동일성 검정

$$\chi^2 = \sum \frac{(O_j - E_j)^2}{E_j}$$

Oj : 관측빈도수
Ej : 기대빈도수

- 자유도가 n인 카이제곱분포를 따르는 확률변수 X의 확률밀도함수를 $X^2(n)$로 표기할 경우
  – 평균 E(X)과 분산 V(X)은 다음과 같음
  ☞ $X \sim \chi^2(n)$이면 E[X]=n, V[X]=2n

카이제곱분포의 확률밀도함수

$$f(x) = \frac{1}{\Gamma(n/2)2^{n/2}} x^{n/2-1} e^{-x/2}, \ x \geq 0$$

► Γ(n/2)은 감마함수

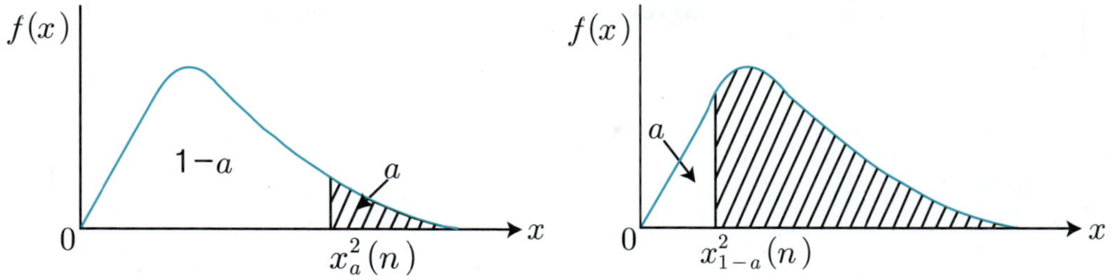

그림 7-18 카이제곱분포의 형태

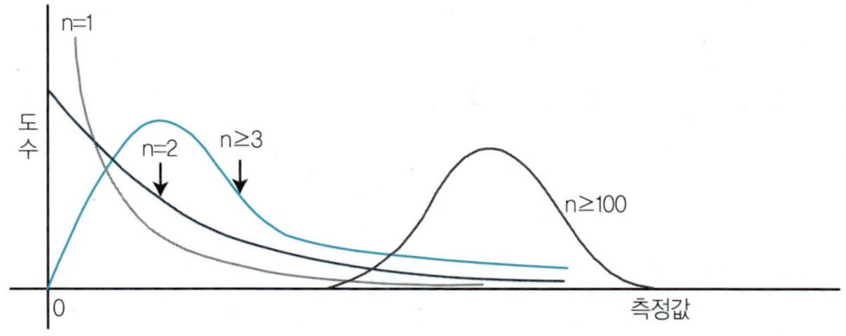

그림 7-19 자유도가 n인 여러 x^2분포의 모양

n(≥100)이 상당히 큰 경우 : 대칭에 가까워짐

표 7-19 대상자의 일반적 특성 및 동일성(동질성) 검정

변수	실험군(n=26)	대조군(n=26)	x^2	p
연령/세				
<30	13(50.0)	17(65.4)	1.264	0.362
≥30	13(50.0)	9(34.6)		
결혼상태				
기혼	10(38.5)	6(23.1)	1.449	0.229
미혼	16(61.5)	20(76.9)		
삶의 만족				
만족	9(34.6)	12(46.2)	2.57	0.683
보통	15(57.7)	12(46.2)		
불만족	2(7.7)	2(7.7)		

☞ 해석

- 본 연구대상자는 실험군 26명, 대조군 26명으로 총 52명이었음(표 7-19).
- 아로마 흡입법 실시 전 일반적 특성에 대한 실험군과 대조군의 동일성(동질성)을

분석한 결과 실험군과 대조군간에 유의한 차이가 없어($p>0.05$) 두 집단은 동일하였음

(3) t-분포

① t-분포의 의미 : 두 집단 간의 평균값 차이 검증

- 두 집단 간에 어떤 특성의 평균값에서 차이가 있는지 검증시
  - t-검정, 차이검증을 적용
- 독립표본 t-검정은 두 집단간에 평균이 차이가 있는지 검증하는 분석
  예) - 학급별 평균점수, 브랜드별 만족도 비교
  - 성별에 따른 어떤 만족도의 차이를 검정할 때 이용
- 독립변수는 점수화할 수 없는 범주형 변수(학급, 브랜드), 종속변수는 점수화를 할 수 있는 정량적 변수(평균점수, 만족도)인 경우 활용되는 분석방법
  예) 스마트폰 브랜드에 따른 만족도가 통계적으로 유의한 차이를 보이는지 검증

표 7-20 한국과 일본의 스마트폰 만족도 비교

스마트폰	Mean±S.D	t	p
한국	3.25±1.42	2.428*	0.018
일본	2.72±1.38		

* p < .05

☞ 해석

- 한국 스마트폰의 만족도는 3.25점, 일본 스마트폰의 2.72점 보다 높은 것으로 판단(표 7-20)
- 한국과 일본 스마트폰의 만족도는 통계학적으로 유의한 차이가 있음($t=2.428$, $p=0.018$)

② t-분포의 확률밀도함수

- 정규모집단 $N(\mu, \delta^2)$으로부터 크기 n의 확률분포 X_1, X_2 …Xn을 임의추출할 경우
- 표준화변수 $Z_i = \dfrac{X_1 - \mu}{\sigma}$, i=1, 2, … n은 상호독립인 표준정규분포 N(0, 1)을 따른다는 사실을 알고 있음

㉠ **모분산 σ^2이 알려지지 않았을 경우 : $\sigma^2 \rightarrow S^2$**

- 모분산 σ^2대신 이를 추정할 수 있는 불편분산을 S^2 이용

㉡ **표본크기 n이 크다면 (n≥30)**

- 중심극한정리에 의해 정규분포 사용 가능

㉢ **표본크기 n이 작다면 (n<30)**

- 정규분포를 사용할 수 없음

㉣ **정규분포 대신 t-분포 사용 가능**

- 상호독립인 두 확률변수 Z와 U의 분포가 각각 다음과 같음

  $Z \sim N(O,\ 1),\ U \sim x^{2(n)}$

  통계량 : $T = \dfrac{Z}{\sqrt{U/n}}$

t-분포의 확률밀도함수

$$f(t) = \Gamma\frac{(\frac{n+1}{2})}{\sqrt{\pi n \Gamma(\frac{n}{2})}}(1+\frac{t^2}{n})^{-\frac{n+1}{2}} \quad -\infty < t < \infty$$

- 자유도가 n인 t-분포 따름
- t-분포 : 모평균 및 모평균 차의 추정이나 검정에 사용
- 자유도가 n인 t-분포를 따르는 확률변수 T의 확률밀도함수를 t(n)으로 나타낼 경우
- E(X)과 분산 V(X)은 다음과 같음
- T~t(n)이면 E(T)=0, $V(T) = \dfrac{n}{n-2},\quad n > 2$

◐ t-분포의 성질

- 평균에 관하여 대칭인 종형분포
- 평균 μ, 중위수 Me, 최빈수 Mo, 왜도 a_3, 첨도 a_4라고 할 경우

  μ=Me=Mo=0, a_3=0, a_4<3이 성립됨

- n이 충분히 크면 즉, n→∞이면 표준정규분포 N(0, 1)를 따름

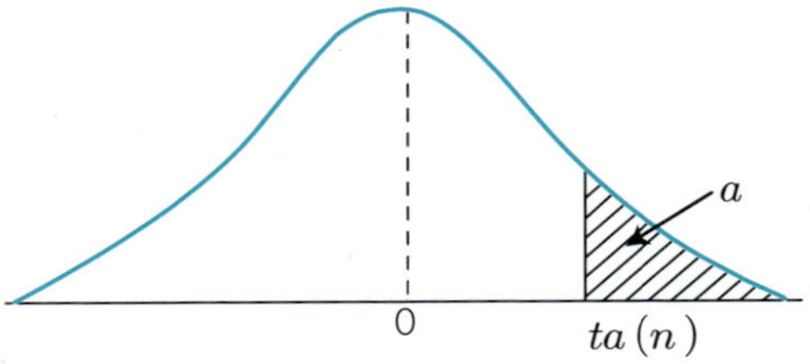

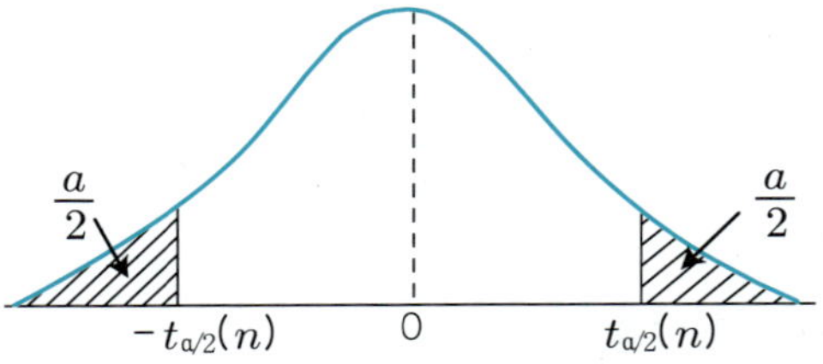

그림 7-20 t-분포의 형태

예) T가 자유도가 n인 t-분포를 따를 때, 즉 T~t(n)일 경우

부록(표 6-1) 참조 : t 분포표에서 다음을 구하면?

① n=5일 때 P(T>1.476) ② n=5일 때 P(T>4.032)

③ n=∞일 때 P(T>1.282) ④ n=∞일 때 P(T>2.576)

→ 답 : ① P(T>1.476)=0.1 ② P(T>4.032)=0.005

③ P(T>1.282)=0.1 ④ P(T>2.576)=0.005

* 우측 확률값이 작아질수록

→ t 값은 자유도에 의해 상당히 영향을 받는다는 사실을 알 수 있음

(4) F-분포 및 분산분석(ANOVA)

① F-분포의 의미

- F분포는 두 집단(또는 두 분산) 간의 분산 비(비율)을 비교해 분산이 같은지 여부 검정
- F분포는 두 독립적인 카이제곱 분포의 비율로 정의되는 확률분포
  - 분산 비교와 분산분석(ANOVA) 등에서 F-검정에 사용
- 세 집단 이상의 비교를 가능하게 하기 위해서는 집단간 변화량과 집단내 변화량을 비교하는 방법으로 분산분석 방법을 이용
  - 이는 F분포에 의해 검정됨

- 분산분석이란 분산의 원인이 어디에 있는가를 알아보는 통계적 방법

  예) – 동일한 세 개의 집단에 각기 다른 처치를 가해 각 집단마다 다른 결과의 도출시

  – 집단간 차이에 따른 분산이 있거나 집단내 피험자간의 분산이 있을 수 있음

  – 만약에 처치효과가 있다면 세 집단은 서로 다른 평균을 가지므로 집단 간의 분산이 클 것임

  – 처치효과가 없다면 집단간 차이가 없으므로 분산이 작을 것임

  – 실험연구에서 실험 전 각 집단의 초기단계는 동일함

② 분산분석(ANOVA)의 의미

- 회귀분석의 F-test도 ANOVA의 일종
- 분산분석을 통한 집단간 차이에 대한 유의도 검정을 실시하기 위한 기준으로 집단간 분산에 대한 크기의 한계를 설정
  - 이것은 분산분석의 유의도 검정을 위한 기준으로 F 통계값을 사용
- 집단내 분산에 비추어 집단간 분산의 비율을 계산하여 결론을 유도
  - 이 비율을 F값이라고 칭함
  - 이 F값이 F 분포에 의한 기각값보다 클 때 집단간의 유의한 차이가 있다고 결론을 유도

◐ 상관계수 후 중다회귀분석 수행

- 상관계수로 먼저 변수 간 관계를 탐색한 후
  - 중다회귀로 다중공선성 · 유의성 · 모형 적합을 확인

예 1) 상관계수(r)

표 7-21 정서통제 하위요인들과 학교적응의 단순상관계수(r)

정서고취	평상회복	경계유발
.436***	.429***	.274**

** p<.01 *** p<.001

☞ 해설

- 단순상관분석결과 정서통제 하위요인들은 학교생활적응과 통계적으로 유의한 상관이 있는 것으로 나타났음(표 7-21)

• 이번에는 정서통제 하위요인들인 정서고취, 평상회복, 경계유발 등이 학교생활 적응에 미치는 상대적인 영향력을 알기 위하여 중다회귀분석을 실시하였음

예 2) 중다회귀분석

표 7-22 학교생활적응에 대한 학습적 의지통제, 하위요인들의 중다회귀분석 결과

종속변인	독립변인	B	SE	β	t
학교생활적응	동기통제	.84	.12	.43	6.93**
	정서통제	.37	.12	.19	2.99*
R=.58	R^2=.33	F=80.67**			

* p<.05 ** p<.01

☞ 해설

• 학교생활적응에 대한 하위요인들의 중다회귀분석결과 동기통제와 정서통제의 하위요인들은 독립변인으로 하고 학교생활적응을 종속변인으로 하여 중다회귀분석을 실시(표 7-22)

• 의지통제 하위요인들은 학교생활적응 전체 변량의 33%를 설명하였으며 동기통제(β=.43), 정서통제(β=.19)는 둘 다 학교생활적응에 유의하게 나타났음
  - 이는 동기통제와 정서통제가 높아지면 학교생활적응도 높아진다는 의미

• 독립변수가 여러개인 중다회귀분석에서는 종속변수에 미치는 독립변수의 상대적인 영향력의 크기를 표준화된 회귀계수를 통하여 알 수 있음

표 7-23 미숙아의 일반적 특성에 따른 삶의 질 점수

변수	삶의 질 점수 Mean±S.D.	t or F	p
분만방법 자연분만 제왕절개	 79.7±8.8 75.9±10.4	t=-1.763	0.082
제태기간/주 ≤27 28-32 ≥33	 76.1±9.8a 80.9±10.8b 84.1±7.1c	F=-4.023	0.022
산모 연령/세 <35 ≥35	 80.7±10.0 78.1±9.7	t=0.496	0.621
신생아체중/g <1,000 ≥1,000	 74.9±9.5 82.3±9.4	t=-3.005	0.004

a<b<c = Scheffe method

☞ Scheffé method 셰페방법

- 요인 수준 평균 간의 가능한 모든 대조의 추정치 집단에 적용되는 단일 단계 다중 비교 절차

☞ 해석

- 재태기간에 따른 신생아의 삶의 질의 차이는 27주 이하인 집단이 76.1점, 28-32주인 집단은 80.9점, 33주 이상인 집단은 84.1점으로 나타났으며 집단 간 차이는 통계적으로 유의하였음(F=-4.023, p=0.022)
- Scheffe 사후검정을 실시한 결과 재태기간이 긴 집단일수록 삶의 질 점수가 높은 것으로 나타났음(표 7-23)
- 신생아 체중이 1000g 미만인 집단의 삶의 질 점수는 74.9점이었으며 1000g 이상인 집단의 점수는 82.3점으로 나타났으며 통계적으로 유의하였음(t=-3.005, p=0.004)

③ F-분포의 확률밀도함수

- 상호독립인 두 정규모집단 $N(\mu_x, \sigma^2)$, $N(\mu_y, \sigma_y^2)$
- 크기 m, n인 확률분포를 임의추출하여 만든 두 통계량 U와 V라고 할 경우

$$U=\sum_{i=0}^{m}\left(\frac{X_i-\mu_x}{\sigma_x}\right)^2,\quad V=\sum_{j=0}^{m}\left(\frac{Y_j-\mu_y}{\sigma_y}\right)^2$$

- U와 V는 자유도가 m, n인 F-분포를 따른다고 함
- F-분포는 상호독립인 두 정규모집단의 분산을 비교하기 위해 사용

F-분포의 확률밀도함수

F=W 라고 할 경우

$$f(w)=\frac{\Gamma(\frac{m+n}{2})}{\Gamma(\frac{m}{2})\Gamma(\frac{n}{2})}\frac{(\frac{m}{n})^{m/2}w^{m/2-1}}{(1+\frac{mw}{n})^{(m+)/2}}\quad w\geq 0$$

- 자유도가 m, n인 F-분포를 따르는 확률변수 F의 확률밀도함수
  - F(m, n)으로 나타내면 평균과 분산은 다음과 같음

$$F \sim F(m,n) \text{ 이면 } E(F) = \frac{n}{n-2,} \quad n > 2$$

$$V(F) = \frac{2n^{2(m+n-2)}}{n(n-2)^2}(n-4), \quad n > 4$$

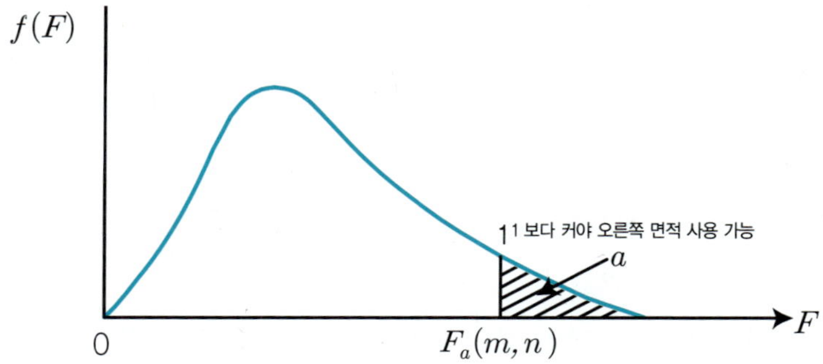

그림 7-21 F-분포의 형태

예 1) 부록(표 7-4, 7) 참조 : F가 자유도가 m, n인 F-분포를 따를 때, 즉 F~F(m, n)일 경우

① m=7, n=8일 경우 P(F>3.50)을 계산하면?

② m=9, n=4일 경우 P(F>14.66)을 계산하면?

풀이) ① m=7, n=8이면 P(F>3.50)=0.05

② m=9, n=4이면 P(F>14.66)=0.01

예 2) 다음 확률을 부록의 F-분포표를 사용하여 구하면?

① $F_{0.95}(9,4)$ ② $F_{0.99}(9,4)$

풀이) ① $F_{1-a}(m,\ n) = \dfrac{1}{F_a(n,m)} = \dfrac{1}{F_{0.05}(4,9)} = \dfrac{1}{3.63} = 0.28$

② $F_{1-a}(m,\ n) = \dfrac{1}{F_a(n,m)} = \dfrac{1}{F_{0.01}(4,9)} = \dfrac{1}{6.42} = 0.43$

5.6 복합표본 교차분석 : Rao-Scott test

1) 복합표본 교차분석 : Rao-Scott test의 필요성

- 국가통계처럼 층화 · 집락추출 등 복합표본 설계가 적용된 데이터
  - 이런 데이터에서는 단순 χ^2이 설계 효과를 반영하지 못함

- 빈도 가중치만 적용한 단일표본분석은 모든 변수를 유의한 위험요인임
  - 유의성 과대(또는 과소) 평가가 발생할 수 있어 보정 필요
  - 이때 Rao-Scott 검정 권장

2) 복합표본 교차분석의 사용 : F(또는 F-유사 값)

- 피어슨의 카이제곱(χ^2) 검정(교차분석)의 복합표본 설계에 맞게 조정한 형태
  - 복합표본 교차분석은 Rao-Scott test를 사용이 적절
  - 결과는 F(또는 F-유사 값)로 제시하는 것이 일반적

    예 1) 국가통계자료 : 국민건강영양조사, 청소년건강행태조사 분석

    예 2) 교차분석: Rao-Scott test, F(1, 98) = 4.32, p = .039

      - 표에 통계량 : F, 검정명 : Rao-Scott test로 함께 표기

5.7. 사후검정(사후분석 Post-hoc test)

1) 사후검정의 의미

- 사후검정은 분산분석(ANOVA)을 실행한 후 시료(처리) 상호간 평균 차이 검정하는 통계적 방법
- 사후검정 방법이 도입된 이유는 분산분석의 한계 때문
  - 분산분석은 시료간의 평균치(mean)차이가 있는지 검정
  - 변동(제곱합)을 구하여 아래 가설을 검정

2) 가설 설정

- 귀무가설(H0): 모든 요인(처리)의 평균값은 같다.
- 대립가설(H1): 적어도 하나의 평균값은 다르다.
- 분산분석결과 귀무가설(H0)이 기각되면 (유의하면) 요인 간에 평균값의 차이가 있다고 결론을 내림
  - 분산분석은 여러 요인 중 어느 요인의 평균값이 다른 요인과 통계적으로 유의한 차이가 나는지 알려주지 않음
  - 사후검정은 여러 요인 중에 어느 요인의 평균값이 다른 요인의 평균값과 차이가 나는지 특정짓고 싶을 때 활용

3) 분산분석(ANOVA) 후 사후검정 수행 이유

- 분산분석 후 사후검정을 수행하는 경우
  - ANOVA가 "집단 간 평균에 차이가 있다"는 전반적 유의성을 확인한 뒤
  - 이에 차이가 유의하면 '사후검정(사후비교)'을 추가로 수행함
  - 구체적인 집단 간 차이를 확인해야 함
  - 다만 여러 쌍 비교를 동시에 하면 1종 오류가 증가할 수 있음
  - Tukey, Bonferroni, Scheffé 등처럼 다중비교 보정이 포함된 방법을 선택

4) 대표 사후검정 종류와 선택 기준

(1) Tukey's HSD: 모든 쌍 비교에 보정이 포함되어 1종 오류를 잘 통제

- 등분산이 만족될 때 자주 사용
- 분산분석(ANOVA) 후 사후검정을 위한 통계방법에서 가장 많이 사용

(2) Bonferroni: 보정이 매우 보수적이라 집단 수가 많을 때 유용

(3) Scheffé: 표본 수가 적거나 집단 수가 많을 때 사용되는 더 보수적인 방법

(4) Duncan: 민감도가 높아 작은 차이도 유의로 잡을 수 있음

- 타이트한 검정 필요시 고려

(5) Games-Howell: 등분산 가정이 위배될 때 많이 선택

(6) LSD: 모든 쌍대 비교를 수행하지만 오차 비율을 수정하지 않음

5) SPSS에서의 실행 흐름

- 실행 순서 : 분산분석 → 사후분석(H) → Tukey 또는 Scheffé 선택
  - 메뉴에서 사후분석을 함께 실행
- 결과는 집단별 평균 · 표준편차와 함께 '다중비교' 표로 쌍별 p값을 확인해 해석
- 결과는 "A, B, C 중 차이가 있다" → "A 〉 C, B와는 차이가 없다"처럼
  - '스토리' 형태로 연결해 서술하는 방식 권장
- 사후검정 결과가 사전 검정과 다를 수 있음
  - 가정(정규성 · 등분산)과 데이터 특성에 맞는 방법 선택이 중요

중요 내용

◑ 복합표본 교차분석 : Rao-Scott test

- 국가통계처럼 층화 · 집락추출 등 복합표본 설계가 적용된 데이터
- 피어슨의 카이제곱(χ^2) 검정의 복합표본 설계에 맞게 조정한 형태
  - 복합표본 교차분석은 Rao-Scott test를 사용이 적절
  - 결과는 F(또는 F-유사 값)로 제시하는 것이 일반적
    예) 국민건강영양조사

◑ 분산분석(ANOVA) 후 사후검정 수행 이유

- ANOVA가 "집단 간 평균에 차이가 있다"는 전반적 유의성을 확인한 뒤
  - 이에 차이가 유의하면 '사후검정(사후비교)'을 추가로 수행
  - 구체적인 집단 간 차이를 확인
- 분산분석((ANOVA) 후 사후검정을 위한 통계방법에서 가장 많이 사용

◑ 사후검정 종류와 선택 기준

- Tukey's HSD : 모든 쌍 비교에 보정이 포함되어 1종 오류를 잘 통제
  - 등분산이 만족될 때 자주 사용
- Scheffé: 표본 수가 적거나 집단 수가 많을 때 사용되는 더 보수적인 방법
- Duncan: 민감도가 높아 작은 차이도 유의로 잡을 수 있음
  - 타이트한 검정 필요시 고려

5.8 건강관련 삶의 질 지표 : EQ-5D 및 HINT-8

1) 건강관련 삶의 질(Health-Related Quality of Life, HRQoL)

- 집단의 건강수준을 측정하는 지표로 유병률과 사망률의 예측치로 이용
- 보건의료 정책을 계획하고 평가하는 데에 의사결정의 중요한 정보로 활용
- 일반 인구집단 뿐만 아니라, 여러 임상에서 신뢰도와 타당도를 검증받은 도구
- 설문조사 기반 평가
- 신체 · 정신 · 사회적 건강 등 여러 차원에서 개인이 느끼는 '건강 관련 삶의 질'
  - 주관적으로 평가하는 개념

2) 건강관련 삶의 지표 : EQ-5D

(1) 건강관련 삶의 질(Health Related Quality of Life) EQ-5D

- 건강관련 삶의 질 지표로는 EQ-5D(또는 EQ-5D 지수)가 가장 널리 활용

- 국민 건강영양조사(KNHANES), 지역사회건강조사 등
  - EQ-5D는 주관적 건강상태를 5차원으로 종합해 산출
- 삶의 질 평가도구 EQ-5D
  - 5차원(5개 건강 영역) : 운동능력, 자기관리, 일상활동, 통증/불편, 불안/우울
  - 종합한 건강관련 삶의 질 지표로 국내 활용 자료
- 수치가 1에 가까울수록 건강관련 삶의 질이 높다고 설명
  - 가중치를 적용해 환산한 수치로 수치가 높을수록 건강관련 삶의 질이 높다고 판단

(2) EQ-5D의 예시

- 질병관리청 국가건강조사포털에서 EQ-5D 지수(지표)
  - 연도별 전국 · 시도 · 시군구 수준의 값을 제공
  - 2019년 기준 서울 0.953, 부산 0.956, 대전 0.967 등 지역별 점수 예시가 제시
- KOSIS(국가통계포털)에서도 EQ-5D 지표를 지역별로 시각화해 제공
  - 2019년 범례 기준으로 〈0.950, 0.950~0.955, … 등 구간으로 구분

3) 건강관련 삶의 질(HINT)-8 = HRQOL 지표

(1) 건강관련 삶의 질(HINT)-8

- HINT-8은 EQ-5D 보다 천장효과가 낮아 한국인의 건강상태를 더 정확히 반영 가능
  - HINT-8 = 한국형 건강관련 삶의 질(Health-Related Quality of Life, HRQOL)
- 국민건강영양조사(NHANES)에서 건강관련 삶의 질을 측정하기 위해 개발
  ☞국민건강영양조사(NHANES) : National Health and Nutrition Examination Survey
- 국민건강영양조사 등 대규모 자료에서 고령자, 중장년 건강상태의 평가 활용

(2) HINT-8의 측정도구

- HINT-8은 8개 항목으로 구성된 HRQOL 측정도구
- 각 항목은 4개 수준으로 건강상태 평가
  - 4개 건강 영역(신체, 정신, 사회, 긍정적 건강) 바탕
  - 8개 항목 구성 : 계단오르기, 통증, 기운, 일하기, 우울, 기억, 수면, 행복

- HINT–8은 점수가 1에 가까울수록 '건강상태가 더 좋다' 를 의미
  - 1은 '최우수 건강(완전 건강)', 8은 '최악 건강(최악 상태=죽음)' 나타내는 수준 척도
- HINT–8은 건강효용지수로 산출
  - 0(죽음) – 1(완전 건강) 사이의 연속 지수

  예 1) 20대(19~29) 건강관련 삶의 질 수준을 측정한 연구 소개
  - HINT–8 Index 0.84가 보고

  예 2) HINT–8은 중장년(40~64세) 대상자에서 질병이환과 건강관련 삶의 질 (HRQoL)
  - 이에 영향을 주는 요인을 가구형태(1인가구/다인가구)별로 비교한 연구
  - 이에 제시된 결과를 가리키는 지표로 확인

☞ 천장효과의 의미

- 실험 처치가 매우 효과적이거나 검사의 난이도가 너무 낮아
  - 검사에 응한 모든 대상자들이 매우 높은 점수를 얻은 것

  예) 국어문제가 너무 쉬워 집단에 모든 대상자들이 모든 문제를 맞춘 경우

중요 내용

◑ 건강관련 삶의 질(Health–Related Quality of Life, HRQoL)

- 집단의 건강수준을 측정하는 지표로 유병률과 사망률의 예측치로 이용
- 임상에서 신뢰도와 타당도를 검증받은 도구
- 건강이 개인의 신체 · 정신 · 사회적 안녕을 얼마나 유지하는지(주관적 평가)를 반영하는 지표
- 치료 · 예방의 효과를 수명 · 합병증뿐 아니라 삶의 질 향상까지 함께 평가하는 데 활용

◑ 건강관련 삶의 질(EQ–5D)

- 건강관련 삶의 질 지표로 EQ–5D(또는 EQ–5D 지수)가 가장 널리 활용
- 국민 건강영양조사 · 지역사회건강조사 등
  - 주관적 건강상태를 5차원으로 종합해 산출
  - 운동능력, 자기관리, 일상활동, 통증/불편, 불안/우울 : 5차원
  - 종합한 건강관련 삶의 질 지표로 국내 활용 자료
- 수치가 1에 가까울수록 건강관련 삶의 질이 높다고 설명

◑ 건강관련 삶의 질(HINT)–8 = HRQOL

- HINT–8은 EQ–5D 보다 한국인의 건강상태 더 정확히 반영
- 국민건강영양조사에서 건강관련 삶의 질을 측정 위해 개발
  - 8개 항목으로 구성된 HRQOL 측정도구
- 각 항목은 4개 수준(신체, 정신, 사회, 긍정적 건강)으로 건강상태 평가
- 8개 항목 : 계단오르기, 통증, 기운, 일하기, 우울, 기억, 수면, 행복
  - 0(죽음) – 1(완전 건강) 사이의 연속 지수

표 7-24 연속형 확률분포의 용도

분포	용 도
정규분포	• 모분산(σ^2)을 알고 있는 경우 – 모평균의 검정 및 추정 • 모분산은 모르지만 표본의 크기가 큰 경우(n≥30) – 모평균의 검정 및 추정
t-분포	• 두 집단 간에 어떤 특성의 평균값에서 차이 검증 • 독립성유무 검정 • 모분산을 모르는 경우 • 모평균의 검정 및 추정
χ^2-분포=교차분석 (카이제곱분포)	• 두 범주형 변수 간의 적합도 측정 • 가설을 검증하기 위한 수단 • 빈도수가 5 이하일 때 Fisher's Exact Test 사용 • 분할표에 의한 적합도 검정, 독립성 검정 및 동일성 검정 – 적합도 검정 : 단일 표본이 기대 분포와 얼마나 일치하는지 – 독립성 검정 : 두 범주형 변수가 서로 독립적인지 – 동질성 검정 : 여러 집단의 분포가 동일한지를 확인 • 모분산의 검정 및 추정
분산분석(ANOVA)	• 세 집단 이상의 평균차이 비교 • 분산분석표에서 회귀모형의 유의성 검정
사후검정 (Post-hoc test)	• 분산분석의 사후분석은 분석분석(ANOVA)에서 유의한 결과 도출시 – 어떤 집단간 평균이 다른지 확인 절차
F-검정	• 두 표본의 분산 비교 또는 여러 표본의 분산비 비교시 – 사용하는 통계 검정, 검정통계량이 F-분포를 따름 • F-검정은 등분산 검정, 분산분석(ANOVA) 및 회귀모형 유의성 검정 등 사용

표 7-25 이산확률분포 및 연속확률분포

이산확률분포	연속확률분포
• 베르누이분포 • 이항분포 • 포아송분포	• 정규분포 • t 분포 • x^2-분포 • F 분포

표 7-26 ANOVA, T-test 및 F-test의 비교

ANOVA(분산분석) 및 T-test(검정)	F-test(검정)
• ANOVA(분산분석) – ANOVA는 세 개 이상 집단의 평균 차이를 집단 간 · 집단 내 분산의 비율(F)로 검정 – ANOVA는 '차이가 있다'만 알려주므로 유의하면 사후분석으로 어느 집단이 다른지 확인	• F-test – F-test는 두 집단(또는 여러 집단)의 분산이 동일한지 여부를 판단하는 가설검정 – 검정 통계량이 귀무가설 하에서 F분포를 따름 • **회귀모형의 F-검정** : 모형의 적합도 – 회귀모형의 F-검정은 '모형 전체가 통계적으로 유의미하게 설명력을 가진다'는지(모형 적합도)를 판정에 사용 – F-검정은 모형 전체가 독립변수들로 종속변수를 설명할 수 있는지를 판정 • F-test의 **귀무가설 검정** ▶귀무가설은 모든 회귀계수가 0(설명력이 0) – 대립가설은 설명력이 0이 아님으로 설정 ▶F-test에서 모형의 설명력이 0(모든 회귀계수가 0)이라는 귀무가설을 기각했다면 – 모형이 통계적으로 유의미하게 설명력 가짐
• T-test : 두 집단(2개 요인) 평균 비교 – T-test와 F-test는 집단 간 평균(또는 분산) 차이를 검정시 함께 쓰이는 가설검정 도구 – F-test로 분산이 같은지 먼저 확인 후 T-test를 선택 • ANOVA : 세 집단 이상 평균 모두 동일한지 – 한번에 비교(검정) • **일원**(One-way) ANOVA: 독립변수 1개일 때 – 3개 이상 집단 평균 비교 • **이원**(Two-way) ANOVA : 독립변수(요인) 2개 이상일 때 – 요인간 상호작용 효과도 함께 검정	

Fisher's exact test(피셔의 정확검정)

◑ Fisher's exact test(피셔의 정확검정) 사용하는 경우
- 셀 기대빈도(또는 기대도수)가 5 미만인 셀이 많을 경우
  - 카이제곱 검정(χ^2) 대신 Fisher 검정을 권장
- 전체 셀의 20% 이상이 5 미만이면 Fisher 검정을 사용

◑ Fisher's exact test(피셔의 정확검정)의 의미
- 2×2(또는 그에 준하는 분할표)에서 두 범주형 변수의 독립성(연관성)을 검정할 경우
  - 셀 기대빈도가 작아 카이제곱 검정의 정규 근사가 불안정할 경우
  - 사용하는 '정확한' 검정

◑ Fisher의 정확검정 : 귀무가설 검정시 p값
- Fisher의 정확검정은 행 변수와 열 변수가 독립적이라는 귀무가설(H0)을 검정시
  - 모든 표본 크기에 대해 p-값이 '정확'하게 계산
- 특히 2×2 분할표에서 가장 흔히 사용

6 표본분포(Sampling distribution)

6.1 표본분포의 개념

- 표본분포란 주어진 모집단으로부터 확률적으로 뽑힌 동일한 크기의 여러 표본들로부터 얻어짐
- 어떤 통계량에 의해 추정될 수 있는 모든 가능한 값들의 분포를 그 통계량의 표본분포라고 함

◐ 표본분포는 다음 과정을 거쳐 구성

- 크기가 N인 유한 모집단으로부터 뽑을 수 있는 크기 n인 가능한 모든 표본을 확률적으로 뽑음
- 모든 표본에 대해 관찰의 대상이 되는 표본평균, 표본분산 및 표본비율 등의 통계량을 산출
- 통계량의 관찰치를 순서대로 기록하고 관찰치를 가지는 표본의 수 기록

◐ 표본분포의 특성을 파악하기 위해 표본의 산술평균으로 구성되는 예

- 모집단의 변수가 1, 3, 5, 7, 9이니 모집단이 있다고 할 경우
- 모수인 평균(μ), 분산(σ^2) 및 표준편차(σ)를 구하면?

표 7-27 모집단의 평균과 분산

구분	X_i	$X_i-\mu$	$(x_i-\mu)^2$
1	1	−4	16
2	3	−2	4
3	5	0	0
4	7	2	4
5	9	4	16
계	25	0	40

☞ 풀이 : 모평균 $\mu = \dfrac{\Sigma x_i}{N} = \dfrac{25}{5} = 5.0$

모분산 $\sigma^2 = \dfrac{\Sigma(x_i - \mu)^2}{N} = \dfrac{40}{5} = 8.0$

예) – 모집단으로부터 복원추출법으로 표본의 크기 n=2인 확률표본을 추출할 경우

– 추출가능한 표본의 수 : 모집단의 크기(N=4), 표본의 크기(n=2)

→ $N^n=5^2=25$

– 추출된 표본의 평균과 분산(표 7-27)

표 7-28 각 표본의 평균, 분산 및 확률

표본	표본평균($\overline{X}_i$)	표본분산(S_i^2)	확률(pi)
(1,1)	1	0	1/25
(1,3)	2	2	1/25
(1,5)	3	8	1/25
(1,7)	4	18	1/25
(1,9)	5	32	1/25
(3,1)	2	2	1/25
(3,3)	3	0	1/25
(3,5)	4	2	1/25
(3,7)	5	8	1/25
(3,9)	6	18	1/25
(5,1)	3	8	1/25
(5,3)	4	2	1/25
(5,5)	5	0	1/25
(5,7)	6	2	1/25
(5,9)	7	8	1/25
(7,1)	4	18	1/25
(7,3)	5	8	1/25
(7,5)	6	2	1/25
(7,7)	7	0	1/25
(7,9)	8	2	1/25
(9,1)	5	32	1/25
(9,3)	6	18	1/25
(9,5)	7	8	1/25
(9,7)	8	2	1/25
(9,9)	9	0	1/25
계	125	200	x1.0

1) 표본분포의 정의

- 표본분포 : N(25개)의 표본평균 또는 표본분산이 이루는 분포
- 평균의 표본분포 : 각 표본의 평균으로 이루어지는 분포
- 분산의 표본분포 : 각 표본의 분산으로 이루어지는 분포

예) – 평균 및 분산의 표본분포를 각각 평균치 및 분산값에 따라 확률분포표 작성 시 다음과 같음
– 이들이 나타날 수 있는 일정한 확률을 부여할 수 있음

표 7-29 표본평균 $\overline{X}$의 확률분포표

$\overline{X}$	1	2	3	4	5	6	7	8	9
$p(\overline{X})$	1/25	2/25	3/25	4/25	5/25	4/25	3/25	2/25	1/25

표 7-30 표본분산 S^2의 확률분포표

s^2	0	2	8	18	32
$P(s^2)$	5/25	8/25	6/25	4/25	2/25

2) 표본추출 변동

- 표본추출 변동은 표본평균이나 표본분산과 같은 표본통계량은 어떠한 표본이 추출되었는가에 따라 각각 다른 값을 갖게 되는데 이와 같은 차이를 의미
- 그러나 표본통계량 각각의 값에 대한 확률은 계산할 수 있음
- 표본통계량은 일종의 확률변수
- 표본통계량의 분포는 확률분포로 이것이 표본분포임

(1) 표본평균들의 산술평균

$$E(\chi) = \Sigma[(\text{표본평균})\times(\text{확률})]$$
$$= 1(1/25)+2(2/25)+3(3/25)+4(4/25)+5(5/25)+6(4/25)+7(3/25)+8(2/25)+9(1/25)$$
$$= \frac{60-70}{5} = 8.0$$

(2) 표본분산들의 산술평균

$$E(s^2) = \Sigma[(\text{표본분산})\times(\text{확률})]$$
$$= 0(5/25)+2(8/25)+8(6/25)+18(4/25)+32(2/25)$$
$$= \frac{200}{25} = 8.0$$

◑ 표본의 통계량으로부터 모수 추정 가능

① 모집단 평균과 표본평균들의 산술평균 동일

- 5개로 구성된 모집단의 평균(μ) : 5.0
- 표본평균들의 산술평균 : 5.0

② 모분산과 표본분산들의 산술평균 동일

- 모분산(σ^2) : 8.0
- 표본분산들의 산술평균($\mu_s{}^2$) : 8.0

☞ 의미

- 표본의 통계량으로부터 모수를 추정하는 것이 가능하다는 것 제시

(3) 표준오차(Standard error) : 표본분포의 표준편차

- 한 모집단으로부터 동일한 크기의 모든 확률표본 추출 후
- 표본통계량을 계산할 경우
  - 이 표본통계량으로부터 이루어지는 표본분포의 표준편차
- 표본에 대한 신뢰도를 나타내는 중요한 의미

예) 표본평균치들로부터 편차와 편차의 제곱을 계산하여 분산을 구하면?

풀이) $\sigma_x{}^2 = \dfrac{(x_i - \mu_{\bar{x}})^2}{N}$ (N은 표본의 수)

$$= \frac{100}{25} = 4.0$$

σ^2 : 8.0이고 이것을 표본의 크기 n으로 나누면

$$\frac{\sigma^2}{n} = \frac{8.0}{2} = 4.0$$

- 표본분포의 분산은 모집단의 분산을 표본의 크기로 나눈 값과 동일

$$\sigma_{\bar{x}}{}^2 = \frac{\sigma^2}{\sqrt{n}}$$

- 이것으로부터 표준편차(표준오차) 구함

$$\sigma_{\bar{x}} = \frac{\sigma^2}{\sqrt{n}}$$

표준오차 표본분포의 표준편차

- 한 모집단으로부터 같은 크기의 모든 확률표본 추출 후
- 표본통계량을 계산할 경우 이 표본통계량으로부터 표본분포의 표준편차

(4) 중심극한정리(Central limit theorem)

- 정규분포를 나타내는 모집단에서 뽑은 표본들의 평균의 표본분포
  - 정규분포함
- 모집단의 분포에 관계없이 표본의 크기 n이 증가함에 따라 평균의 표본분포
  - 점차 정규분포함
- 이를 중심극한정리라고 함

6.2 표본평균의 분포

- 표본평균의 분포는 표본분포 중에서 가장 널리 사용되는 분포
- N개의 모집단에서 크기가 n인 구성된 표본을 추출할 경우

1) 표본평균치의 평균 및 분산

(1) 복원추출일 경우

$$\mu_{\bar{x}} = \frac{\Sigma X_i}{N^n} = \mu$$

$$\sigma_{\bar{x}} = \frac{\Sigma(X_i - \mu)^2}{n} = \frac{\sigma}{n}$$

$\sigma_{\bar{x}} = \sigma/\sqrt{n}$: 평균의 표준편차 또는 표준오차

(2) 비복원추출일 경우

$$\mu_{\overline{X}} = \frac{\Sigma X_i}{\binom{N}{n}} = \mu$$

$$\sigma_{\overline{X}} = \frac{\Sigma(X_i - \mu_{\overline{X}})^2}{\binom{N}{n}} = \frac{\sigma}{n} \cdot \frac{N-n}{N-1}$$

- (N−n)/(N−1) : 유한모집단 보정계수(finite population correction factor)
- n/N≤0.05일 경우 : 일반적으로 생략

예) – 연령이 2세, 4세, 6세, 8세로 구성된 모집단

– 이 모집단에서 2명의 표본들을 뽑아 연령의 평균치 표본분포를 구하면?

– 모집단의 평균과 분산은 다음과 같음

$$\mu = \frac{\Sigma X_i}{N} = \frac{2+4+6+8}{4} = 5$$

$$\sigma^2 = \frac{\Sigma(X_i - \mu)^2}{N} = \frac{(2-5)+(4-5)+(6-5)+(8-5)}{4} = \frac{20}{4} = 5$$

표 7-31 n=2인 모든 가능한 표본 추출

		1차 추출			
		2	4	6	8
2차 추출	2	(2, 2) 2	(2, 4) 3	(2, 6) 4	(2, 8) 5
	4	(4,2) 3	(4, 4) 4	(4, 6) 5	(4, 8) 6
	6	(6,2) 4	(6, 4) 5	(6, 6) 6	(6, 8) 7
	8	(8,2) 5	(8, 4) 6	(8, 6) 7	(8, 8) 8

* 대각선 바깥을 추출순서에 따른 비복원 추출
* ( )아래의 수는 평균연령

표 7-32 평균연령의 표본분포

평균연령($\bar{X}$)	돗수{f($\bar{x}$)}	상대돗수
2	1	1/16
3	2	2/16
4	3	3/16
5	4	4/16
6	3	3/16
7	2	2/16
8	1	1/16
합 계	16	16/16=1

풀이) – 가능한 모든 표본의 수 : $N^n=4^2=16$

– 이들 표본의 평균연령과 분산은 다음과 같음

$$\mu_{\bar{x}} = \frac{\Sigma X_i}{N^n} = \frac{2+3+3+4+\cdots+8}{16} = \frac{80}{16} = 5$$

$$\sigma_{\bar{x}}^{2} = \frac{(X_i-\mu_{\bar{x}})^2}{N^n} = \frac{(2-5)^2+(3-5)^2+(3-5)^2+\cdots+(8-5)^2}{16} = \frac{40}{16} = 2.5$$

$$\sigma_{\bar{x}}^{2} = \frac{\sigma^2}{n} = \frac{5}{2} = 2.5$$

2) 표본평균 분포의 중요 내용

(1) 정규분포를 하는 모집단에서 추출한 표본의 분포의 특성

- 표본평균 $\overline{X}$는 정규분포를 함
- 표본평균의 분포는 평균 $\mu_{\bar{x}}$는 모집단의 평균과 동일
- 표본평균의 분포는 분산 $\sigma_{\bar{x}}^{2}$은 모집단의 분산을 표본의 크기로 나눈어 준 것과 동일

(2) 모집단이 반드시 정규분포할 필요가 없는 이유

- 중심극한정리에 의하면 모집단이 정규분포를 하지 않을 경우
- 그 표본이 클 경우($n \geq 30$) 표본의 통계량
  – 정규분포를 하는 모집단에서 뽑은 표본의 분포의 통계량과 동일한 결과

(3) 중심극한정리

- 평균이 μ, 표준편차 σ인 모집단에서 표본수가 30보다 큰($n \geq 30$) 표본 추출시
  – 대략적인 정규분포함
  – 표본평균의 분포는 평균 : μ, 표준편차 : $\sigma/\sqrt{n}$

(4) 비복원추출인 경우

- 순서를 고려하지 않았을 경우 표본의 수는 대각선의 위 또는 아래의 것

  $\rightarrow \binom{N}{n} = \binom{4}{2} = 6$

☞ 이들 6개의 평균 연령의 평균과 분산은 다음과 같음

$$\mu_{\bar{X}} = \frac{\Sigma X_i}{\binom{N}{n}} = \frac{3+4+5+5+6+7}{6} = \frac{30}{6} = 5$$

$$\sigma_{\bar{x}}^2 = \frac{\Sigma(X_i - \mu_{\bar{x}})^2}{\binom{N}{n}} = \frac{(3-5)^2+(4-5)^2+(5-5)^2+(5-5)^2+(6-5)^2+(7-5)^2}{6} = \frac{10}{6}$$

$$\sigma_{\bar{x}}^2 = \frac{\sigma^2}{n} \cdot \frac{N-n}{N-1} = \frac{5}{2} \cdot \frac{4-2}{4-2} = \frac{10}{6}$$

- 만일 $n/N \le 0.05$ 즉 N=10,000이고 n=5일 경우
- (N−n)/(N−1)=(10,000−5)/(10,000−1)=0.0005≒1 이므로
- 유한모집단 보정을 해 주지 않음

6.3 표본비율의 분포

1) 표본비율의 개념

- 한 모집단에서 어떤 특성을 지닌 개체의 비율 p를 추정하기 위해 표본이 추출됨
- 그 특성을 지닌 개체 : 1, 그렇지 않은 개체 : 0 부여
- 0과 1의 평균 : 그 특성을 지닌 원래 모집단의 비율 p
- 그 특성을 지닌 표본의 개체수 m : 평균 np, 분산 np(1−p)인 이항분포 b(n, p)를 함
- 그 특성을 지닌 표본의 비율 : m/n

  * $E(\hat{p}) = E(\frac{m}{n}) = \frac{1}{n}E(m) = \frac{1}{n} \cdot np = p$

  * $Var(\hat{p}) = Var(\frac{m}{n}) = \frac{1}{n^2}Var(m) = \frac{1}{n^2} \cdot np(1-p) = \frac{p(1-p)}{n}$

2) 표본비율의 분포

- 평균 = p(모집단의 비율), 표준편차 = $\sqrt{p(1-p)/n} = \sigma\hat{p}$
- 중심극한 정리의 의거 : 표본수 n이 증가하면 $\hat{p}$의 분포는 대략적 정규분포함

예) − 40대의 38%가 흡연자

− 40대 인구 중 300명을 대상으로 조사한 결과

− 흡연비율이 36%에서 40%사이일 확률은 얼마인가?

$$p(0.36<\hat{p}<0.40)$$

$$=P\left(\frac{0.36-0.38}{\sqrt{(0.38\times0.62)/300}}<\frac{\hat{P}-0.38}{\sqrt{(0.36\times0.62)/300}}<\frac{0.40-0.38}{\sqrt{(0.38\times0.62)/300}}\right)$$
$$=p(-0.71<z<0.71)$$
$$=0.2611+0.2611$$
$$=0.5222$$

중요 통계 기법

◐ t-검정 : 2개 집단 차이 비교
- 2개의 독립적 집단에 대한 평균 차이 분석

◑ **분산분석(ANOVA) : 3개 이상 집단에서 평균 차이 검정**
- 분산분석은 3개 이상 집단에서 평균 차이를 검정
- 일원 분산분석(독립변수 1개, 종속변수 1개)
- 이원 분산분석(독립변수 2개, 종속변수 1개)

◑ **카이제곱 검정(χ^2 검정) = 교차분석 : 적합도, 독립성, 동질성 검정**
- **관찰된 빈도가 기대되는 빈도와 의미있게 다른지의 여부를 검정**
  - 자료가 빈도로 주어졌을 때 특히 명목척도 자료의 분석에 이용
- **적합도 검정**
  - 하나의 범주형 변수에 대해 검정을 시행
  - 실험에서 실제로 얻어진 관측값들의 분포가 예상한 이론의 분포와 같은지 검정하는 방법(실제 분포 대 이론적 분포)
- **독립성 검정**
  - 2개의 범주형 변수에 대해 검정을 시행
  - 연속형 변수 사이의 관계를 알아볼 때 쓰는 방법이 상관분석
- **동질성 검정**
  - 두 변수 중 한 변수의 그룹에 관심이 있음
  - 각 그룹의 확률분포가 동일한지 알고 싶을 경우

◐ 상관분석(Correlation analysis)
- 어떤 변수들 간의 상관관계가 유의미한지 알기 위해 상관분석 사용
- 상관분석은 두 변수 간에 어떤 선형적 관계를 갖고 있는 지 분석 방법
- 두 변수는 서로 독립적인 관계이거나 상관된 관계일 수 있음
  - 이때 두 변수간의 관계의 강도를 상관계수라 함
- 상관분석에서는 상관관계의 정도를 나타내는 단위로 r를 사용

◐ 상관계수(Correlation coefficient) : r
- 상관관계의 정도를 파악하는 상관계수
  - 두 변수간의 연관된 정도를 나타낼 뿐임
  - 인과관계를 설명하는 것은 아님
- 두 변수간에 원인과 결과의 인과관계가 있는지는 회귀분석을 통해 파악
  - 회귀분석 : 인과관계의 방향, 정도 및 수학적 모델을 확인해 볼 수 있음

◐ 회귀분석의 결정계수(Coefficient of determination) = R 제곱 = R^2
- 결정계수의 값은 0에서 1사이에 있음
- 종속변인과 독립변인 사이에 상관관계가 높을수록 1에 가까워짐
- 결정계수가 0에 가까운 값을 가지는 회귀모형은 유용성이 낮음
  - 결정계수의 값이 클수록 회귀모형의 유용성이 높음
- 최소제곱법을 활용한 선형회귀분석
  - 종속변수의 분산 중에서 독립변수로 설명되는 비율을 의미
  - 통계 모델로 대상을 얼마나 잘 설명할 수 있는가를 숫자로 나타냄
- 회귀분석 모형(즉 독립변수들)이 종속변수를 얼마나 설명하냐를 보여주는 계수
  - 회귀직선의 적합도(goodness-of-fit)를 평가
  - 종속변수에 대한 설명변수들의 설명력을 알고자 할 때 결정계수(R^2)를 이용

◐ **일원배치 분산분석(ANOVA) : F-검정 → 3개 이상 집단 간 평균 차이 비교**
- 3개 이상 집단 간의 평균 차이가 유의미한지 비교
  - 분산분석은 F-검정을 사용하여 평균의 동질성 통계적으로 검정

◐ **이원분산분석 : 독립변수가 2개인 경우 집단간 평균 비교**
- 독립변수가 2개인 경우 집단간 평균 비교를 하는 분석방법

◐ 회귀분석(regression analysis)
- 관찰된 연속형 변수들에 대해 두 변수 사이의 모형을 구한 뒤
  - 적합도를 측정해 내는 분석방법
- 회귀분석은 시간에 따라 변화하는 데이터나 어떤 영향, 가설적 실험
  - 인과관계의 모델링 등의 통계적 예측에 이용될 수 있음
  - 회귀분석은 변수간 인과성을 확인하는 방법이 아님
  - 변수간 연관성을 확인방법으로 인과성 규명은 결정계수 접근이 필요

◐ 다중회귀분석(Multiple regression analysis)
- 다중회귀분석 = 종속변수(1개) + 독립변수(2개 이상)인 경우
  - 분석 대상으로 하는 회귀분석 방법의 일종
- 여러개의 독립변수가 종속변수에 어떻게 영향을 미치는지 분석하는 통계방법
- 구간척도 및 비율척도의 연속형 자료로 분석

◐ 로지스틱 회귀분석(Logistic regression)
- 종속변수가 범주형이면서 0 또는 1인 경우 사용하는 회귀분석

◐ 교차비(Odds ratio, OR)
- 두 범주형 변수간의 상관관계를 설명하기 위해 사용되는 측정치

◐ 95% 신뢰구간(Confidence interval, CI)
- 100번의 동일한 표본조사를 진행시
  - 최소한 95% 이상은 신뢰구간 안에 평균값이 포함됨

◐ 더미변수(Dummy variable)
- 회귀분석에서 범주형 변수는 더미변수로 재코딩하여 변수로 투입함
- 변수의 값이 0 또는 1처럼 2개의 값을 가지고 있을 경우
  - 남자 : 0, 여자 : 1 값을 부여하면
  - 성별은 더미변수가 됨 : 범주의 개수−1=더미변수 개수

◐ F-검정
- 두 개 이상의 집단 간의 분산 차이를 검증하는 통계
- F-검정은 등분산 검정, 분산분석(ANOVA), 회귀모형 유의성 검정 등 사용

실전문제

1. 이산확률분포에 해당되는 것은?

① F 분포　② x^2분포　③ t 분포
④ 정규분포　⑤ 이항분포

2. t-분포의 성질에 해당되는 것은?

① n이 충분히 크면 표준정규분포 N(0, 1) 따름
② 평균에 관해 대칭인 항아리형 분포
③ 모분산 알고 있는 경우 모평균의 검정과 추정
④ 분할표에 의한 독립성 검정
⑤ 두 모집단의 모분산의 비교검정

3. x^2-분포의 사용용도로 옳은 것은?

① 모평균의 검정과 추정
② 표본크기 큰 경우 모평균의 검정
③ 모분산의 검정과 추정
④ 분산분석표의 회귀모형 유의성 검정
⑤ 상관유무 검정

4. 정규분포에 대한 내용으로 틀린 것은?

① 일명 가우스분포라고 함
② 평균과 중위수는 일치
③ 첨도는 중등도
④ 중심에서 멀수록 발생확률 커지는 곡선 모양
⑤ 연속변수들의 확률분포는 평균 중심으로 좌우 대칭

5. 두 변수간의 상호변동관계를 나타내는 도표는?

① 도수다각형　② 산점도　③ 히스토그램
④ 선그래프　⑤ 원그래프

정답　1. ⑤　2. ①　3. ③　4. ④　5. ②

실전문제

6. 21, 38, 45, 38, 10, 38, 15, 38의 최빈수는?

① 45 ② 38 ③ 21
④ 15 ⑤ 10

7. 산포도에 해당되지 않는 것은?

① 표준편차 ② 분산 ③ 변이계수
④ 범위 ⑤ 중위수

8. 한 변수의 측정값들이 평균을 중심으로 떨어져 있는 정도를 표시한 값은?

① 분산 ② 중위수 ③ 범위
④ 최빈수 ⑤ 변이계수

9. 7, 12, 16, 20, 23, 26, 29 일 경우 범위는 얼마인가?

① 16 ② 20 ③ 26
④ 22 ⑤ 23

10. 자료를 크기 순서대로 나열했을 때 가장 중앙에 오는 값은?

① 최빈수 ② 범위 ③ 중위수
④ 편차 ⑤ 평균

11. 대표치에 해당되지 않는 것은?

① 산술평균 ② 표준편차 ③ 최빈수
④ 평균 ⑤ 중위수

12. 막대그래프에 대한 내용으로 틀린 것은?

① 이산변수 ② 명목척도 ③ 서열척도
④ 질적 측정자료 ⑤ 비율척도

정답 6. ② 7. ⑤ 8. ① 9. ④ 10. ③ 11. ② 12. ⑤

제**8**장

추론통계학

08

▣ 추론통계학의 개념

- 모수/통계량
- 추정이해/목적/종류
- 점추정/구간추정

▣ 가설검정

- 가설검정 의미/분류/오류
- 검정력/유의수준/유의확률
- 채택영역/기각영역/검정방법
- 단일표본/두 표본 가설검정

제 8 장

추론통계학

1 추론통계학의 개념

- 표본의 정보를 기초로 모집단의 특성을 추정하는 것
  - 표본의 통계량을 기준으로 모수를 규명하는 것
- 추정치에 대한 가설검정
- 추측통계학의 기본적 개념은 모수와 통계량
- 모수나 통계량 중에서 가장 많이 사용되고 있는 것
  - 평균, 분산, 표준편차, 비율 등

1.1 모수와 통계량

1) 모수(Parameter) : 모집단

- 모집단의 특성을 수치로 나타낸 것

  예) 평균(μ), 분산(δ^2), 비율(P), 표본갯수(N)

2) 통계량(Statistics) : 표본

- 표본의 특성을 수치로 나타낸 것
  - 평균($\overline{X}$), 분산(S^2), 비율($\hat{P}$), 표본갯수(n)

예) – 표본의 평균($\overline{X}$)을 이용하여 모집단의 평균(μ)을 예측하는 경우

– 표본의 분산(S^2)을 기준으로 모집단의 분산(σ^2) 규명

1.2 모수와 통계량의 특성비교(표 8-1)

표 8-1 모집단과 표본의 특성 비교

부호 \ 구분	모집단의 특성(모수)	표본의 특성(통계량)
평균	μ	$\overline{X}$
분산	σ^2	S^2
비율	P	$\hat{P}$
표본갯수	N	n

모수와 통계량의 차이

- 모수(parameter) : 모집단의 특성을 수치로 나타낸 것
- 통계량(statistics) : 표본의 특성을 수치로 나타낸 것

2 추정의 이해

2.1 추론의 목적

- 표본의 정보를 기초로 모집단의 특성을 추정하는 것
  예) 진짜 예방약 접종 집단 + 가짜 예방약 접종 집단
    - 이 두 집단간에 소아마비 환자의 발생비율 추정
    - 소아마비 예방접종의 효과 평가 가능

2.2 추정의 종류

1) 점추정(Point estimation)

- 모수의 참값을 나타내기 위해 사용되는 단일표본 통계량을 구하는 것
- 점추정을 통해 계산된 추정치가 모수를 정확히 추정한 여부는 모름
- 모비율 p의 점추정식 p가 좋은 추정치인지 여부 평가의 요인 검정

- 편이성(bias), 효율성(efficiency), 평균-자승오차(mean-square error)
- 일정성(consistency), 충분성(efficiency)

(1) 모평균의 추정

- 한 조의 혈액표본으로부터 모집단의 혈청 콜레스테롤의 평균치 추정
- 콜레스테롤의 측정치는 사용된 장비와 기술에 따라 서로 약간 차이있음

☞ 측정값이 100, 200, 300 단위라면 이들의 산술평균은?

$$\overline{X} = \frac{\Sigma X_i}{n} = \frac{100+200+300}{3} = 200$$

모평균의 점추정

$$\mu = \overline{X} \qquad \sigma_{\bar{x}} = \frac{\sigma}{\sqrt{n}}$$

($\sigma_{\bar{x}}$ 는 X의 표준오차)

(2) 불편추정치(Unbiased estimate)

- 표본평균의 확률분포를 구성하는 하나의 확률변수
  - 모집단의 평균치 μ와 동일할 수도 다를 수도 있음
  - 이러한 확률변수들의 평균치 $\mu_{\bar{x}}$는 모평균 μ와 동일

  → $\overline{X}$를 μ의 불편추정치(unbiased estimate)라고 함

2) 구간추정(Interval estimation)

- 모수를 포함한 신뢰구간을 설정함으로 추정치의 신뢰 정도 제시
- 표본평균 $\overline{X}$가 모평균 μ의 좋은 추정치이나 μ와 동일하다고 할 수 없으며 점추정치의 정확성을 평가할 수 없음
- $\overline{X}$의 표본분포를 이용하여 점추정치의 구간 설정
  - 모평균 μ가 그 구간 내에 있을 확실성의 정도를 언급할 수 있음
  - 이러한 과정을 구간추정(interval estimate)이라 함
- 평균이 μ, 표준편차인 모집단으로부터 $n \geq 30$인 표본 추출
  - 이 표본을 이용하여 모평균의 신뢰구간 설정
  - 중심극한정리에 의해 표본평균 $\overline{X}$의 분포
  - 평균이 μ, 표준편차가 $\sigma/\sqrt{n}$로 대략적인 정규분포함

- 표본분포 → 표준정규분포로 변환하여 구간 설정할 경우

$$\frac{\bar{X}-\mu}{\sigma/\sqrt{n}}=Z$$

◐ 신뢰수준

- 모평균 μ를 포함하는 z와 −z 사이의 확률을 C라 할 경우(표 8–2)
- 구간 $[X-z(\sigma/\sqrt{n})\quad X+z(\sigma/\sqrt{n})]$
  – 모평균에 대한 C×100% 신뢰구간(confidence interval)
- 구간의 끝점 $X\pm Z(\sigma/\sqrt{n})$: 신뢰한계
- Z 값 : 신뢰성계수(reliability coefficient)
- 확률 C : 신뢰수준(confidence level) 또는 신뢰계수(confidence coefficient)

표 8–2 모평균 정리

Z와 –Z 구간 → 모평균(μ) 정리
◐ $\frac{P(-z<x-\mu<z)}{\sigma/\sqrt{n}}=C$(신뢰수준)
• $P(-z(\sigma/\sqrt{n})x-\mu<z(\sigma/\sqrt{n})=C$
• $P(-x-z(\sigma/\sqrt{n})<-\mu<-x+z(\sigma/\sqrt{n})=C$
• $P[x-z(\sigma/\sqrt{n})<\mu<x+z(\sigma/\sqrt{n})]=C$

예 1) 위암환자의 평균 생존기간 추정

– 모집단이 표준편차가 25.0개월로 알려져 있음

– 위암 사망환자 100명의 평균 생존기간 $\bar{X}$=27.5개월인 경우

☞ 모평균의 95% 신뢰구간을 설정하면?

- 중심극한정리에 의해 표본평균을 대략 정규분포함
- 분포의 평균을 측정할 모평균 μ와 동일
- 분산(σ^2) : $\sigma/\sqrt{n}=25/\sqrt{100}=25$
- 95% 신뢰수준에서 Z의 값 : 확률 0.025, 0.995 지점(부록표 참조)

답 : $p[\bar{X}\ \ z(\sigma/\sqrt{n})<\mu<\bar{X}\ \ z(\sigma/\sqrt{n})=0.95$

$27.5\pm1.96\times2.5\ \rightarrow\ (22.6, 32.4)$

◑ 결론

- 위암환자의 평균생존기간이 22.6개월과 32.4개월 사이에 있다는 것
- 95% 신뢰할 수 있음

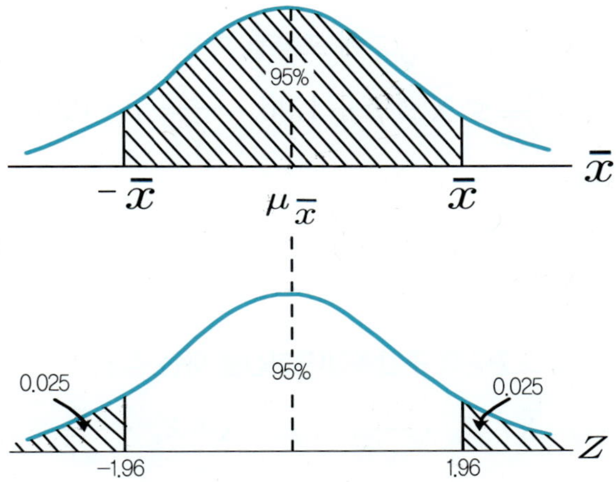

그림 8-1 모평균의 95% 신뢰구간

예 2) A지역 주민 300명을 확률추출하여 B형 간염 항체형성 여부 조사

– 결과 84명 : 양성자 판명

– 이 지역 주민의 B형 간염 항체보유율의 90% 신뢰구간은?

풀이) 중심극한정리에 의해 표본비율 $\hat{p}=m/n=84/300=0.28$

– 평균 : p, 표준편차 : $\sqrt{p(1-p)}$인 정규분포

– 표본비율 $\hat{p}$를 이용하여 모비율 p 추정해야 함

– 표준편차 : $\sqrt{p(1-p)} = \sqrt{(0.28 \times 0.72)/300} = 0.0259$

– 90%의 신뢰성계수 Z = −1.645, 1.645(부록표 참조)

– $p(\hat{p}- z\sqrt{p(1-p)/n} < p < \hat{p}+z\sqrt{p(1-p)/n} = 0.90$

◐ 답 : $0.28 \pm 1.645 \times 0.0259 = 0.237,\ 0.323$

◐ 결론

– A 지역주민의 B형 간염 항체보유율이 23.7%와 32.3% 사이에 있다는 것을 90% 신뢰할 수 있음

(1) 모평균의 구간추정 : 모분산을 아는 경우(Z)

- 모집단이 평균 μ, 분산 σ^2인 정규분포일 경우
- 표본평균 $\bar{X}$의 분포는 평균이 μ, 분산이 $\frac{\sigma^2}{n}$인 정규분포임
- 한 $\bar{X}$의 값이 구간 $\mu \pm 1.96 \cdot \frac{\sigma}{\sqrt{n}}$에 포함될 확률은 95%임

$$p(\mu - 1.96 \cdot \frac{\sigma}{\sqrt{n}} \leq \bar{X} \leq \mu + 1.96 \cdot \frac{\sigma}{\sqrt{n}}) = 0.95$$

- 이 식을 정리하면

$$p(\bar{X} - 1.96 \cdot \frac{\sigma}{\sqrt{n}} \leq \mu \leq \bar{X} + 1.96 \cdot \frac{\sigma}{\sqrt{n}}) = 0.95$$가 됨

모평균의 구간측정(모분산을 아는 경우)

$$\bar{X} - Z_{\frac{a}{2}} \cdot \frac{\sigma}{\sqrt{n}} \leq \mu \leq \bar{X} + Z_{\frac{a}{2}} \cdot \frac{\sigma}{\sqrt{n}}$$

◐ 모평균 95% 신뢰구간의 의미

- 모든 가능한 표본평균에 대해 구간공식을 적용했을 경우
  - 얻어지는 모든 가능한 구간들 중 95%의 구간들
  - 모평균 μ 포함한다는 의미

표 8-3 신뢰도와 $Z_{\frac{a}{2}}$의 값

신뢰도	$Z_{\frac{a}{2}}$
68%	1.00
90%	1.65
95%	1.96
99%	2.58

예 1) 남학생의 한달 용돈을 알아보기 위해 100명을 표본추출하여 조사

- 평균 : 20만원, 표준편차 : 5만원

1) 남학생의 한달 용돈을 점추정하면?

2) 남학생의 한달 용돈을 95%의 신뢰도로 구간추정하면?

3) 남학생의 한달 용돈을 99%의 신뢰도로 구간추정하면?

풀이) ① 남학생 한달 용돈의 점추정은 $\mu = \bar{X}$에 의하여 20만원

② 95% 구간측정은 표본의 크기가 30보다 큼

근사적으로 Z분포에 따름

$$= \bar{X} - Z_{\frac{a}{2}} \cdot \frac{S}{\sqrt{n}} \le \mu \le \bar{X} + Z_{\frac{a}{2}} \cdot \frac{S}{\sqrt{n}}$$

$$= 20 - 1.96 \cdot \frac{5}{\sqrt{100}} \le \mu \le 20 + 1.96 \cdot \frac{5}{\sqrt{100}}$$

$$= 19.02 \le \mu \le 20.98$$

③ 99%일 때 $Z_{\frac{a}{2}}$=2.575이므로

$$= 20 - 2.58 \cdot \frac{5}{\sqrt{100}} \le \mu \le 20 + 2.58 \cdot \frac{5}{\sqrt{100}}$$

$$= 18.71 \le \mu \le 21.29$$

(2) 모평균의 구간추정 : 모분산을 모르는 경우(t)

① 구간공식으로 모평균 추정시 모분산(σ^2) 모르는 경우

- 표본크기 충분히 큰 경우 : 근사적으로 Z분포 이용
- 표본크기 작은 경우 : 새로운 식 유도

② 모집단의 표준편차 σ를 모르는 경우

- 표본에서 계산된 표본의 표준편차 S를 대신 사용
- 이런 경우 표본통계량은 t통계량이라 함
- t 통계량 : 자유도가 n−1인 t 분포

모평균의 구간측정(모분산을 모르는 경우)

$$\bar{X} - t_{(n-1,\frac{a}{2})} \cdot \frac{S}{\sqrt{n}} \le \mu \le \bar{X} + t_{(n-1,\frac{a}{2})} \cdot \frac{S}{\sqrt{n}}$$

예) 여학생 한달 용돈의 점추정은 $\mu = \bar{X}$에 의하여 20만원

– 표준편차 : 5만원, 표본의 크기가 16명일 경우

– 여학생의 월평균 용돈을 95% 신뢰도로 구간추정하면?

1) 여학생의 한달 용돈을 점추정하면?

2) 여학생의 한달 용돈을 95%의 신뢰도로 구간추정하면?

풀이) ① t 분포 이용 : 자유도 = 16−1

② $\bar{X} - t_{(n-1, \frac{a}{2})} \cdot \frac{S}{\sqrt{n}} \le \mu \le \bar{X} + t_{(n-1, \frac{a}{2})} \cdot \frac{S}{\sqrt{n}}$

$= 20 - t_{(15, 0.025)} \cdot \frac{5}{\sqrt{16}} \le \mu \le 20 + t_{(15, 0.025)} \cdot \frac{5}{\sqrt{16}}$

③ t분포를 이용 $t_{(15, 0.025)} = 2.131$

$= 17.34 \le \mu \le 22.66$

표 8-4 모평균의 구간추정

모평균의 구간추정(모분산을 아는 경우)	모평균의 구간측정(모분산을 모르는 경우)
$\bar{X} - Z_{\frac{a}{2}} \cdot \frac{\sigma}{\sqrt{n}} \le \mu \le \bar{X} + Z_{\frac{a}{2}} \cdot \frac{\sigma}{\sqrt{n}}$	$\bar{X} - t_{(n-1, \frac{a}{2})} \cdot \frac{S}{\sqrt{n}} \le \mu \le \bar{X} + t_{(n-1, \frac{a}{2})}$

3) 모분산의 추정

- 대학 1학년 암등록 중간고사의 난이도 평가
- 시험성적의 분산을 알고자 하는 경우 모분산 추정
- 무한모집단의 경우
  - 표본분산(S^2)은 모분산(σ^2)의 불편추정량
  - 모분산의 점추정에 표본분산이 이용됨

모분산의 점추정

$\sigma^2 = S^2$

4) 모분산의 구간추정

- 확률분포에서 모집단이 정규분포일 경우
- $\frac{(n-1)S^2}{\sigma^2}$이 자유도가 $(n-1)$인 x^2−분포 따름

• 이를 이용하여 모분산의 구간추정식은 다음과 같음

모분산의 구간추정

$$\frac{(n-1)S^2}{x^2(n-1,_{1-\frac{a}{2}})} \le \sigma^2 \le \frac{(n-1)S^2}{x^2(n-1,_{\frac{a}{2}})}$$

예) 여학생 월평균 용돈을 알아보기 위해 25명을 표본추출하여 조사

- 표본표준편차가 5만원

1) 모분산의 점추정은?

2) 모분산을 95% 신뢰도로 구간추정을 구하면?

풀이) 모분산의 점추정은 표본분산이므로 5^2=25

- 95% 신뢰구간은?

$$\frac{(25-1)5^2}{x^2(25-1,_{1-\frac{0.05}{2}})} \le \sigma^2 \le \frac{(25-1)5^2}{x^2(25-1,_{\frac{0.05}{2}})}$$

답 : $15.24 \le \sigma^2 \le 48.38$

5) 모비율의 추정

• 국민들의 각 정당에 대한 지지율을 알고자 하는 경우

• 한국 대학생의 취업률을 알고자 하는 경우

• 모집단의 한 특성에 대한 비율을 추정하려는 것

모비율의 점추정

$$P = \hat{P}$$

6) 모비율의 구간추정

• 표본크기가 충분히 크면 $\hat{P}$(피혯)의 분포

- 정규분포에 근사하게 된다는 사실

- 모비율의 구간추정은 다음과 같음

모비율의 구간추정

$$\hat{P}-Z_{\frac{a}{2}}\sqrt{\frac{\hat{P}(1-\hat{P})}{n}}\leq P\leq \hat{P}+Z_{\frac{a}{2}}\sqrt{\frac{\hat{P}(1-\hat{P})}{n}}$$

예) 보건대학 총학생회장 선거에 출마한 이승리군은 자신의 지지율 파악

– 100명을 표본추출하여 질문한 결과 60명이 지지

1) 모집단의 지지율을 점추정하면?

답 : $\hat{P}=\frac{60}{100}=0.6$

2) 95% 신뢰도로 구간추정하면?

$$\hat{P}-Z_{\frac{a}{2}}\sqrt{\frac{\hat{P}(1-\hat{P})}{n}}\leq P\leq \hat{P}+Z_{\frac{a}{2}}\sqrt{\frac{\hat{P}(1-\hat{P})}{n}}$$

$$0.6-1.96\sqrt{\frac{0.6(1-0.6)}{100}}\leq P\leq 0.6+1.96\sqrt{\frac{0.6(1-0.6)}{100}}$$

답 : $0.504 \leq P \leq 0.696$

7) t–분포 : 신뢰구간 추정

(1) Student t–distribution(학생의 t–분포)

- t–분포 : William S. Gosse가 1908년 학생이라는 익명으로 발표

(2) 모집단의 평균, 표준편차 및 분산

- 모집단의 표준편차(σ) : 알려져 있는 표본의 신뢰구간 추정

◑ 모집단의 평균과 분산 : 알려져 있지 않았을 경우

- 표본의 통계량 이용하여 모수 추정

◑ 모집단의 표준편차를 알 경우

- 표본의 평균 $\overline{X}$ → 확률변수 Z로 변환
- 표준정규분포에 의해 신뢰구간 설정

$$Z=\frac{\overline{X}-\mu}{\sigma/\sqrt{n}}$$

◑ 모집단의 표준편차가 알려져 있지 않았을 경우

σ → 표본표준편차인 $s=\sqrt{\Sigma(X_i-\overline{X})^2/(n-1)}$ 로 대치하여 t로 변환

$$t=\frac{\overline{X}-\mu}{s/\sqrt{n}}$$

- 모집단이 정규분포를 하면 통계량 t는 표준정규분포를 닮게 됨
  - t는 표준편차가 표본으로부터 추정됨
  - 이런 이유로 표준정규분포보다 봉우리는 낮고 옆으로 더 많이 퍼져 있음

(3) n−1 자유도(degrees of freedom)

- 표본의 표준편차
  - (n−1)에 따라 달라지며 t의 분포형태도 (n−1)에 의해 좌우됨

- 표본수가 30보다 클 경우(≥30)
  - t는 거의 표준정규분포

- 표본수가 30보다 작은 경우(∠30)
  - 봉우리는 낮아지고 옆으로 벌어지는 분포 나타냄

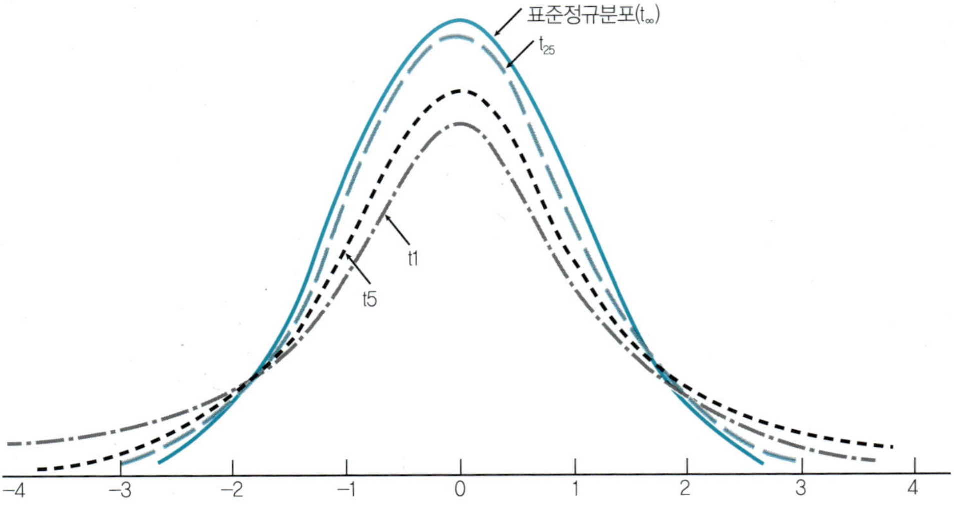

그림 8-2 자유도에 따른 t 분포의 비교

- 자유도의 크기에 따라 분포의 모양이 달라짐
- 표본의 크기가 커질수록 정규분포에 가까와짐

예 1) 확률적으로 추출한 10명의 위암수술환자의 평균 입원기간

- x=68.7, s=2.9일
- 위암수술환자들의 평균 입원기간을 95% 신뢰수준에서 구간추정하면?

풀이) $p(\bar{X} - t_{n-1}(s/\sqrt{n}) < \mu < \bar{X} + t_{n-1}(s/\sqrt{n}) = 0.95$

$= 68.7 \pm 2.262 \times (2.9\sqrt{9}) = 68.7 \pm 2.2 = (66.5, 70.9)$

= 위암수술환자의 평균입원기간이 66.5일과 70.9일 사이에 있다는 것을 95% 신뢰할 수 있음

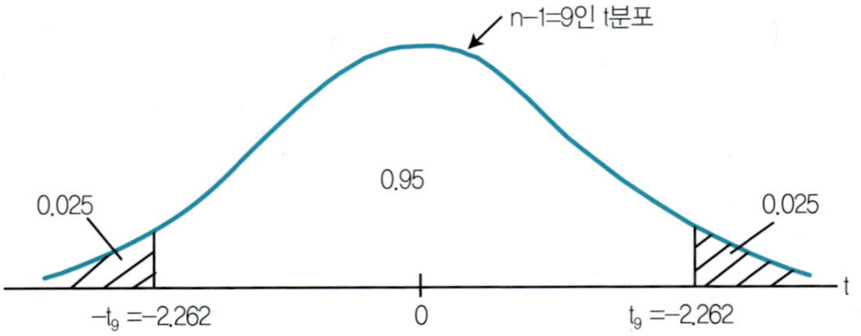

$68.7 \pm 2.262 \times (2.9\sqrt{9}) = 68.7 \pm 2.2$

$(66.5, 70.9)$

그림 8-3 모평균의 95% 신뢰구간

t-분포의 특성

- 평균=0
- 분산 : 일반적으로 1보다 크지만, 표본수가 커질수록 1에 가까워짐
- 분포의 모양은 평균을 중심으로 좌우대칭
- 분포 범위 : −∞ ~ +∞(무한대)
- 자유도(n−1)의 크기에 따라 분포의 모양이 달라지는 여러 분포의 군(family)
- t분포의 곡선 : 정규곡선보다 낮음
- 표본의 크기가 커질수록 정규분포에 가까와짐

2.3 모수의 추정을 위한 표본수

- 표본의 결정을 설계단계에서 첫 번째 부딪히는 문제
- 모수를 추정하기 위해 낭비가 없는 최적의 표본수 결정을 위한 필요한 정보
  - 통계량과 모수와의 차이 : d, 신뢰수준 : c
  - 모집단의 표준편차에 대한 정보

1) 모평균 추정시의 표본수

- 통계량과 모수와의 차이 : d
  - $d = z \cdot \frac{\sigma}{\sqrt{n}}$
- 표본수 n에 대한 정리
  - $n = \frac{z^2 \cdot \sigma^2}{d^2}$
- 적은 유한모집단에서 비복원추출할 경우
  - $d = z \cdot \frac{\sigma}{\sqrt{n}} \sqrt{(N-n)/(N-1)}$
- n에 대한 정리
  - $n = \frac{N \cdot z^2\sigma^2}{d^2(N-1) + z^2\sigma^2}$

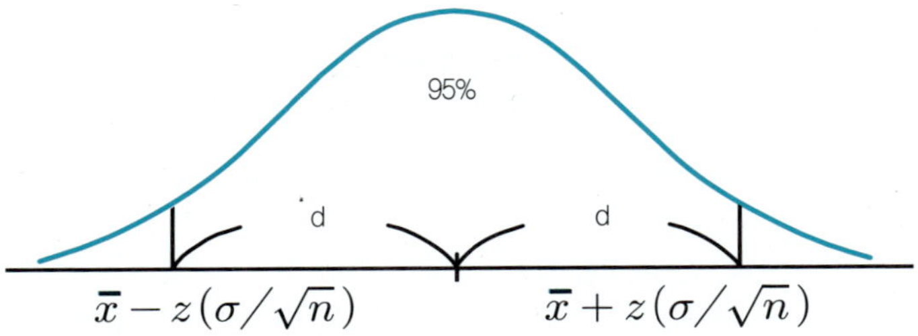

그림 8-4 모평균의 95% 신뢰구간

(1) 모집단의 표준편차가 알려져 있지 않은 경우 많음

- 모표준편차를 추정하여 사용

(2) 모표준편차는 다음과 같은 방법으로 추정

- 연구모집단에서 예비표본 뽑음
  - 이 표본으로부터 얻은 표준편차 s → 모표준편차 σ의 추정치로 사용
- 동일한 연구 또는 유사한 연구에 이용
- 모집단이 대략 정규분포를 한다면 모집단의 최대값과 최소값의 차
  - 범위의 1/6(R=1/6) 표준편차로 이용

2) 모비율 추정시의 표본수

- 모집단의 비율 추정시의 표본수
  - 모평균 추정시의 표본수 결정방법과 동일
- 확률분포의 비율 p가 대략 정규분포할 경우
  - $d = z \cdot \sqrt{[p(1-p)]/n}$
- n에 대해 정리
  - $n = \dfrac{z^2 p(1-p)}{d^2}$
- 유한모집단 보정을 필요로 할 때 n은 다음과 같음
  - $n = \dfrac{N \cdot z^2 p(1-p)}{d^2(N-1) + z^2 pq}$

예 1) 모집단의 표준편차가 32.6인 모집단의 평균 추정

- 95% 신뢰구간의 범위가 3 이하가 되게 하려면 표본수는?

$C=95\% \rightarrow z=1.96$

$$n = \frac{z^2 \cdot \sigma^2}{d^2} = \frac{1.96^2 \times 32.6^2}{1.5^2} = 1814.5$$

- 문제의 조건을 만족시키기 위해 표본의 크기
  - 적어도 1,815개 필요

예 2) B지역 질병 발생시 약국을 방문하는 사람의 비율 추정

- 그 비율이 0.35를 초과하지 못할 경우
- d = 0.05인 95% 신뢰구간을 구하려면 표본수는?

$$n = \frac{1.36^2 \times 0.35 \times 0.05}{0.05^2} = 349.6$$

- 적어도 350명 표본 조사 필요

2.4 신뢰구간 및 교차비(오즈비, 승산비, Odds ratio, OR)

1) 신뢰구간(Confidence interval, CI)

(1) 신뢰구간의 개념

- 모집단의 산술평균을 추정하기 위한 것
- 구간추정에서 구간만 명시하면 주어진 구간이 모수추정에 얼마나 정확한지 알 수가 없음
- 신뢰도를 고려한 구간추정을 신뢰구간 추정이라고 함
- 신뢰도의 값을 신뢰수준(confidence level)이라고 함
  - 일반적으로 0.95, 0.99 많이 사용
- 신뢰수준에 대비되는 값이 유의수준(significance level)
  - 유의수준은 (1−신뢰수준)으로 결정되며, α로 표시
  - 신뢰수준과 유의수준은 백분율로 표현

신뢰수준의 대비되는 값

신뢰수준 ↔ 유의수준(1−신뢰수준, α표시)

표 8-5 신뢰도와 Z의 값

신뢰도	Z
90%	1.65
95%	1.96
99%	2.58

* 신뢰도 크기 증가함에 따라 Z의 값 증가

(2) 95% 신뢰구간

- 95%는 모집단의 산술평균을 포함한다는 의미
- 표본 산술평균으로부터 모집단 산술평균을 추정한다는 의미

(3) 바람직한 신뢰구간

- 바람직한 신뢰구간은 신뢰구간의 폭이 좁으면서 그 구간에 추정하고자 하는 모수값이 포함되어야 함
  - 신뢰도가 높으면서 구간이 좁아야 함
- 신뢰도를 높이려면 Zα가 커지는 모순이 발생
- 신뢰구간을 줄이기 위해 표준오차를 줄이게 됨
- 모집단의 표준편차는 모집단에 의해 결정되므로 변화시킬 수 없음
- 분모의 값을 크게 함으로 표준오차를 적게 하는 방법 선택
  - 표본의 크기를 증가함으로 신뢰구간은 좁아짐
  - 추정하고자 하는 모수에 대해 일정한 신뢰도를 정한 후 표본의 크기를 크게 하면 바람직한 신뢰구간 가능

신뢰수준 및 유의수준

◐ **신뢰수준 :** • 신뢰도의 값
• 0.95, 0.99 많이 사용

◐ **유의수준 :** • 신뢰수준에 대비되는 값
• (1−신뢰수준)으로 결정
• α로 표시

◐ **신뢰수준과 유의수준 :** 백분율로 표현

2) 교차비(오즈비, 승산비, Odds ratio, OR)

- OR은 odds ratio(교차비, 오즈비, 승산비)로 표시
- odd는 성공/실패 또는 발생/비발생 등 2개의 상호배타적 비율을 의미
- 성공확률을 p라고 하면 실패확률은 1−p이고 odd는 p/(1−p)
- odds ratio는 서로 다른 두 odd의 비율

표 8-6 유방암 발생관련 요인의 비차비

특성	환자군	대조군	OR	95% CI
흡연				
금연	75(75.8)	101(84.9)	1.0	
흡연	24(24.2)	18(15.1)	1.80	1.07–2.98
채소류/주(회)				
거의 비섭취	2(2.0)	1(0.8)	1.0	
섭취 가끔	17(16.8)	9(7.5)	0.94	0.50–1.35
자주	53(52.5)	73(60.8)	0.36	0.19–2.78
매우 자주	29(28.7)	37(30.8)	0.39	0.24–0.96
해조류				
거의 비섭취	3(3.0)	4(3.3)	1.0	
섭취 가끔	47(46.5)	32(26.7)	1.96	0.54–2.25
자주	35(34.7)	53(44.2)	0.88	0.36–0.98
매우 자주	16(15.8)	31(25.8)	0.69	0.28–1.23

☞ 해석

- 유방암과 위험요인과의 관련성 정도를 교차비(odds ratio)로 평가하기 위해 로지스틱 회귀분석을 시행(표 8-6)
- 금연을 하는 여성보다 흡연을 하는 여성은 유방암의 위험도가 1.80배로 유의하게 큰 것으로 나타났다(95% CI=1.07−2.98)
- 채소류를 거의 섭취하지 않는 여성보다 매우 자주 채소류를 섭취하는 여성의 위험도가 0.39배로 유의하게 적은 것으로 나타났음(95% CI=0.24−0.96)
- 해조류 섭취에서는 환자군이 34.7%, 대조군이 44.2%로 환자군보다 대조군이 더 자주 섭취하는 것으로 나타났으며 두 군간의 유의한 차이를 보였음($p<.05$)

(1) 교차비(odds ratio, OR) 구하는 방법

예 1) 흡연의 경우(표 8-6)

$$\frac{101\times24}{75\times18}=\frac{2424}{1350}=1.80$$

예 2) 해조류의 경우

$$\frac{4\times47}{3\times32}=\frac{188}{96}=1.96$$

$$\frac{4\times35}{3\times53}=\frac{140}{159}=0.88$$

$$\frac{4\times16}{3\times31}=\frac{64}{93}=0.69$$

(2) 유의성 여부 해석방법

예) ▸ 95% CI 1.07−2.98일 경우(표 8-6)

- 1이 구간 사이(95% CI 1.07−2.98)에 포함되지 않으면 유의하다는 의미

▸ 95% CI 0.05−1.35일 경우

- 1이 구간사이에 포함되면 유의하지 않다는 의미

3) Adjusted odds ratio(Adjusted OR, 보정된 교차비)

- Adjusted OR은 logistic regression 모형을 설정
  - 모형에 포함되어 있는 다른 변수들을 조절(control)하여 나타낸 결과
- 여성의 OR이 1.08인데 연령, 교육수준 등 모형에 포함되어 있는 변수가 동일하다고 가정할 경우
  - 조정된 OR이 0.97로 나타난다는 의미
  - Adjusted OR은 모형을 어떻게 설정하는가에 따라 결과가 변함
  - 다른 변수들에 대해서도 동일한 방식의 해석이 가능

표 8-7 흡연의 보정된(Adjusted) 교차비(Odds ratio)

흡연	집단	율(%)	Crude OR	95% CI	Adjusted OR	95% CI
현재 흡연	여성	1.8	1.0		1.0	
	남성	5.9	2.71	2.03-3.63	2.17	1.53-3.08
금연 캠페인 경험	여성	76.0	1.0		1.0	
	남성	53.6	0.36	0.33-0.40	0.74	0.65-0.84

☞ 해석

- 흡연부분에서 현재 흡연율은 남성이 5.9, 여성이 1.8%였으며, 연령을 보정한 교차비값은 2.17이었으며 유의하였음(OR=2.17, 95% CI=1.53-3.08)
- 금연 캠페인 경험률은 남성이 53.6%, 여성이 76.0%였으며 연령을 보정한 교차비값은 0.74이었으며 유의하였음(OR=0.74, 95% CI=0.65-0.84)(표 8-7).

2.5 교차비, 신뢰구간 및 로지스틱 회귀분석의 해석

1) 교차비(Odds ratio, OR, 오즈비)의 예

(1) 음주와 치주질환간의 관련성 파악

예) 30세 이상 성인 음주상태에 따른 치주질환 위험

- 비음주군에 비해 음주량이 7잔 이상인 경우
- 교차비(OR) 1.39배(95% CI=1.01-1.90) 치주질환 위험이 유의하게 높게 나타남

(2) 교차비 및 신뢰구간의 해석

- OR(Odds ratio) 교차비 : 1.39배
- 95% CI=1.01-1.90 : 95% CI(confidence interval) = 95% 신뢰구간
- 신뢰구간(CI=1.01-1.90) : 유의하다는 의미임
  - CI=1.01-1.90 사이에 1이 포함되지 않을 경우 : 유의하다는 의미
  - C=0.87-1.90 사이에 1이 포함될 경우 : 유의하지 않다는 의미

2) 로지스틱 회귀분석과 교차비

(1) 로지스틱 회귀분석(Logistic regression)과 교차비(Odds ratio)의 관련성

① 로지스틱 회귀분석에서 회귀계수 β
– 회귀계수(β)는 질병발생의 교차비[=exp(β)]에 영향을 준다는 의미

② 교차비가 1이라면 회귀계수가 β=0이 됨
– 이는 요인과 질병은 전체 관계가 없다는 것을 의미

③ 교차비가 1보다 크다면 요인에 의해 질병의 위험이 증가함
– 교차비가 1보다 작으면 위험이 감소함을 의미

(2) 교차비(오즈비)의 예

예) 연령과 신약의 구입의 경우
– 교차비를 토대로 해석시
– 연령이 1살 증가할수록 신약의 구입에 대한 교차비는 $e^{0.0089}$=1.093
– 약 1.093배 상승한다고 할 수 있음

3) 선형 및 로지스틱 회귀분석

(1) 선형 및 로지스틱 회귀분석의 차이점
- 선형 회귀분석 단순/다중 : 모두 종속변수(Y)가 연속형이었음
- 로지스틱 회귀분석 : 종속변수가 범주형이면서 0 or 1인 경우 사용하는 회귀분석

(2) 일반 선형회귀모형
- 일반 선형회귀모형 : $f(x) = b_0 + b_1X_1 + b_2X_2 + \cdots bpXp$
- f(x)는 링크함수라고 함
  – f(x) 자리에 특별한 함수들이 들어가서 구체적인 회귀분석 만듦

(3) 로지스틱 회귀분석 모형

- 로지스틱 회귀분석은 일반회귀모형의 링크함수를 로지스틱으로 변형한 분석
  - 다중선형 회귀분석 : $Y = b_0 + b_1X_1 + b_2X_2 \cdots bpXp$
  - 로지스틱 회귀분석 : $In(p/1-p) = b_0 + b_1X_1 + b_2X_2 + \cdots bpXp$
- Y= 종속변수/결과변수, X=독립변수/설명변수/원인변수

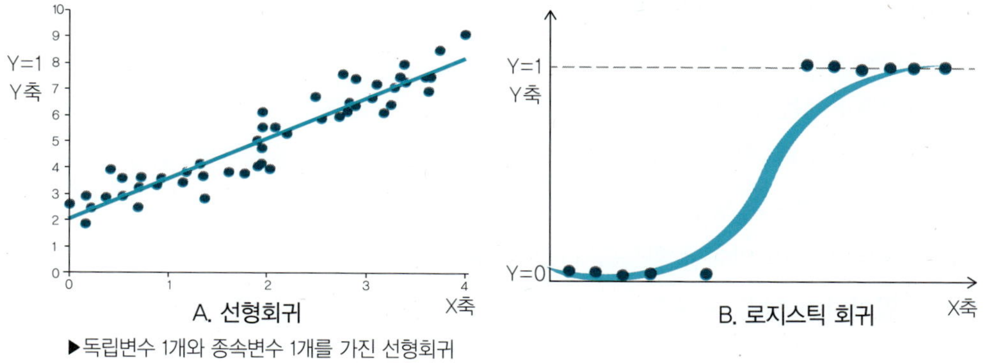

그림 8-5 선형회귀 및 로지스틱 회귀분석

3 가설검정(유의수준/유의확률/신뢰구간/교차비/Cronbach's alpha)

3.1 가설검정의 의미

1) 가설(Hypothesis)

- 표본으로부터 얻어지는 정보를 이용
- 그 표본이 추출된 모집단에 관해 어떤 결론을 내릴 수 있도록 기술

2) 가설검정

- 모수에 대해 특정한 가설을 세워 놓고, 표본을 선택하여 통계량 산출
  - 이를 기초로 모집단의 모수값이나 확률분포에 대해 2가지 가설을 세움
  - 어느 가설을 선택할 것인지를 통계적으로 의사결정
- 귀무가설(Ho)이 진실(true)이라는 가정하에 실시
  - 연구자는 시험결과가 가능한 Ho를 기각(reject), 대립가설(H_1) 채택 원함

예) – Ho : 약품 A와 약품 B의 효과는 같다

– H_1 : 약품 B는 약품 A보다 더 효과적이다.

3.2 가설검정의 분류

1) 귀무가설, 영가설(Null hypothesis, Ho)

- 검정에 대상으로 삼는 가설
- 가설검정에는 귀무가설 이용
- 표본으로부터 얻어진 값이 모수에 포함되지 않을 확률로부터 모집단에 포함될 확률을 설명하는 방법을 이용
  - 어떤 사항이 일어날 확률을 직접 말하는 것이 아님
  - 일어나지 않을 확률을 계산해 냄으로써 간접적으로 일어날 확률을 예측하는 방법에 이용
  - 귀무가설은 가설을 무효화하기 위해 설정하는 모수의 값이라는 의미에서 붙여짐
  - 가설을 기각할 것을 전제로 함
  - 귀무가설은 기존에 알려져 있는 사실로 정함

2) 대립가설, 연구가설(Alternative hypothesis, H_1, Ha)

- 귀무가설에 대립되는 개념
- 귀무가설이 기각되었을 때 받아들여지는 가설
- 연구자가 일반적으로 입증되기를 원하는 대립가설을 세움
- 새로운 예상이나 주장을 하기 위해 설정하는 모수에 대한 가설
  - 새로운 사실 또는 현재의 믿음에 변화가 있는 사실을 정함
- 가설검정의 기본적인 사고
  - 두 가설 중 하나를 선택할 경우
  - 확실한 근거가 있기 전 대립가설을 선택하지 않고 귀무가설을 받아들인다는 것
  - 가설검정을 보수적인 의사결정방법이라고 함

예 : 보건학과 학생들의 암등록 기말고사 평균점수를 가설검정할 경우

1) 평균점수가 50점인지 알고자 할 경우

2) 평균점수가 60점 이하인지 알고자 할 경우

3) 남학생보다 여학생의 평균점수가 더 높은지 알고자 할 경우

풀이 : 1) 연구자가 알고자 하는 가설(대립가설) : H_1

귀무가설인 : Ho

Ho : $\mu \neq 50$, H_1 : $\mu=50$

2) 등호는 귀무가설에 사용함

H_1 : $\mu<60$, Ho : $\mu=60$

3) 가정 : 남학생 평균점수 : μ_m, 여학생 평균점수 : μj

연구자가 알고자 하는 대립가설(H_1) : $\mu_m>\mu j$

귀무가설(Ho) : $\mu_m = \mu j$

→ Ho : $\mu j = \mu_m$, H_1 : $\mu j<\mu_m$

표 8-8 귀무가설과 대립가설의 차이점

귀무가설(Ho)	대립가설(H_1)
• 검정에 대상으로 삼는 가설 • 가설을 기각할 것을 전제 • 기존에 알려져 있는 사실 • 연구자가 가능한 기각되기를 원하는 가설	• 귀무가설에 대립되는 개념 • 귀무가설이 기각되었을 때 받아들여지는 가설 • 연구자가 입증되기를 원하는 가설 • 새로운 예상, 주장을 하기 위해 설정

3.3 가설검정의 오류

- 귀무가설이 기각되지 않았어도 귀무가설이 옳다는 의미 아님
  - 표본관찰 결과로 귀무가설을 부정할 만한 충분한 이유가 없음을 의미
  - 기각판정을 보류한 것에 불과하다고 해석해도 무방할 경우 많음

1) 가설검정 오류의 종류

(1) 제1종 오류(α-error) : 올바른 귀무가설 버림

= 참인 귀무가설(영가설) 기각(false positive)

- 제 1종의 오류를 범할 확률의 최대 허용치를 유의수준(α)
- 1종 오류율은 유의 수준(α)으로 표현
  - 사전에 정한 유의 수준이 1종 오류율을 결정
- 유의 수준(α) = 1종 오류율
  - 검은색으로 칠해진 영역(그림 8-6)

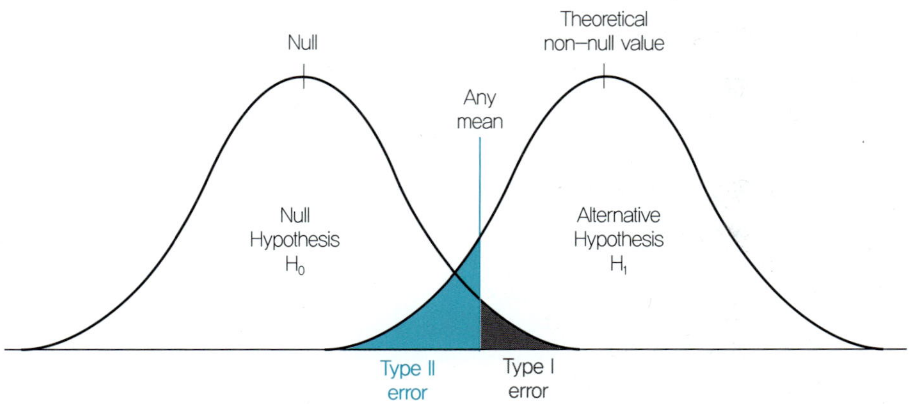

그림 8-6 1-2종 오류

(2) 제2종 오류(β-error) : 틀린 귀무가설 받아들임

= 거짓인 귀무가설(영가설) 기각 실패(false negative)

- 2종 오류율은 베타(β)로 표기
- 특정 값의 확률이 유의수준 이상인 경우
  - 해당 값이 영가설을 기각하는데 충분한 근거가 되지 않는다고 판단하고 영가설을 기각하는데 실패
- 대립가설의 분포에 속할 확률(파란색 영역) 존재(그림 8-6)
  - 기각해야 하는 영가설을 기각하지 못하는 것

(3) 민감도(Sensitivity) : 올바른 귀무가설 받아들임

- 양성(감염자)을 양성으로 판단할 수 있는 능력

  예 1) 래피젠 민감도가 93% 결과

– 100명의 감염자 중 93명 양성 판단

– 해당 수치가 높을수록 진짜 양성을 찾아낼 확률이 높다는 의미

예 2) 코로나 확진자가 양성일 확률

(4) 특이도(Specificity) : 틀린 귀무가설 버림

• 음성(비감염자)을 음성으로 판단할 수 있는 능력

예 1) 래피젠 특이도가 100% 결과

– 음성인 사람을 음성으로 판별하는 능력

– 특이도가 낮다면 음성인 사람을 양성으로 나타낼 수 있음

예 2) 코로나 비확진자가 음성일 확률

2) 유의수준(α) : 위험률

• 유의수준은 귀무가설(영가설, Ho)을 기각하는 p값의 경계를 정함

• 유의 수준(α)이 0.05인 경우

– p값이 0.05보다 낮을 때 영가설을 기각

• 유의 수준은 연구자가 지정하는 값

– 보통 0.05, 분야에 따라 0.01, 0.001 사용

3) 유의수준이 1종 오류인 이유

• 유의 수준이 영가설을 기각하는 p값의 경계를 정함

– 허용 가능한 오류의 범위를 결정한다는 의미

• 유의 수준(α)이 0.05라면 영가설이 참인데도 자료 이상의 값이 나타날 확률이 5% 이하일 때만 영가설을 기각

• 5%의 확률로 영가설이 참인데도 영가설을 기각할 수 있음을 뜻함

– 유의 수준(α)은 검은색 영역(그림 8-6)으로 나타냄

• 특정 값의 확률이 유의수준 이하인 경우

– 영가설의 분포는 극단적이라고 여기고 영가설을 기각

– 영가설 분포에 속할 수 있는 확률(검은색 영역)은 영가설의 분포 아래 남음

• 유의 수준(α)은 검은색 영역의 크기를 지정함으로써 1종 오류의 확률을 정함

– 유의수준 클수록 검은색 영역 넓어지고 1종 오류 확률도 증가

– 유의수준 작을수록 검은색 영역 좁아지고 1종 오류 확률도 감소

– '평균'이라고 적힌 선을 왼쪽/오른쪽으로 밀어내는 효과

4) 검정력(power) : 기각해야 할 영가설을 기각할 확률

- 2종 오류율은 검정력과 밀접한 연관이 있음
- 검정력은 2종 오류율의 반대
- 2종 오류율은 기각해야 할 영가설을 기각하지 못하는 확률
- 검정력은 1 – β로 표기
- 대립가설의 분포에서 2종 오류의 확률(파란색 영역)을 뺀 영역이 검정력을 나타냄
- 검정력이 클수록 2종 오류율이 줄어듦
  – 검정력이 작을수록 2종 오류율은 증가

표 8-9 1 · 2종 오류, 민감도 및 특이도

1종 오류	2종 오류
• 연구자가 상정한 귀무가설(영가설, Ho) – 실제로 참(true)임에도 기각할 확률 예) 모집단에서 집단 간 평균 비교시 – 모평균에 실제로 차이가 없음에도 – 표본자료의 분석결과 모집단간 차이가 있다고 판단하는 오류 • 1종 오류는 유의도 수준 α에 따라 – 크기가 결정됨 • 1종오류 = α–오류(type I error)	• 연구자가 상정한 귀무가설(영가설, Ho) – 실제로는 참이 아님에도 참이라고 수용할 확률 예) 모집단에서 집단 간 평균 비교시 – 모집단에서 모평균은 집단 간에 차이가 있음에도 – 표본자료의 분석 결과 집단 간에 차이가 없다고 판단하는 오류 • 2종 오류 = β–오류(type II error)
민감도	**특이도**
• 양성(감염자)을 양성으로 판단할 수 있는 능력 예 1) 코로나 확진자가 양성일 확률 예 2) 래피젠 민감도가 93% – 100명의 감염자 중 93명 양성 판단 – 해당 수치가 높을수록 진짜 양성을 찾아낼 확률 높음 의미	• 음성(비감염자)을 음성으로 판단할 수 있는 능력 예 1) 코로나 비확진자가 음성일 확률 예 2) 래피젠 특이도가 100% – 음성인 사람을 음성으로 판별하는 능력 – 특이도가 낮다면 음성인 사람을 양성으로 나타낼 수 있음

표 8-10 오류의 종류

검정결과 \ 실제상황	귀무가설(Ho)	
	참	거짓
귀무가설 기각	제1종 오류 α	옳은 결정 1-β
귀무가설 채택	옳은 결정 1-α	제2종 오류 β

3.4. 민감도 및 특이도(Sensitivity and specificity)

1) 민감도 및 특이도의 의미

- 질병 유무를 보기 위한 평가방법들은 측정이나 분류의 정확성에 따라 타당성이 검증됨
- 이를 측정하는 검증의 형태
  - 민감도와 특이도

2) 민감도와 특이도의 종류

① 위양성 : 환자를 실제 환자로 올바르게 분류한 것
위음성 : 환자가 아닌 것을 실제 환자로 잘못 분류한 것

② 양성 : 환자가 아닌 것을 환자가 아닌 것으로 올바르게 분류한 것
음성 : 환자를 환자가 아닌 것으로 잘못 분류한 것

③ 민감도 : 모든 환자를 올바르게 구분한 백분율
특이도 : 모든 환자가 아닌 것을 올바르게 구분한 백분율

표 8-11 뇌졸중 환자의 민감도 및 특이도

입력자	구분	뇌졸중	비뇌졸중	계
A	뇌졸중 비뇌졸중	9 (민감도) 6	4 11 (특이도)	13 17
	계	15 (민감도)	15 (특이도)	30
B	뇌졸증 비뇌졸중	15 (민감도) 0	3 12 (특이도)	27 3
	계	15 (민감도)	15 (특이도)	30

정확성(특이도 및 민감도) 풀이

$$* \text{특이도} = \frac{\text{음성}(-)}{\text{총환자 아닌 수}} \quad \frac{11}{15} = 73.3\% \quad \frac{12}{15} = 80\%$$

$$* \text{민감도} = \frac{\text{양성}(+)}{\text{총실제환자수}} \quad \frac{9}{15} = 60\% \quad \frac{15}{15} = 100\%$$

제1종과 제2종 과오를 줄이기 위한 방법

- 표본의 크기 증가

3.5 Cronbach's alpha 계수(크론바하 알파계수) : 측정도구의 신뢰성

- 내적 일관성에 의한 척도의 신뢰성 평가 방법
- 0~1
  - 높을수록 바람직하나 반드시 몇 점 이상이어야 한다는 기준은 없음
  - 0.8~0.9 이상이면 바람직
  - 0.6~0.7 이면 수용할 만한 것으로 여겨짐
  - 0.6 보다 작으면 내적 일관성을 결여한 것으로 받아들여짐
- Cronbach's α 계수의 크기를 저해하는 항목을 제거함으로써
  - 계수값을 크게 할 수 있음

표 8-12 병원 환자만족도의 설문항목 속성별 크론바하 알파계수 검증

설문항목	항목수	크론바하 알파(Cronbach's α)
전문성	4	0.8033
간편성	6	0.8811
편리성	5	0.6572
친절성	3	0.8447
봉사성	3	0.8252
친숙성	5	0.7934

☞ 해석

- 설문항목의 속성별 신뢰성을 검증한 결과(표 8-12)
  - Cronbach's alpha 계수가 모든 속성에 걸쳐 0.6을 초과하는 관계로
  - 측정항목의 신뢰성에 문제가 없는 것으로 나타났음
  - 사용된 설문지의 설문항목은 속성별로 내적 일관성을 가지는 것으로 검증됨

3.6 유의수준(Significance level) : 위험률

1) 유의수준의 의미

- 유의수준은 옳은 귀무가설을 기각할 확률
- 유의수준은 1종 오류가 일어날 확률의 최대허용치
- 유의수준은 제1종 오류(α-error)가 범하게 되는 최대확률(α)값 의미

예 1) "5% 유의수준에서 가설"인 경우

- 유의수준이 5%라는 뜻으로 1종 오류가 일어날 확률은 최대 5%임

예 2) 5% 유의수준

- 받아들여야 할 가설을 버리는 정도가 100건 중 5건의 기회

2) 유의수준(α)의 값

- α와 β의 두 확률은 통계적 결정을 잘못 내릴 확률이므로 작을수록 좋음
- 5%(0.05), 1%(0.01)가 가장 많이 사용
- 두 오류의 확률을 동시에 작게 만들 수 없으므로 α의 값을 0.01, 0.05 등
- 같은 작은 값으로 고정시킨 후 β를 최소화하는 방식을 취하여 통계적 가설법 만듦
  - 이렇게 선택된 α값을 유의수준

예) α=0.05는 표본을 100번 독립적으로 얻어 동일한 검정을 할 경우

- 5번 정도는 귀무가설이 맞는 데 귀무가설을 기각할 오류를 범할 수 있음

3) 유의수준(α)의 해석

- 안전한 결론을 내리고 싶으면 유의수준 0.01로 설정할 수 있음
- 유의수준 α의 값을 아주 작게 설정한다고 가설검정이 정확해지는 것이 아님
- 유의수준 α의 값을 크게 한다고 해서 정확도가 떨어지는 것도 아님

- α(유의수준)을 0.01로 놓으면 0.05로 놓을 때보다 귀무가설이 옳지 않음에도 귀무가설을 채택할 확률이 매우 작게 됨

3.7 검정력(Statistical power)

1) 검정력의 의미

- 제2종의 오류를 범할 확률은 β로 표시
- 1−β의 값을 검정력(그림 8-7)이라고 함
- 검정력이란 검정하려는 귀무가설이 틀린 경우에 이를 기각하는 확률
  - 귀무가설의 잘못을 검출해 내는 확률이 됨
- 통계적 검정은 맞는 귀무가설을 기각하는 제1종의 오류를 가능한 줄임
  - 검정력을 크게 하는 것이 바람직
- 검정력은 대립가설이 사실일 때 이를 사실로서 결정할 확률
  - 검정력이 좋아지면 2종 오류(beta error)를 범할 확률은 줄어듦
  - 검정력이란 귀무가설이 사실이 아닐 때 귀무가설을 기각할 확률
  - 대립가설이 사실일 때 대립가설을 채택할 확률

2) 유의수준 및 표본크기와 검정력 관계

- 유의수준 : 유의수준이 클수록 검정력은 증가
- 효과 크기 : 효과 크기가 작을수록 검정력은 감소
- 표본 크기 : 표본 크기가 클수록 검정력은 증가

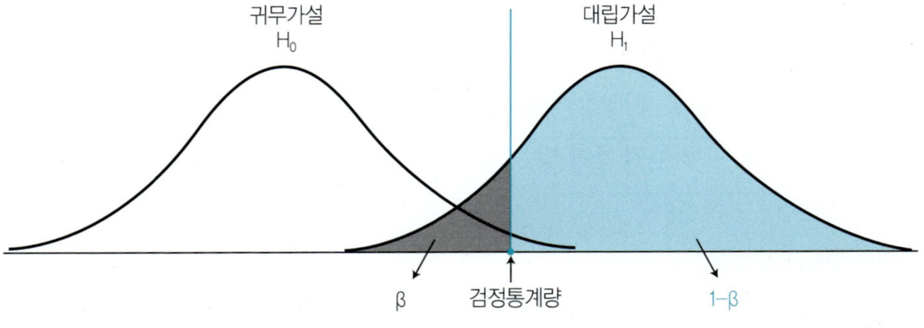

그림 8-7 2종 오류 및 검정력

3.8 유의확률(Significance probability) : P값(P-value)

1) 유의확률의 의미

- 유의확률을 P값(P-value)이라고 함
- 유의확률은 현재 가지고 있는 자료에 대해 가설검정시
  - 처음에 유의수준을 얼마로 잡았어야 귀무가설을 기각할 수 있는지
  - 계산한 값(최소치)
- 귀무가설(Ho)이 기각될 수 있는 α의 최소치

2) 유의확률(P)의 표시 및 해석

- 유의확률값(P-value)은 P<0.001, P<0.01, P<0.05 등의 용어로 사용
- 0.1%, 1%, 5%의 유의수준에서 귀무가설을 기각하고 있음을 의미

유의확률 표시

* P<0.05 ** P<0.01 *** P<0.001

- P값이 작을수록 귀무가설을 기각할 수 있는 강한 증거가 됨
  - 유의확률(P)은 귀무가설을 기각할만한 증가가 될 수 있음
  - P값은 귀무가설이 사실일 때 해당 실험데이터가 관측될 확률을 의미

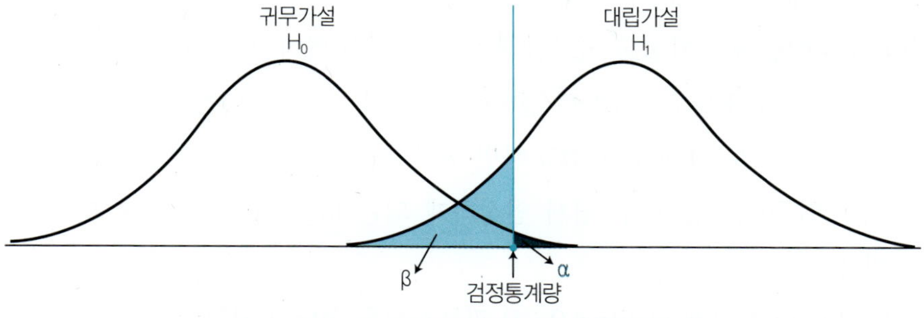

그림 8-8 유의수준 및 유의확률

3) 유의수준(α) 결정

(1) 유의수준 : 0.05로 정했을 경우

- P<0.05 : 귀무가설 기각하고 대립가설 채택(연구의 목표)
- P>0.05 : 대립가설 채택할 수 없음

(2) 유의수준 : 0.01로 정했을 경우

- P<0.01 : 아주 확실하게 귀무가설 기각, 대립가설 결정할 수 있음

표 8-13 유의확률값(P-value)과 유의수준(α)과의 관계

유의확률값이 유의수준보다 작은 경우 P<α 예) P<0.05	유의확률값이 유의수준보다 큰 경우 P>α 예) P>0.05
• 귀무가설 기각 • 통계적으로 유의한 결과를 얻었다고 결론 내림	• 귀무가설 채택 • 유의수준 α에서 통계적으로 유의하지 않다고 결론 내림

3.9 가설검정의 적용방법

- 가설검정은 표본통계량 이용한 모집단 설명 형식의 한 방법
- 가설이란 실증적인 증명단계 이전의 잠정적인 언명 또는 진술
  - 가설 설정은 확신에 근거를 두고 이루어지는 것이 아님
  - 논리적으로 검정될 수 있는 명제(preposition)를 제시하는 것
  - 가설은 연구조사 결과 언제나 수정될 수 있고, 기각될 수 있음

1) 유의 수준(α)

- 가설검정에서는 유의수준을 α로 표시
- 유의수준이란 귀무가설을 기각할 확률의 크기를 의미
- 흔히 α=0.05, 또는 α=0.01 로 정하여 사용하는 경우가 많음
- 유의수준을 너무 크게(α>0.05) 하면 귀무가설을 기각할 확률이 너무 커져
  - 대립(연구)가설을 너무 쉽게 인정하게 되는 false-positive(1종오류)를 범할 수 있음
  - 반대로 너무 작게 하면(α<0.01) 귀무가설을 선택할 확률이 커져
  - 연구가설이 옳은 데도 불구하고 부정해 버리는 false-negative(2종오류)를 범할 수 있음
- 유의수준은 임의로 정할 수 있는 수준
  - 반드시 0.05나 0.01로 정해야 하는 것은 아님
  - 제1종 오류나 제2종 오류를 줄이는 수준으로 정하여 사용

2) 유의확률 P값(p-value)

- 귀무가설 기각여부 결정에 사용
  - 대부분의 경우 유의수준 α=0.05에 비교하여 가설 기각여부 결정

3) 양측검정과 단측검정

- 모집단의 산술평균이 가정한 산술평균과 같은 지를 검정하려고 할 경우
  - 두 가지 형태로 나타낼 수 있음

(1) 양측검정(two-tailed test) : 모수가 어떤 값과 같다는 가설검정

- H0 : μ=μo,
- Ha : μ≠μo

(2) 단측검정(one-tailed test) : 모수가 어떤 값보다 크거나 작은 지를 검정

- Ho : μ ≥ μo Ha: μ < μo
- Ho : μ ≤ μo Ha: μ < μo

4) 가설검정의 순서

- 귀무가설과 대립가설의 설정(Ho : μ=μo, Ha : μ≠μo)
- 유의수준 결정(α=0.05)
- 유의수준(α=0.05)과 유의확률(p-값) 비교 후 결론 유도

예) 의료정보학과 남학생들과 여학생들의 Hgb값에는 차이가 있을 것인가?

a. 가설의 설정(양측검정)
- Ho : Hgb(남)=Hgb(여)
- Ha : Hgb(남)≠Hgb(여)

b. 유의수준 결정

c. 유의수준은 일반적으로 α=0.05로 정함

d. 유의확률(p-값)을 유의수준 α=0.05와 비교한 후 결론 유도

e. 통계분석 후 산출되었다고 할 경우
- 유의확률(p-값)이 p=0.016일 경우 유의수준 α=0.05 보다 작으므로

- 귀무가설 기각영역에 포함되어 귀무가설을 기각하고
- 대립가설 "Ha: Hgb(남) ≠ Hgb(여)"를 받아들여
- 남학생의 Hgb값이 여학생의 Hgb값과 유의한 차이가 있다고 결론 유도

표 8-14 사회경제적 요인 및 건강행태가 과체중 유병률에 미치는 영향

변수	체질량지수		p
	정상 N(%)	저체중 N(%)	
도시규모			
대도시	12,615(12.6)	2,441(16.2)	0.548
중소도시	11,561(83.5)	2,334(16.5)	
소도시	3,662(84.4)	669(15.6)	
교육수준			
중졸이하	1,034(81.2)	1,819(17.2)	0.003**
고졸	8,856(82.8)	2,308(15.7)	
대졸	4,513(84.5)	862(15.5)	
경제상태			
상	9,710(83.4)	1,954(16.6)	0.132
중	12,572(84.2)	2,378(15.8)	
하	5,556(83.2)	1,112(16.8)	
아침식사/주(일)			
<2	7,289(82.6)	1,555(17.4)	0.026*
3-5	6,115(83.6)	1,206(16.4)	
≥6	14,434(84.4)	2,683(15.6)	

* $p<0.05$ ** $p<0.01$

☞ 해석

- 사회경제적 요인 및 건강행태가 과체중 유병률에 미치는 영향을 알아보기 위한 교차분석 결과 교육수준(p=0.003), 주당 아침식사 일수에서 유의한 차이가 있었음(p=0.026)
- 교육수준의 p값은 p=0.003이고 유의수준 p<0.01 보다 작기 때문에 "유의한 차이가 있었다"고 해석(표 8-14)

3.10 채택영역과 기각영역

- 두 개의 가설이 설정되면 어떤 기준에 의해 귀무가설을 채택 또는 기각함

◐ 통계적 가설검정은 Z 검정 이론에 근거한 기준값 선정

- Z값 < 기준값 : Ho 채택
- Z값 > 기준값 : Ho 기각

  → 기준값 : 임계치(critical value)
- Z값 < 임계치 : Ho 채택영역(acceptance region)
- Z값 > 임계치 : Ho 기각역(rejection region)

표 8-15 임계치와 유의수준

유의수준	임계치 Z	0.05	0.01
단측검정의 Z값 양측검정의 Z값	$Z\alpha$ $-Z\alpha$ $-Z_{\frac{\alpha}{2}}$ $-Z_{\frac{\alpha}{2}}$	-1.64 1.64 -1.96 1.96	-2.33 2.33 -2.57 2.57

3.11 검정방법

1) 양측검정(Two-tailed test)

- 양측검정은 검정량이 기각치 이하이거나 이상이면 귀무가설을 기각하는 검정
- 표본의 산술평균이 가정한 모집단의 산술평균과 같은가 다른가 판정시
  - 클수도 작을 수도 있기 때문에 이런 가설을 양측가설이라 함
  - 이때 검정을 양측검정이라고 함
  - 양측검정은 $\frac{\alpha}{2}$ 씩 기각역을 선정
- 양측검정에서는 유의수준이 α일 경우
  - 오른쪽의 임계치 Z값 : $Z_{\frac{\alpha}{2}}$
  - 왼쪽의 임계치 Z값 : $-Z_{\frac{\alpha}{2}}$

예) 유의수준 α가 0.05라 할 경우

- 임계치 : $Z_{0.025}$와 $-Z_{0.025}$ 즉 1.96과 -1.96

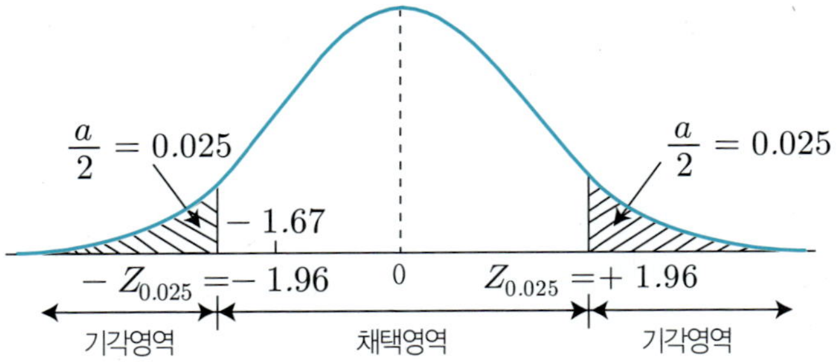

그림 8-9 양측검정

2) 단측검정(One-tailed test)

- 단측검정 또는 일방향 검증은 표본 분포의 한쪽에 시행하는 검정 방법
  - 가설을 검정하는 데 한쪽 측면을 검정 기준으로 기각 영역을 설정하여 검정
- 표본의 산술평균이 모평균 값보다 큰지 또는 작은지의 검정시
  - 크든지, 작든지 한쪽에 국한되므로 이런 가설을 단측가설
  - 이런 검정을 단측검정이라 함

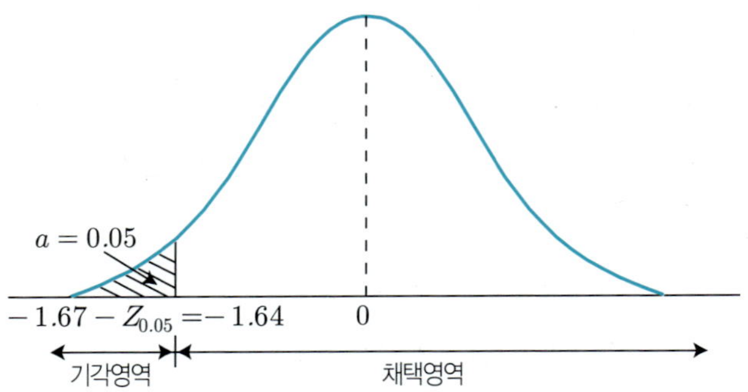

그림 8-10 단측검정

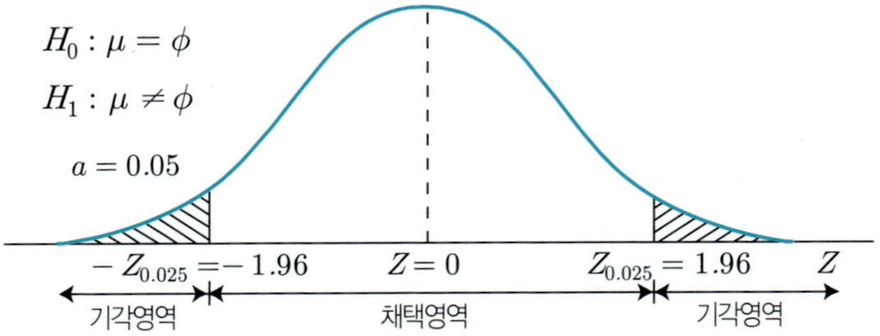

그림 8-11 임계치의 결정(단측결정)

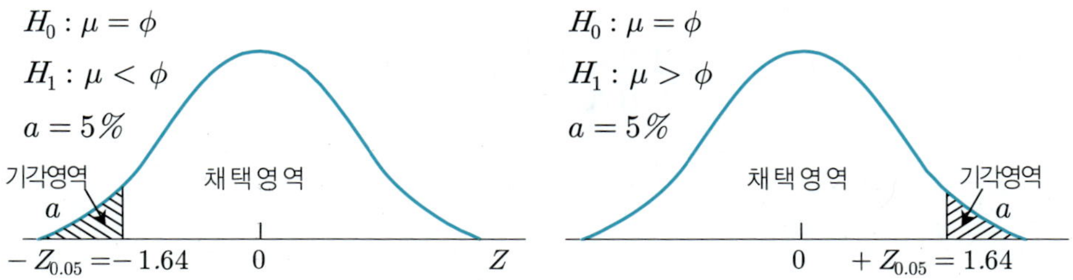

그림 8-12 임계치의 결정(양측결정)

기각역

- α=0.05(95% 신뢰수준)일 경우 : Z ≤−1.96 또는 1.96≤Z
- α=0.01(99% 신뢰수준)일 경우 : Z≤ −2.58 또는 2.58≤Z

3.12 모평균 및 두 평균의 가설검정

- 임계치가 결정되면 표본에서 얻은 통계량이 채택역에 속하는지 기각역에 속하는지 결정
- 임계치를 Z값으로 표현했음
  - 따라서 표본통계량 $\overline{X}$도 Z값으로 변환해야 비교 가능
- 표본을 기초로 계산된 Z값($Z_{\bar{x}}$로 표기)과 임계치 Z값을 비교해서 가설검정을 하게 됨

$$Z_{\bar{x}} = \frac{\bar{x} - \mu}{\frac{\sigma}{\sqrt{n}}}$$

예) 제과점의 빵 중 25개를 임의로 표본추출하여 무게 측정

- 평균 : 4.2　　– 모집단의 표준편차 : 0.5
- 이 자료를 토대로 모집단의 평균이 4라고 말할 수 있는지
- 유의수준 5%로 가설검정하면?

풀이) ① 가설검정

$Ho : \mu \neq 4, \quad H_1 : \mu = 4$

② 유의수준 결정

$\alpha = 0.05$

③ 검정통계량 계산

$$Z_{\bar{x}} = \frac{\bar{x} - \mu}{\frac{\sigma}{\sqrt{n}}} = \frac{4.2 - 4}{\frac{0.5}{\sqrt{25}}} = 2$$

④ 통계적 결정

양측검정

임계치 : $Z_{\frac{a}{2}} = 1.96$ $-Z_{\frac{a}{2}} = -1.96$

$Z_{\bar{x}} > Z_{\frac{a}{2}}$ 이므로 Ho 기각

⑤ 결론

Ho : $\mu \neq 4$ 기각, H_1 : 채택

따라서 모집단의 평균은 4라고 할 수 있음

가설검정의 단계

1. 가설설정
   - 연구자는 밝히고자 하는 대립가설 설정
   - 설정된 대립가설과 반대되는 가설, 즉 귀무가설 설정
2. 유의수준 결정
   - 일반적으로 α=0.05 또는 α=0.01 사용
3. 검정통계량 계산
   - 검정통계량의 계산식은 자료의 성격에 따라 달라짐
4. 통계적 결정
   - 양측검정 또는 단측검정 결정
   - 결정된 유의수준과 검정통계량 값 비교
   - 귀무가설의 기각여부 결정
5. 결론
   - 설정된 유의수준에서 통계학적으로 유의여부 기술
   - 주장하고자 했던 대립가설을 이용하여 결론 내림

1) 모평균의 가설검정

(1) 단일표본에 의한 가설검정

① 모분산을 알고 있을 경우

- 모분산 σ^2을 알고 있을 경우 Z분포를 이용

$$Z_x = \frac{\bar{x} - \mu}{\frac{\sigma}{\sqrt{n}}}$$

예) 대학 1학년을 대상으로 영어청취 능력 시험을 본 결과

- 평균점수 : 55점, 표준편차 : 9
- 대학 당국은 학생들의 영어청취 능력을 향상하기 위한 방법
- 매일 1시간씩 어학 실습실 이용하여 청취 권유
- 이 교육방법의 효과를 평가하기 위해 100명을 표본 추출
- 청취능력 시험 본 결과 : 평균점수 : 60점
- 유의수준 5%로 대학당국의 결정이 효과가 있었는지 검정하면?

풀이) ① 가설

청취능력 교육전 : μo라 할 경우

Ho : μ=55, H1 : μ>55

② 유의수준

σ=0.05

③ 기각역

양측검증으로 기각역 : Z≤−1.96 또는 Z≥1.96

④ 검정통계량

$$Z = \frac{60 - 55}{\frac{9}{\sqrt{100}}} = \frac{5}{0.9} = 5.56$$

⑤ Ho을 기각

대학당국 영어청취 능력 교육결정은 효과있다고 할 수 있음

② 모분산을 모를 경우

- 모평균에 대한 가설검정에서 대부분의 경우 모분산을 모름
  - 그 이유는 모평균을 알아야 모분산이 계산되기 때문
  - 이러한 경우 모분산을 추정하게 됨
  - 표본에서 구한 불편추정량인 S^2을 σ^2 대신 이용
- 모집단의 분산을 모르는 상황에서 표본의 분산을 사용할 경우
  - 값을 이용하여 가설검정함

$$t = \frac{\bar{x} - \mu}{\frac{S}{\sqrt{n}}}$$

예) 비만아동을 위한 초등학교 6학년 평균 체중 : 52kg

- 겨울방학동안 이 학교 6학년 학생들을 대상으로 식이요법 실시
- 프로그램 종료 후 15명을 표본추출하여 체중 측정
- 평균 $\overline{X}$=47kg, 표준편차 S=12kg
- 이 결과를 토대로 식이프로그램이 효과가 있다고 할 수 있는가?
- 10% 수준에서 검정하면?

풀이) ① 가설

Ho : μ=52　H$_1$: μ≠52

② 검정통계량

- 모집단의 표준편차가 알려져 있지 않고 표본의 표준편차 이용
- 단일표본의 평균치 검정

$t = (\bar{x} - \mu_0)/(s/\sqrt{n})$

▸ 검정통계량

자유도 $(n-1)$=15−1=14인 t−분포함

③ 유의수준

σ=0.01

④ 기각역 : 아래 그림의 빗금친 부분

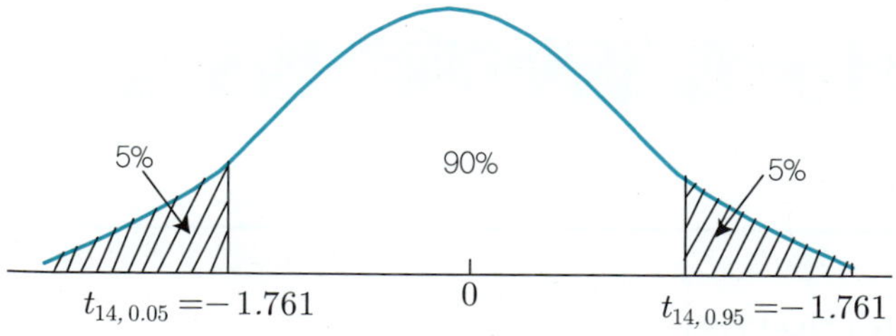

그림 8-13 기각역

⑤ 검정통계량

− t=1.614로 채택역에 속하므로 Ho 기각 못함

$$-\,t = \frac{47-52}{12\sqrt{15}} = 1.614$$

⑥ 결론

식이프로그램의 효과가 없었음(p>0.05)

◐ Z-분포와 t-분포의 관계

(1) Z-test

- 모집단의 분포가 정규분포이고 모집단의 분산(σ^2)을 알고 있는 경우
  - Z-분포 사용
- 모집단이 비정규분포일 경우라도 표본의 크기가 큰 경우(n≥30)
  - 그 표본분포는 중심극한정리에 의하여 정규분포가 되어 Z분포 사용
  - 표본의 크기 n이 30 이상이면 t값 대신 Z값을 사용해도 큰 차이 없음

(2) T-test

- 모집단의 분포가 정규분포이나 그 분산(σ^2)을 모르고 있을 경우
  - t 분포 이용하여 가설검정
- 표본 크기가 30 이상이면 t분포가 정규분포에 거의 근사하다고 가정

– 정규분포표 사용

표 8–16 Z–분포와 t–분포의 검정

모집단의 분산을 아는 경우	표본이 클 경우(n≥30)	표본이 작을 경우
• 모집단 정규분포 • 모집단 비정규분포	Z–분포 Z–분포	Z–분포 –
모집단의 분산을 모를 경우	**표본이 클 경우(n≥30)**	**표본이 작을 경우**
• 모집단 정규분포 • 모집단 비정규분포	Z–분포 Z–분포	t–분포 –

2) 두 평균 차이의 가설검정

- 일상생활 속에서 유사한 문제에 접하게 됨

  예) – 새로 개발한 약의 효과가 있는가?

  – 서로 상이한 회사에서 생산되는 제품의 품질에 차이가 있는가?

  – 이런 문제는 두 모집단의 평균을 비교하는 것으로 모평균의 차

  – $\mu_1 - \mu_2$가 0보다 큰지, 작은지 또는 동일한지 하는 가설검정으로 가능

  – 두 모평균간의 차이만을 알고자 할 경우

  – 모평균이 동일하다($\mu_1 - \mu_2 = 0$)는 귀무가설을 검정하면 됨

(1) 모분산을 알고 있을 경우

- 분산이 알려진 정규분포를 하는 모집단

  – 2개의 표본이 독립적으로 추출된 경우

  – 귀무가설을 검정하기 위한 검정통계량은 다음과 같음

검정통계량

$$Z = \frac{(\bar{x}_1 - \bar{x}_2) - (\mu_1 - \mu_2)}{\sqrt{\dfrac{\sigma_1^2}{n_1} + \dfrac{\sigma_2^2}{n_2}}}$$

예) 모분산을 알고 있을 경우

– 남녀 우울증 환자의 평균 발병 연령을 비교하고자 함

- A 종합병원에 입원한 우울증환자
- 확률적으로 남성 15명, 여성 10명을 추출하여 환자연령 평균 파악
- 남성은 $\bar{x}_1$=21세, 여성은 $\bar{x}_2$=23세
- 모집단의 분산은 $\sigma_1^2=\sigma_2^2=3$
- 우울증의 발병연령이 남녀간의 차이가 있는가?

풀이) ① 가설

Ho : $\mu_1-\mu_2=0$ (또는 $\mu_1=\mu_2$)

H_1 : $\mu_1-\mu_2\neq0$ (또는 $\mu_1\neq\mu_2$)

② 검정통계량

$$Z=\frac{(\bar{x}_1-\bar{x}_2)-(\mu_1-\mu_2)}{\sqrt{\sigma_1^2/n_1+\sigma_1^2/n_2}}$$

$$Var(d)=Var(\bar{x}_1-\bar{x}_2)=Var(\bar{x}_1)+Var(\bar{x}_2)$$
$$=\sigma_1{}^2/n_1+\sigma_2{}^2/n_2$$

③ 기각역

- 5% 유의수준에서 검정통계량의 Z의 양측검정시 기각역
- 다음 그림의 빗금친 부분과 같음

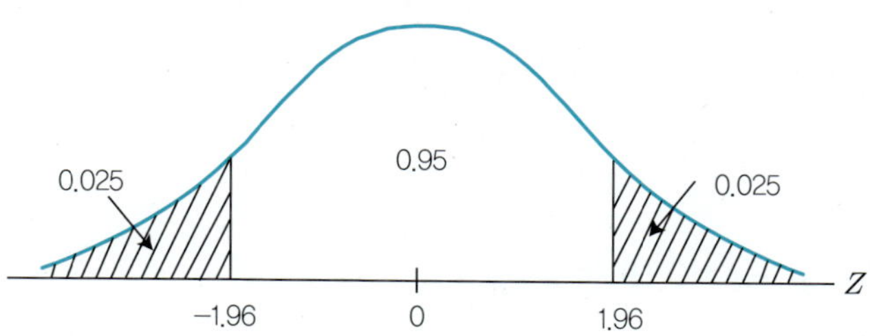

그림 8-14 양측검정시 기각역 : 빗금친 부분

④ 계산

$$Z=\frac{(21-23)-0}{\sqrt{3/15+3/10}}=\frac{-2}{0.707}=-2.83$$

Z=−2.83은 기각역에 속하므로 Ho를 기각

⑤ 결론

남녀의 우울증 발병연령은 차이가 있음($p<0.05$)

(2) 모분산을 모르나 동일할 경우

- 모분산이 알려져 있지는 않지만 동일한 경우
- 다음 공식을 이용하여 표본분산을 합병(pool)함

$$S_P^2 = \frac{(n_1 - n_2)s_1^2 + (n_2 - 1)s_2^2}{(n_1 - 1) + (n_2 - 1)}$$

- 정규분포하는 모집단에서 표본들이 독립적으로 뽑혔을 경우
- 검정통계량은 자유도가 n_1+n_2-2=인 t분포함

검정통계량

$$t = \frac{(\bar{x}_1 - \bar{x}_2) - (\mu_1 - \mu_2)}{S_P\sqrt{1/n_1 + 1/n_2}}$$

예) 모분산은 모르지만 동일하다고 가정할 경우

- 도시와 농촌의 아황산가스 농도를 비교하고자 할 경우
- 각각 15곳씩 표본지점을 설정하여 한달간 SO_2 농도 측정시 발생
- 도시 – 평균 : $\overline{X}_1$=15ppm, 분산 : s_1^2=0.3ppm
- 농촌 – 평균 : $\overline{X}_2$=1.0ppm, 분산 : s_2^2=0.3ppm
- 이 지역의 SO_2 가스의 농도는 차이가 있다고 말할 수 있는가?

풀이) ① 가설

Ho : $\mu_1-\mu_2=0$ (또는 $\mu_1=\mu_2$)

H_1 : $\mu_1-\mu_2\neq 0$ (또는 $\mu_1\neq\mu_2$)

② 검정통계량

$$t = \frac{(\bar{x}_1 - \bar{x}_2) - (\mu_1 - \mu_2)}{S_P\sqrt{1/n_1 + 1/n_2}} \qquad S_P^2 = \frac{(n_1 - 1)S_1^2 + (n_2 - 1)S_2^2}{n_1 + n_2 - 2}$$

③ 유의수준

α=0.05

④ 기각역

자유도가 $n_1+n_2-2=15+15-2=28$인 t분포의 기각역

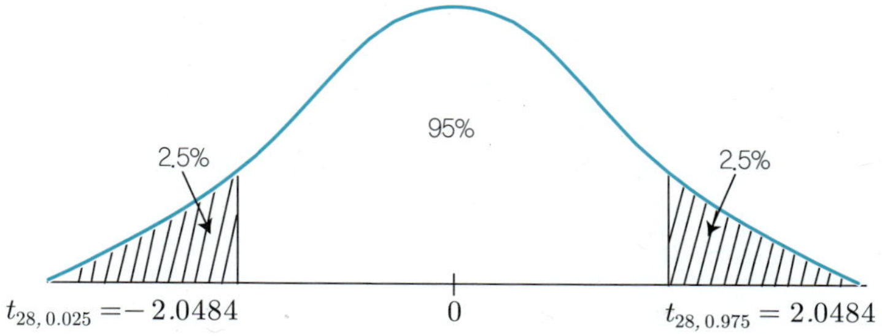

그림 8-15 t 분포의 기각역 : 빗금친 부분

⑤ 계산

$$- t=\frac{1.5-1.0}{0.63\times\sqrt{1/14+1/14}}=\frac{0.5}{0.63\times 0.38}=2.09$$

$$- S_P^2=\frac{(15-1)\times 0.5+(15-1)\times 0.3}{15+15-2}=\frac{11.2}{28}=0.4$$

$$- \sqrt{S_P^2}=\sqrt{0.4}=0.63$$

- t=2.09는 기각역에 포함되므로 Ho 기각

⑥ 결론

도시와 시골의 아황산가스 농도는 차이가 있음($P<0.05$)

◐ 모집단의 분산이 동일하지 않을 경우

- t 통계량의 표본분포는 대칭을 이룬다고 해도 t분포는 아님
- 이 문제를 해결하기 위한 방법
  - Lehman, Fisher와 Behrens 등 여러방법 제시

$$t'=\frac{(\bar{x}_1-\bar{x}_2)-(\mu_1-\mu_2)}{\sqrt{S_1^2/n_1+S_2^2/n_2}}$$

① 표본의 수가 충분히 클 경우

- t'은 대략적인 정규분포함
- t'=Z와 같이 계산

② 표본의 수가 작은 경우

- 비모수적 방법을 이용하여 문제 해결

(3) 모분산을 모르며 동일하지 않을 경우

- 모분산이 알려져 있지 않고 동일하지 않은 경우에 사용되는 검정통계량

$$t' = \frac{(x_1 - x_2) - (\mu_1 - \mu_2)}{\sqrt{\frac{s_1^{\,2}}{n_1} + \frac{s_2^{\,2}}{n_2}}}$$

- 유의수준 α와 양측검정에 대한 t'의 기각역은 다음과 같음

3.13 모수 및 비모수 통계방법

1) 모수통계(parametric statistics)

(1) 모수통계의 의미

- 표본이 추출되는 모집단의 특수한 형태
  - 모집단의 모수에 관한 가설을 포함하는 추론적 통계
- 이러한 가정은 일반적으로 모집단이 정상분포를 이루며 변량이 가지고 있는 자료가 등간격이라는 것

  예) – 피어슨의 상관계수(Pearson correlation coefficient), 다중회귀분석

  – 변량분석 등
- 이러한 절차는 모든 이용가능한 정보를 사용
- 모수검사통계방법은 비모수통계법보다 검증이 훨씬 강력

(2) 모수 통계방법

- 통계적 추론에서는 확률변수의 모집단에 대한 확률분포를 가정하고 있음
- 추론의 대상
  - 모집단의 확률분포가 갖는 특성을 밝혀주는 평균이나 분산과 같은 모수에 관한 것
- 확률변수는 등간척도나 비율척도로 측정된다고 가정하고 있음
  - 모집단의 확률분포를 엄격히 가정하고
  - 모집단에서 추출된 표본의 자료를 등간척도나 비율척도로 측정하여
  - 모수에 관한 통계적 추론을 다루는 통계방법을 모수통계법이라고 함
- 모수통계방법이 이용되려면 자료의 측정수준, 추론하는 가설의 유형 및 모집단 분포에 대한 가정의 기준에 의거하여 3가지 조건이 충족되어야 함
  a. 분석에 이용되는 자료는 적어도 등간척도로 측정되어야 함
  b. 모집단의 확률분포를 구체적으로 가정할 수 있어야 함
  c. 모집단의 확률분포의 모수에 관해서 통계적 추론을 할 수 있어야 함
- 모수통계법은 비모수통계법보다 더 효율적이며 검정력이 큼

2) 비모수 통계법

(1) 비모수 통계(Non-parametric statistics)의 의미

- 비모수 통계는 통계학에서 모수에 대한 가정을 전제로 하지 않음
- 모집단의 형태에 관계없이 주어진 데이터에서 직접 확률을 계산
  - 통계학적 검정을 하는 분석법
- 비모수적(Non-parametric), 비모수검정법(NPAR tests) 혹은 분포무관(Distribution-free)검정법이라고도 함

(2) 비모수 통계법 사용의 조건

- 자료가 나타내는 모집단의 현상이 정규분포가 아닐 때
- 자료가 나타내는 모집단의 현상이 정규분포로 적절히 변환되지 못할 때
- 자료의 표본(sample) 수가 적을 경우
- 자료들이 서로 독립적일 경우
- 변인의 척도가 명목척도나 서열척도일 경우

(3) 비모수 통계의 특징

- 가정을 만족시키지 못한 상태에서 그대로 모수 통계분석을 함으로써 발생할 수 있는 오류를 줄일 수 있음
- 질적 척도로 측정된 자료도 분석이 가능
- 비교적 신속하고 쉽게 통계량을 구할 수 있으며 결과에 대한 해석 및 이해 또한 용이
- 많은 표본을 추출하기 어려운 경우에 사용하기 적합

(4) 비모수 통계법 이용

- 모수통계법에서의 가정이 만족되지 않는 상황이나 자료가 서열척도나 명목 척도로 측정되었을 때에는 모수통계법을 이용할 수 없음
  예) 여론조사 질문지의 경우 : 태도사항의 5단계 측정
    – 매우 만족, 만족, 보통, 불만족, 매우 불만족 등
- 모집단의 확률분포를 가정하지 않는 통계적 방법을 비분포검정법이라 함
  – 비분포검정은 확률분포를 가정하지 않으므로 모집단의 확률분포를 서술해 주는 모수를 검정하지 않는 통계방법이라는 의미
  – 이를 비모수통계방법이라고 함
- 분석에 이용되는 통계량의 확률분포가 모집단의 확률분포 사항에 영향을 받지 않음
  – 모집단의 분포의 대칭성이나 연속성과 같은 일반적인 가정에 근거를 둠

(5) 비모수 통계분석방법의 사용목적별 분류

① 사용목적

- 적합도 검정 : 1표본 카이제곱 검정, 1표본 콜모고르프–스미르노프검정
  – 이항분포검정
  – 두 변수의 중심경향치 비교(분포의 동일성 검정)
  – 부호검정, 윌콕슨 검정, 멕네마르 검정(목적이 유사한 모수통계분석방법으로 paired t–test)

② 3변수 이상의 중심경향치 비교(분포의 동일성 검정)

- 프리드맨 검정, 켄달의 일치계수, 코크란 큐 검정(목적이 유사한 모수통계분석법으

로는 MANOVA)

③ 2집단간 중심경향치 비교(분포의 동일성 검정)

- 맨–휘트니 검정, 2개표본 콜모고로프–스미르노프 검정
  - 왈드–월포비츠 검정
  - 중앙값 검정(목적이 유사한 모수통계분석방법으로는 t–test)

④ 3집단 이상의 중심경향치 비교(분포의 동일성 검정)

- 중앙값 검정, 크루스칼–왈리스 검정(목적이 유사한 모수통계분석방법으로는 ANOVA)

⑤ 변수간 상관관계 분석

- 스피어맨 순위상관 분석, 카이자승분석(교차분석)
  - 목적이 유사한 모수통계분석방법으로는 상관관계(correlation)

표 8–17 모수 및 비모수검정 비교

모수검정	비모수검정
▶모수통계의 전제조건 • 표본크기가 30개 이상(N≥30) • 모집단이 정규분포를 이룸 – 정규분포의 면적은 1, 평균(μ)을 중심으로 좌우대칭 • 집단 내 분산은 동일 • 변수는 등간 및 비율척도로 측정 ▶평균과 표준편차에 의해 설명 ▶모수검정의 적용 • 기술통계, 두 집단의 평균비교 • 분산분석, 상관분서, 회귀분석	▶표본크기가 작을 경우 • 30개 미만(N∠30)시 사용 ▶명목 및 서열척도 예) 여론조사 – 매우 만족, 만족, 보통 – 불만족, 매우 불만족 ▶통계량의 확률분포가 모집단의 분포와 무관 ▶비모수검정의 적용 • χ^2–test • 일표본 K–S 검정, 독립2–표본 • 독립 K–표본, 대응2–표본 • 대응 K–표본 • 이항분포, 중심경향치 비교

3.14 대응표본 t-검정(짝비교, Paired comparison)

1) 대응표본 t-검정(짝비교)의 의미 및 용도

(1) 대응표본 t-검정의 의미
- 서로 독립적이지 않은 유사한 성질의 표본을 사용
- 두 모집단의 평균을 비교하는 가설검정

(2) 대응표본 t-검정의 용도
- 어떤 실험이나 측정에서 두 개의 독립표본이 아님
- 하나의 표본으로부터 둘 이상의 자료를 얻음
- 이를 검정하는 경우에 사용

(3) 대응표본 t 검정의 의미
- 자료는 쌍으로 묶은 자료 (x, y) → 짝비교(paired test)
  - 자료(x)와 자료(y)의 차이를 비교
  - 단일 모집단의 모평균에 대한 검정을 시행

  예) 다이어트 식품 개발 후 복용 전과 복용 후를 비교

(4) 두 모집단의 모평균에 대한 검정
- 두 모집단이 독립일 경우 → 독립표본 t 검정
- 두 모집단이 독립이 아닌 경우 → 대응표본 t 검정

2) t 검정 불가능
- 짝을 이룬 표본인 경우
  - 각 표본이 독립적이 아니기 때문에 일반적인 t검정 불가능
- 독립적으로 추출하였지만 각 표본개체의 특성이 너무 차이가 남
  - 그 결과 분석이 무의미할 때가 있음

  예) 대응표본(짝비교)의 예
    - 새로 개발한 약의 효과여부를 알아보기 위한 목적

- 새로 개발된 약을 복용하기 전과 후에 서로 다른 표본을 추출
- 개인의 차가 심하기 때문에 약의 효과를 측정하기 어려움
- 이런 경우 약을 복용하기 전에 표본으로 추출된 사람
- 약을 복용시킨 후에 그 효과를 측정하면 가능

대응표본(짝비교) 검정통계량

$$t = \frac{\bar{d} - \mu_d}{s_d^2/\sqrt{n}}$$

d : 표본차이의 평균 S_d : 표본차이의 표준편차

예) 한독약품에서 신약을 개발하여 토끼 10마리에게 한달간 주사

- 혈청 콜레스테롤에 미치는 영향 조사
- 신약의 효과 파악 목적
- 실험 전후의 토끼의 혈청 콜레스테롤양 조사결과(표 8-18)
- 신약의 효과가 있는지 검정

표 8-18 신약 효과여부의 검정

대상	신 약		차이(di)
	시행 전	시행 후	
1	205	200	–5
2	235	218	–12
3	227	210	–17
4	255	215	–35
5	205	208	8
6	263	237	–26
7	278	249	–29
8	310	269	–41
9	263	289	–26
10	230	225	5

풀이) ① 가설

$H_0 : \mu_d = 0$, $H_1 : \mu_d < 0$

② 유의수준

$\alpha=0.05$

③ 검정통계량

주어진 자료에서 $\bar{d} = -17.8,\ S_d^2 = 275.29$

$$t = \frac{-18.7-0}{\sqrt{\frac{275.79}{10}}} =-3.39$$

④ 기각역

– $t_{0.05}(10-1)=1.833$이므로 기각역은 $t\le-1.833$

– 검정통계량 $t=-3.39$는 기각역에 포함

⑤ 결론

– 귀무가설 기각, 대립가설 채택

– 신약은 효과가 있음

3.15 평균치의 분석

1) 독립된 두 평균치의 비교

- 독립표본 T 검정(t–test)은 가장 많이 쓰이는 검정법
- 표본의 수가 보통 30 이상 클 때 표본 평균치들로 이루어진 분포
  - 정규분포를 따르고 그 평균은 모평균과 같고 분산은 표준오차와 같음
  - 중심극한정리(central limit theorem)에 기초한 방법

2) 짝지은 두 평균치의 비교

- 항결핵제로 투여하기 전후의 약물농도를 비교하는 경우처럼
  - 짝을 이룬 자료의 평균치는 두 모집단의 독립성을 인정할 수 없음
  - 상기 방법을 사용할 수 없고 모수적인 방법인 짝비교(paired t–test)는 짝을 이룬 두 비교집단에서 개개 관측치의 차를 구함
  - 그 차의 평균을 구하여 모평균치가 0이라는 귀무가설을 검정하는 방법

- 비모수적인 방법인 Wilcoxon signed rank test는 각 쌍의 차들의 부호와 크기를 동시에 고려
  - 검정통계량을 산출하는 방법으로 부호만을 고려하는 sign test 보다 더 좋은 검정력을 가짐

3) 세개 이상의 평균치의 비교(일원배치 분산분석방법, one-way ANOVA)

- 세 개 이상의 평균치를 비교할 경우
  - 두 집단의 비교방법인 t-test를 반복하여 판정하면 overtesting이 되어 1종 오류(alpha-error)가 증가됨
  - 즉 차이가 없는데도 차이가 있다고 판정 내려 잘못된 긍정적 결과가 도출될 수 있음
  - 이를 방지하기 위해 평균치가 아니라 분산을 가지고 비교하는 ANOVA(Analysis of variance)를 시행하여 셋 이상의 평균치들은 차이가 있는지 분석
  - 즉 같은 모집단에서 표본추출된 것인가를 검정하고 만약 차이가 있는 경우 어느 군에서 가장 현저한 지를 검정해야 함
  - 후자를 사후검정(post-hoc test) 대응표본(짝비교)이라고 함
  - Duncan법, Tukey B법이 대표적
  - 전체적 비교에서 차이가 없다고 판정되면 개별군간의 비교는 필요없음

표 8-19 유방촬영술에 대한 태도

요인	교육 전	교육 후	paired t-test	p
유익성	3.9±0.63	4.1±0.58	−2.64	.010
장애성	2.5±0.65	2.4±0.67	0.22	.825

☞ 해석

- 참여한 여성들의 유방촬영술에 대한 태도 중 유익성 요인은 교육 전에 평균 3.9±0.63점이었으나 교육 후 4.1±0.58점으로 증가하였고 통계적으로 유의하였음(t=−2.64, p=.010).
- 이에 반해 장애성은 교육 전 평균 2.5±0.65점에서 교육 후 2.4±0.67점으로 감소하였으나 통계적으로 유의하지 않았음(표 8-19).

표 8-20 대응표본 및 독립표본 T 검정

대응표본(짝비교) T 검정	독립표본 T 검정
• 동일한 표본에서 두 개 변수간의 평균값 차이여부 분석 예) 조사자 24명에 대한 식이요법 전·후의 당뇨병 치료에 영향을 미쳤는지 검정	• 독립된 두 집단간 평균값의 차이여부 분석 예) 공업 및 상업도시간의 오염도 차이 분석

4) 모분산의 가설검정

(1) 단일 모집단 분산의 가설검정

- 현재 기계회사에 나사를 납품하는 부품회사
  - 나사길이의 평균은 20mm, 분산 : 0.20
- 경쟁회사 나사 길이 : 평균 : 20mm, 분산 : 0.15 납품 신청
- 기계회사에서는 이런 주장이 맞는 여부를 알아보고 싶어함
- 이런 경우 단일 모분산에 대한 가설을 검정하기 위한 검정통계량 $-x^2$분포 이용하여 구함

검정통계량

$$x^2 = \frac{(n-1)s^2}{\sigma^2}$$

예) A 모집단의 분산은 0, 4

- 이 모집단으로부터 n=11인 표본을 뽑았을 경우
- 표본의 분산 S2이 0.56보다 클 확률은?

풀이) $x^2 = \frac{(11-1)(0.56)}{0.4} = 14$

- $P(S^2 > 0.5) = P(x^2_{10} > 14)$
- 부록표에서 $P(x^2 > 12.5)$일 값은 약 10

(2) 두 모분산의 비의 가설검정

- 미지의 두 모분산이 같은지 여부를 어떻게 검정할 수 있겠는가?

  예) 의료기기의 품질은 제품의 정밀도에 있음

  – 두 회사에서 동일한 제품을 납품시 기기의 정밀도 평균은 동일

  – 따라서 분산이 더 작은 제품이 우수하다고 볼 수 있음

  – 분산에 대한 비교를 어떻게 할 수 있겠는가?

① 모평균의 비교처럼 두 분산의 차이를 조사하지 않고 분산의 비

- (σ_1^2/σ_2^2)를 비교함
- 이 분산비가 1보다 큰지, 작은지 또는 동일한지 알아보면 두 분산의 관계 파악가능

② 통계량 (S_1^2/σ_1^2) / (S_2^2/σ_2^2)

- 분자의 자유도 n_1-1과 분모의 자유도 n_2-1의 F–분포함

③ 귀무가설로 $\sigma_1^2=\sigma_2^2$을 검정하는 경우

- 그 가정이 옳다면 위의 식은 S_1^2/S_2^2으로 단순화됨
- 이를 분산비라 함

④ 가설검정은 분산비의 경우

- 분자의 자유도(n_1-1)와 분모의 자유도(n_2-1)의 F–분포의 한계치 보다 동일하거나 크면 귀무가설 기각함

검정통계량

$$V.R. = \frac{S_1^{\ 2}}{S_2^{\ 2}}$$

예) 의료정보학과 1학년 학생들의 성적차이는 2학년이 되면 더 커질 것이라는 가설을 검정하고자 함

– 1학년에서 7명, 2학년에서 9명을 뽑아 성적의 분산을 조사한 결과

– 1학년 : 9.0, 2학년 : 19.8

– 두 학년의 성적이 정규분포를 따른다고 할 경우
– 두 모집단의 분산은 α=0.05 유의수준에서 동일하다고 볼 수 있는가?

풀이) ① 가설

$Ho : \sigma_1^2 = \sigma_2^2$

② 유의수준

α=0.05

③ 검정통계량

$$V.R = \frac{19.8}{9} = 2.2$$

④ 기각역

– 단측검증으로 $F_{6,8}$에서 α=0.05의 값은 $F=4.15$
– 채택영역 : $F \leq 4.15$
– 기각영역 : $F \leq 4.15$ $F=2.2$는 채택영역에 포함

⑤ 결론

– 귀무가설을 기각하지 못하고 채택
– 따라서 2학년 성적차이가 1학년보다 크다고 할 수 없음

유의수준 및 유의확률

◑ 유의수준 : α
- 옳은 귀무가설 기각할 확률
- 제 1종 오류(α–error)를 범하게 되는 최대확률(α) 값 의미
- 5%(0.05), 1%(0.01) 가장 많이 사용
- 5% 유의수준 의미
  – 받아들여야 할 가설을 버리는 정도가 100건 중 5건의 기회

◐ 유의확률 : P값
- 귀무가설이 기각될 수 있는 최소치
- P값 : P<0.05, P<0.01, P<0.001 등 사용
- 유의수준 표시 : α<0.05, α<0.01

실전문제

1. 추론통계학에 포함되는 것은?

① 평균, 표준편차 등 요약
② 추정치에 대한 가설검정
③ 자료를 그림으로 정리
④ 자료를 수집, 정리 및 요약
⑤ 수집된 자료 표로 정리

2. 표본통계량으로부터 이루어지는 표본분포의 표준편차는?

① 가설검정 ② 표준오차 ③ 표본평균
④ 표본분포 ⑤ 표본분산

3. 제1종 오류(α-error)란?

① 틀린 귀무가설을 받아들임
② 옳은 귀무가설을 받아들임
③ 틀린 귀무가설을 버림
④ 옳은 귀무가설을 버림
⑤ 귀무가설은 무조건 버림

4. t-분포의 특징으로 옳지 않은 것은?

① 평균을 중심으로 좌우대칭
② 평균은 0
③ 분포의 범위는 $-\infty \sim \infty$
④ 자유도 크기에 따라 분포 모양 다름
⑤ 포본수가 커질수록 0에 가까와짐

5. 표본 크기가 증가함에 따라 평균의 표본분포가 정규분포하는 것은?

① 모평균 ② t-분포 ③ 중심극한정리
④ 모분산 ⑤ Z-분포

정답 1. ① 2. ② 3. ④ 4. ⑤ 5. ③

실전문제

6. 추정의 종류로 맞게 연결된 것은?

① 비율추정–구간추정
② 점추정–구간추정
③ 점추정–비율추정
④ 표본추정–구간추정
⑤ 점추정–간격추정

7. 귀무가설에 대한 설명으로 옳지 않은 것은?

① 검정에 대상으로 삼는 가설
② 옳은 귀무가설을 받아들임
③ Ho으로 영가설이라고 함
④ 가설을 기각할 것을 전제로 함
⑤ 연구자가 입증되기를 원하는 가설

8. 추론통계학에 대한 설명 중 옳지 않은 것은?

① 신뢰구간이란 모집단의 산술평균을 추정하기 위한 것
② 제1종 과오를 줄이기 위한 방법은 표본의 크기 증가
③ 모집단이 비정규분포로 표본의 크기가 큰 경우 Z값 사용
④ 통계량이란 모집단의 특성을 수치로 나타낸 것
⑤ 검정력이란 검정하려는 귀무가설이 틀린 경우 기각하는 확률

9. 민감도(sensitivity)에 대한 설명으로 옳은 것은?

① 올바른 귀무가설을 받아들임
② 모든 환자가 아닌 것을 올바르게 구분
③ 환자가 아닌 것을 환자가 아닌 것으로 올바르게 분류
④ 올바른 귀무가설을 버림
⑤ 틀린 귀무가설을 받아들임

정답 6. ② 7. ⑤ 8. ④ 9. ①

실전문제

10. 유의수준에 대한 설명으로 옳지 않은 것은?

① 제1종 오류를 범하게 되는 최대확률(α) 값
② 옳은 귀무가설을 기각할 확률
③ 대립가설이 기각될 수 있는 α의 최소치
④ 위험률이라고도 함
⑤ 5%, 1%가 가장 많이 사용

11. 모수(parameter)에 해당되지 않는 것은?

① 평균(μ)　② 비율($\hat{P}$)　③ 분산(δ^2)
④ 비율(P)　⑤ 크기(N)

정답 10. ③ 11. ②

제9장

보건·역학통계 지표

09

▣ 보건지표

- 보건지표의 의미
- 확률/율 · 비율 · 비
- 사망/출산력 지표

▣ 역학 · 통계지표

- 발생률/유병률/발병률
- 2차발병률/치명률
- 귀속위험도/상대위험도

제 9 장

보건·역학통계 지표

1 보건지표

1.1. 보건지표(Health indicator)의 의미

- 국가나 사회집단의 보건과 관련된 분야의 수준이나 특성을 나타내는 수치

1) 3대 종합건강지표(WHO)

- 국가간 건강수준을 비교할 수 있는 평가지표로 사용
  - 평균수명(expectation of life)
  - 조사망률/보통사망률(crude death rate)
  - 비례사망지수(proportional mortality indicator)

2) 개발도상국에서 유용한 보건지표(Omran)

- 조사망률, 10대 사인, 질병군별 사망비율
- 영아사망률, 신생아사망률, 출생시 기대여명

1.2 확률 개념

1) 율(Rate)

- 단위 인구당 어떤 사상이 발생할 확률
- 분모 : 그 사상을 가지거나 가지지 않는 모든 인구(A+B)
- 분자 : 특정기간내 그 사상을 가진 인구(A)

$$율 = \frac{A}{A+B} \times k \quad k=100,\ 1{,}000 \cdots$$

2) **비율(Proportion) : 율과 동일 개념**

- 분자에 기간 개념이 엄격히 적용되지 않음
- 100명 단위로 계산(×100)

$$비율 = \frac{A}{A+B} \times 100$$

3) **비(Ratio)**

- 어떤 사상이 발생한 빈도(A)에 대한 발생하지 않은 빈도(B)를 나타냄

$$비 = \frac{A}{A}$$

1.3 사망지표

1) **보통사망률(Crude death rate) = 조사망률**

- 보통사망률은 인구 1,000명당 1년간 발생한 총 사망자수로 표시하는 비율

$$보통사망률 = \frac{1년간\ 총\ 사망자수}{연앙인구} \times 1{,}000$$

2) **연령별 · 성별 특수사망률(Age-specific death rate)**

- 특수사망률은 소집단별 사망률을 관찰하는 데 효과적

$$연령별 \cdot 성별\ 특수사망률 = \frac{특정\ 연령 \cdot 성별\ 집단의\ 1년간\ 총\ 사망자수}{해당집단의\ 연앙인구} \times 1{,}000$$

3) 영아사망률(Infant mortality rate)

- 출생 후부터 1년 이내의 사망
- 영아사망률은 어느 지역이나 국가의 건강수준을 반영하는 지표
- 국가의 사회, 경제, 문화 및 보건의 종합적인 수준을 나타내는 지표로 사용

$$\text{영아사망률} = \frac{\text{어느 해 1세 미만의 연간 사망수}}{\text{연앙인구}} \times 100$$

4) 신생아사망률(Neonatal mortality rate)

- 출생 후부터 28일(4주) 이내의 사망
- 신생아사망률은 어느 지역이나 국가의 건강수준을 반영하는 지표
- 국가의 사회, 경제, 문화 및 보건의 종합적인 수준을 나타내는 지표로 사용

$$\text{신생아사망률} = \frac{\text{1년간의 생후 28일 미만의 사망수}}{\text{1년간의 출생수}} \times 100$$

5) α-index

- 전체 영아사망수가 신생아 사망수에 가까워질수록 해당지역이나 국가의 건강수준이 높다고 할 수 있음
- α-index가 1에 가까운 것은 건강수준이 높다는 의미
- α-index는 1 보다 커야 함

  예) α-index가 0.8, 2.3, 1.2, 3.6인 경우 → 1.2가 건강수준 가장 높음

$$\alpha\text{-index} = \frac{\text{어느 해의 영아사망률}}{\text{그해의 신생아사망률}}$$

6) 비례사망률(Proportionate mortality rate, PMR)

- 비례사망률은 어떤 연도의 사망자수 중 특정질병에 의한 사망자수의 백분율

$$\text{비례사망률} = \frac{\text{연간 특정질병으로 인한 사망자수}}{\text{연간 총 사망자수}} \times 100$$

7) 비례사망지수(Proportional mortality indicator, PMI)

- 전체 사망자수 중 50세 이상의 사망자수가 차지하는 백분율
- 비례사망지수가 클수록 건강수준 높음

$$\text{비례사망지수} = \frac{\text{연간 50세 이상 사망자수}}{\text{연간 총 사망자수}} \times 100$$

8) 표준화사망률(Standardized death rate)

(1) 보통연령별 특수사망률의 한계

- 보통사망률 : 편리하지만 신뢰하기 어려움
- 연령별 특수사망률 : 상세하기 때문에 전체 인구를 다루는 데 부적합

(2) 표준화사망률 = 보정사망률(Adjusted death rate)

- 보통사망률과 특수사망률의 단점 제거, 장점 이용하는 지표로 사용
- 지역별로 사망률 비교하고자 할 경우
- 지역간 연령별 인구구성이 다르기 때문에 비교집단의 인구구성이 비슷하게 표준화되지 않으면 지역별 사망률을 직접 비교할 수 없음

α-index 및 비례사망지수의 의미

- **α-index 의미** : – 1에 가까울수록 건강수준 높음
  – α-index는 1보다 커야 함

  예) α-index가 1.3, 2.5, 0.1, 0.5일 경우 1.3이 건강수준이 가장 높음

$$\alpha\text{-index} = \frac{\text{어느 해의 영아사망률}}{\text{그해의 신생아사망률}}$$

- **비례사광지수(PMI)** : PMI 클수록 건강수준 높음
  – 연간 50세 이상 사망자수/연간 총 사망자수 × 100

(3) 직접 · 간접표준화법

- 직접 · 간접표준화법 : 기대사망수를 산출한 후 표준화사망률 계산

– 직접표준화법 : 상이한 연령별 특수사망률을 표준인구에 적용
– 간접표준화법 : 표준비율(표준인구의 연령별사망률)을 상이한 연령별인구에 적용

① 직접표준화법(Indirect standardization method)

- 비교하고자 하는 두 집단의 연령구성별 사망률을 알고 있을 경우
- 이를 표준인구에 투영하여 기대사망수를 구한 후
- 이들 각 연령군별 기대사망수의 총합을 표준인구의 총수로 나눈 다음
- 단위인구를 곱해 주면 단위인구당 표준화사망률이 됨

② 간접표준화법(Indirect standardization method)

- 비교하고자 하는 두 집단의 연령구성별 특수사망률 모르는 경우
- 두 지역간의 인구수의 차이가 너무 클 경우
  – 표준인구의 연령별 사망률을 이용하여 비교집단의 인구에 투영
  – 기대사망수를 구한 다음 비교하고자 하는 각 집단의 실제사망수를 기대사망수로 나누어 표준화 사망비 구함
  – 소규모 집단에서 소집단별 사건율을 얻을 수 없는 경우에 유용

표준화사망률

- **직접 · 간접표준화법** : 기대사망수를 산출한 후 표준화사망률 계산
  – 직접표준화법 : 상이한 연령별 특수사망률을 표준인구에 적용
  – 간접표준화법 : 표준비율을 상이한 연령별 인구에 적용

1.4 출산력 지표

1) 출산력(Fecundity)

- 여자가 생물학적으로 아이를 임신하는 능력(가임력)을 의미
- 실제로 여자의 생물학적인 능력으로 출산력을 측정하기 어려움
- 한 인구의 출산력은 발생된 출산수에 따라 출산력 측정

2) 출산율(Fertility rate)

- 한 인구에서 발생된 출산수의 빈도 또는 확률로 표현한 지수
- 출산은 여러 형태의 분만 즉 정상출생, 사산 및 유산을 포함한 경우
- 출산율은 모든 형태의 분만인구에 대한 상대적 발생빈도 또는 지수
- 출생은 분만 중에서 정상 출생만을 의미

3) 합계출산율(Total Fertility Rate, TFR)

- 한 여자가 가임기간(15~49세)에 분만할 것으로 기대되는 평균 출생아 수
- TFR=2.1 기준(합계출산율이 최소 2.1명 이상 되어야 현재 인구 유지)

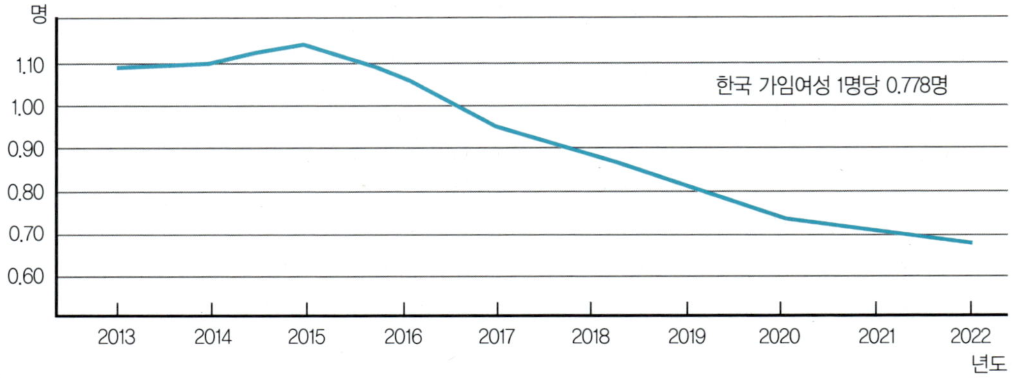

그림 9-1 한국 합계출산율(2023)

출처 : KOSIS

4) 출생률(Birth rate)

- 인구에 대한 정상출생의 상대적 발생빈도

(1) 보통출생률(Crude birth rate)

$$\text{보통출생률} = \frac{\text{1년간 출생아수}}{\text{연앙인구(일반적 7월 1일 인구)}} \times k, \quad k=100,\ 1{,}000,\ 10{,}000\cdots$$

(2) 연령별 특수출산율(Age-specific fertility)

$$\text{연령별 특수출산율} = \frac{\text{1년간 그 연령에서의 출산수}}{\text{특정연령의 여성의 연앙인구}} \times k, \quad k=100,\ 1{,}000,\ 10{,}000\cdots$$

(3) 일반출산율(General fertility rate)

$$\text{일반출산율} = \frac{\text{1년간 총출생아수}}{\text{가임연령기(15～49세)의 연령의 연앙인구}} \times k, \quad k=100,\ 1{,}000,\ 10{,}000\cdots$$

2 역학 · 통계지표

- 질병발생의 원인 규명과 질병관리에 관한 학문

2.1 발생률(Incidence rate)

1) 개념

- 단위인구당 일정기간에 새로 발생한 환자수
- 이 질병에 걸릴 확률 또는 위험도를 측정하는 것
- 일정기간이란 일반적으로 1년 기간을 많이 이용

2) 분모에서 제외

- 일정기간 중 조사하고자 하는 특정질병에 면역이 되어 있는 경우
- 이미 그 질병이 있는 사람

3) 분모 : 일반적으로 그 기간 중의 중앙인구(person–time 분모의 관찰시간)

$$\text{발생률} = \frac{\text{그 시점에 새롭게 질병 걸림 또는 신환자수}}{\text{어느 기간 중 위험에 노출된 중앙인구}} \times k, \quad k=100,\ 1{,}000,\ 10{,}000\cdots$$

2.2 유병률(Prevalence rate)

1) 개념

- 일정시점 또는 일정기간 동안의 인구 중 존재하는 환자의 비율
  예) 2025년 치매환자수는 97만명(9.17%)

- 분모 : 조사 당시의 모든 인구
- 분자 포함 : – 조사기간 중 그 질병에 새롭게 발생한 경우
  – 이미 그 질병이 있는 모든 사람

2) 관찰기간에 따른 분류 : 시점(point)유병률, 기간(period)유병률

(1) 시점유병률(Point prevalence rate)

- 어떤 주어진 시점의 인구 중 질병을 가진 환자의 비율
- 분자는 그 시점에서 그 질병이 언제 발병했느냐에 관계없이 그 질병을 가지고 있는 모든 사람이 포함됨
- 만성질환 연구에 유용

(2) 기간유병률(Period prevalence rate)

- 어떤 기간 동안의 중앙인구 중에서 그 기간에 존재하는 특정 질병을 가진 모든 환자의 비율

표 9–1 시점 및 기간유병률

시점유병률	기간유병률
$\frac{\text{그 시점에 특정질병 걸림 또는 그 질병을 가진 환자수}}{\text{어느 시점에 위험에 노출된 중앙인구}} \times K$	$\frac{\text{그 기간에 특정질병 걸림 또는 그 질병을 가진 환자수}}{\text{어느 기간 중 위험에 노출된 중앙인구}} \times K$

3) 발생률과 유병률

(1) 발생률과 이환기간

- 기간유병률에 있어 이를 변동시킬 수 있는 변수

(2) 기간유병률 높아짐

- 발생률이 높거나 이환기간이 길거나 발생률이 높고 동시에 이환기간이 긴 경우

(3) 유병률 낮아짐

- 발생률이 낮거나 이환기간이 회복 또는 사망으로 짧은 경우
- 두 변수 모두 적어질 경우

표 9-2 발생률과 유병률

발생률	유병률
• 개념 – 일정기간에 새로 발생한 환자수 • 제외 – 일정기간 이미 면역된 경우 – 그 질병이 있는 사람	• 개념 – 일정기간 동안의 인구 중 존재하는 환자의 비율 • 포함 : 분모/모두 포함시킨 인구 – 일정기간 이미 면역된 경우 – 그 질병이 있는 사람

2.3 발병률(Attack rate)

- 어떤 집단내에서 위험에 폭로된 사람 중에서 발병한 사람의 정도를 나타냄
- 한정된 기간동안 특정인구집단에만 적용되는 발생률

$$\text{발병률} = \frac{\text{발병한 환자수}}{\text{위험에 폭로된 사람수}} \times 100$$

2.4 2차 발병률(Secondary attack rate)

- 1차 환자에 노출된 감수성 있는 사람 중 그 질병의 최장 잠복기내 발병한 사람수 나타냄
- 그 병원체의 감염력 내지 전염력을 간접측정하는 데 사용

$$\text{2차 발병률} = \frac{\text{환자와 접촉한 감수성자 중 발병한 환자수}}{\text{환자와 접촉한 감수성자수}} \times 100$$

2.5 치명률(Fatality rate)

- 어떤 질병에 걸린 환자수 중에서 그 질병으로 인해 사망한 비율
- 어떤 질병에 의한 사망률은 사망이 발생한 환자가 속해 있는 전체 인구 중 그 질병으로 사망한 비율이 되기 때문에 주의해야 함
- 치명률은 어떤 질병이 발생하여 사망할 확률로 해석되기도 함
- 그 질병의 중증도(seriousness)를 나타내기도 함

$$치명률 = \frac{그\ 질병으로\ 인해\ 사망한\ 환자수}{어떤\ 질병의\ 환자수} \times 100$$

2.6 귀속 및 상대위험도

- 코호트조사(cohort study)에서 한 위험요인에 폭로된 사람들에게 어떤 질병이 발생되었을 경우
  - 위험에 폭로된 사람수에 대한 질병발생수는 그 질병의 발생률이 됨
- 이 질병의 발생이 같은 요인의 위험에 폭로되지 않아도 발생이 가능할 경우
  - 위험요인에의 폭로와 질병발생간의 관계 분석시
  - 통계량으로 귀속 및 상대위험도 사용

1) 귀속위험도(Attributable risk) : 기여위험도

- 귀속위험도는 원인이라고 의심되는 위험요인에 폭로된 단위인구당 질병발생률에서 폭로되지 않은 단위인구당 발생률을 뺀 것
- 어떤 위험요인에 폭로됨으로써 이 질병에 걸린 비율

◐ 귀속위험도 = 폭로군의 발생률－비폭로군의 발생률

$$= \frac{a}{a+b} - \frac{c}{c+d}$$

2) 상대위험도(Relative risk) : 비교위험도

- 어떤 위험요인에 폭로된 사람이 위험요인에 폭로되지 않은 사람에 비해 특정 질병에 걸릴률이 얼마나 높은가를 보는 것

◐ 상대위험도 = $\dfrac{\text{폭로군의 발생률}}{\text{비폭로군의 발생률}}$

상대위험도(RR) = $\dfrac{a}{a+b} \Big/ \dfrac{c}{c+d} = \dfrac{a(c+d)}{c(a+b)}$ 교차비(OR) = $\dfrac{ad}{bc}$

표 9-3 환자-대조군 연구의 교차비

특성	환자군	대조군	계
있음	a	b	a+b
없음	c	d	c+d
계	a+c	b+d	a+b+c+d

예) 운동 비실행군의 발생률 : 145

– 운동 실행군의 발생률 : 50

– 비교위험도 = 145/50 = 2.9

☞ 운동을 안한 사람은 운동을 한 사람보다 고혈압 위험이 2.9배 더 높을 것임

표 9-4 상대위험도의 결정 : 1,000명당 운동 수준에 따른 고혈압 발생률

노출여부	모집단	환자군	발생률
운동 실행	1,000	50	50
운동 비실행	1,000	145	145
총	2,000	195	97.5

실전문제

1. WHO에서 권장하는 보건지표에 해당되지 않는 것은?

① 조사망률 ② 비례사망지수 ③ 평균수명
④ 보통사망률 ⑤ 10대 사인

2. 어떤 사상이 발생한 빈도에 발생하지 않은 빈도를 나타내는 것은?

① 비(ratio) ② 율(rate) ③ 백분율(percent)
④ 지표(indicator) ⑤ 비율(proportion)

3. α-index에 의해 계산된 것으로 건강수준이 가장 높은 것은?

① 0.5 ② 0.1 ③ 2.2
④ 1.1 ⑤ 1.8

4. 전체 사망자수 중 50세 이상의 사망자수가 차지하는 백분율은?

① 보통사망률 ② 연령별 사망률 ③ 연령별 특수사망률
④ 비례사망지수 ⑤ 표준화사망률

5. 보정사망률(adjusted death rate)이라고 할 수 있는 것은?

① 신생아사망률 ② 표준화사망률 ③ 비례사망지수
④ 비례사망률 ⑤ 보통사망률

6. 단위인구당 일정기간에 새로 발생한 환자수를 표시한 것은?

① 발병률 ② 유병률 ③ 치명률
④ 2차 발병률 ⑤ 발생률

7. 직접표준화법에 대한 설명으로 옳은 것은?

① 직접표준화법은 편리하지만 신뢰하기 어려움
② 상세하기 때문에 전체 인구를 다루는 데 부적합

정답 1. ⑤ 2. ① 3. ④ 4. ④ 5. ② 6. ⑤ 7. ③

실전문제

③ 상이한 연령별 특수사망률을 표준인구에 적용
④ 표준비율을 상이한 연령별 인구에 적용
⑤ 두 지역간의 인구수의 차이가 클 경우 이용

8. 일정기간 동안의 인구 중 존재하는 환자의 비율을 의미하는 것은?

① 발생률　② 발병률　③ 치명률
④ 유병률　⑤ 2차 발병률

9. 원인이라고 의심되는 위험요인에 폭로된 단위인구당 질병발생률에서 폭로되지 않는 단위인구당 발생률을 뺀 것은?

① 기간유병률　② 상대위험도　③ 시점유병률
④ 감수성지수　⑤ 귀속위험도

10. 어떤 기간 동안의 중앙인구 중에서 그 기간에 존재하는 특정 질병을 가진 모든 환자의 비율은?

① 시점유병률　② 기간유병률　③ 발병률
④ 발생률　⑤ 2차 발병률

11. 어떤 위험요인에 폭로된 사람이 위험요인에 폭로되지 않은 사람에 비해 특정 질병에 걸릴률이 얼마나 높은가를 보는 것은?

① 상대위험도　② 귀속위험도　③ 발생률
④ 발병률　⑤ 유병률

12. 어떤 질병에 걸린 환자수 중에서 그 질병으로 인해 사망한 비율은?

① 상대위험도　② 귀속위험도　③ 치명률
④ 발병률　⑤ 사망률

정답 8. ④ 9. ⑤ 10. ② 11. ① 12. ③

제10장

회귀분석 및 더미변수

10

▣ 회귀분석(Regression)의 개념
- 회귀분석의 의미 및 목적
- 회귀분석의 분류
  - 단순 및 다중회귀분석
- 로지스틱 회귀분석
  - 로지스틱 회귀분석 및 척도 분석방법

▣ 더미변수(Dummy variables)
- 더미변수 회귀분석 : 범주형 변수
- 독립 및 종속변수 : 더미변수

제 10 장

회귀분석 및 더미변수

1 회귀분석(Regression)의 개념

1.1 회귀분석의 의미

- 회귀분석은 종속변수가 1개 이상의 독립변수에 어떻게 의존하고 있는가를 분석하는 통계적 방법
  - 독립변수와 종속변수의 인과관계와 그 형태가 어떠한지를 설명할 수 있음
- 하나 또는 여러 개의 원인변수(독립변수)가 다른 변수(종속변수)에 영향을 미칠 때 이용되는 분석 방법
- 회귀분석은 x와 y
- 종속변수와 독립변수의 관계를 찾아내는 분석 방법

1.2 회귀분석의 목적

1) 두 변수 사이의 영향 관계

- 두 변수(독립/종속변수) 사이의 영향 관계를 설명하는 것

  예) 고혈압 환자의 자가의료관리에 대한 연구를 할 경우
  - 자가의료관리와 관계 있는 요인을 조사
  - 연령, 월소득, 교육수준, 운동, 건강상태, 일상활동수준 등 조사
  - 이 요인들 중 어떤 요인들이 자가의료관리에 영향을 주는 요인인지 조사
  - 가장 큰 영향을 미치고 있는 요인은 무엇인지를 알고자 할 경우

    → 회귀분석 이용

2) 회귀식 통해 예측

- 독립변수의 변화에 따라 종속변수의 값이 어떻게 변할지를 예측
  예) 연령이 증가하면 자가의료관리의 수행 정도가 높아진다고 할 경우
- 이때 연령이 1세 만큼 증가할 때 자가의료관리의 수행 정도가 얼마나 증가하는지를 예측하고자 할 경우
  → 회귀분석 이용

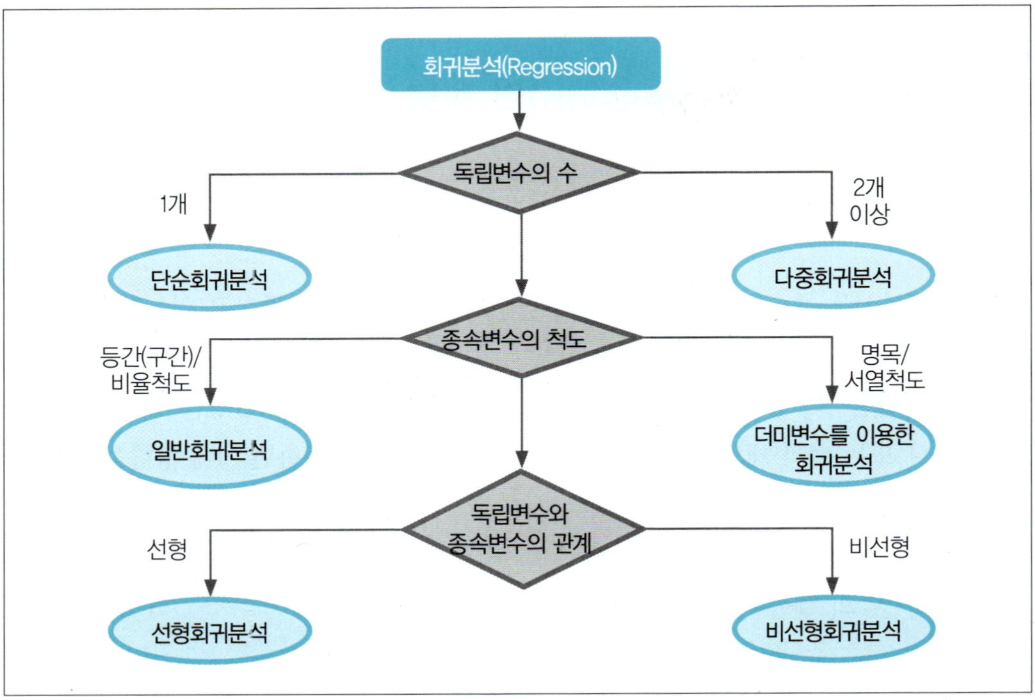

그림 10-1 회귀분석의 틀

2 회귀분석의 분류(단순회귀분석/다중회귀분석/로지스틱 회귀분석)

2.1 단순회귀분석(Simple regression analysis)

1) 단순회귀분석의 의미

- 단순회귀는 독립변수는 1개, 종속변수도 1개인 경우

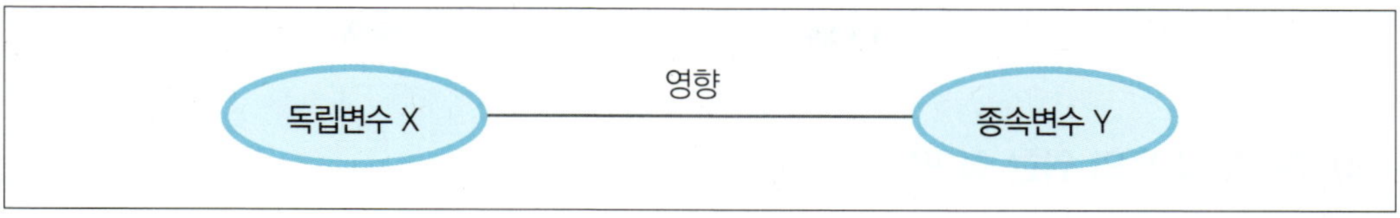

그림 10-2 단순회귀분석

2) 단순회귀분석의 함수관계

- y=f(x), 종속변수 = f(독립변수)의 함수관계
  - x에 의해 y가 영향을 받음
- x : y의 원인, y : x의 결과
- 원인 x : 독립변수, 설명변수
- 결과 y : 종속변수, 반응변수

단순회귀분석

- 단순회귀분석
  - 독립변수가 1개(등간/비율척도), 종속변수가 1개(등간/비율척도)
- Y = a + bx
  (Y : 종속변수, X : 독립변수, a : 상수, b : 기울기, a와 b : 회귀계수)

3) 회귀모형 및 회귀식

- 독립변수와 종속변수 간의 관계를 수식으로 나타낸 것을 회귀식이라 함
  - 이를 일반화하여 나타낸 것을 회귀모형이라 함
- 회귀식이 두 변수 간의 관계를 완전하게 예측할 경우
  - 모든 측정값은 회귀선(regression line) 상에 놓여 있을 것임
- 두 변수의 관계가 강하지 않으면 측정값들은 회귀선 부근이 흩어져 있게 됨
- 회귀분석에 의한 통계적 추정 및 검정과정
  - 단순회귀분석이나 중회귀분석 모두 동일
- 종속변수와 독립변수의 관계를 1차식으로 나타냄

  → Y=a + bx

  (Y : 종속변수, X : 독립변수, a : 상수, b : 기울기)
- 회귀모형
  - 회귀상수(절편 a), 회귀계수(기울기 b)
  - 이런 회귀식은 이론적으로 설정된 하나의 회귀모형이 됨

– 분석은 이 모형화 실제의 자료가 얼마나 부합하는지를 결정하는 과정

4) 회귀모형 유의 위한 회귀분석 충족 가정

- 회귀모형이 유의하기 위해서는 회귀분석에 대한 다음 가정이 충족되어야 함

5) 선형성 : 독립변수와 종속변수의 관계는 선형(직선)

- 검증은 잔차의 산포도를 이용할 수 있음
- 잔차란 회귀분석에서 실제 관찰치와 예측치 사이의 차이값을 의미
- 선형성의 가정이 충족이 된다면
  – 잔차의 분포는 [0]을 중심으로 균등하게 흩어져 있어야 함
- 이 가정을 충족하지 못하게 되면
  – 비선형회귀분석을 이용하거나 log 함수 등을 이용
  – 자료를 변형해서 사용해야 함
- 잔차의 독립성
- 오차는 서로 독립적이어야 함
- 오차의 자기상관이란 오차들이 서로 상관관계가 있음을 나타냄
  – 이는 가정에서 위배됨
  – 이를 결정하기 위해 Dubin–Watson의 통계량 이용
- 잔차의 정규분포성
- 모든 오차는 정규분포를 이루어야 함
- 등분산성
- 종속변수의 분산은 독립변수의 값에 관계없이 동일해야 함
- 모든 오차에 대해 평균이 [0]이며 분산이 δ^2이 일정한 정규분포를 따름
  → 이를 등분산성 및 정규분포성이라고 함
- 다중공선성(Multicollinearity)
- 독립변수들 사이에 강한 상관관계가 없어야 함
- 다중공선성이란 독립변수들 간에 강한 상관관계가 존재하는 것을 의미
- 다중회귀분석에서 독립변수가 많이 투입되면
  – 설명력이 높아지지만 회귀계수는 신뢰하지 못하게 됨

- 다중공선성이 높은 독립변수는 삭제되어야 함
- 검증은 공차한계(Tolerance)와 VIF(Variance Inflation Factor) 값을 이용할 수 있음

6) 추정된 회귀선의 적합 평가

- 추정된 회귀선의 적합성을 평가하기 위해
  - 분산, 결정계수, 추정값의 표준오차를 사용

(1) 선형회귀를 위한 분산분석

- 하나의 측정값 y와 yi의 평균 y의 편차는 다음과 같음
  → $(yi - \bar{y}) = (yi - \hat{y}i) + (\hat{y}i - y)$
- 여기서 $yi-\bar{y}$를 총 편차라고 함
- $yi-\bar{y}$는 회귀선으로 설명되는 편차
- 총 편차의 제곱합 $SS(y)=\Sigma(yi-\bar{y})^2$를 총 변동 또는 총 제곱합(SST)이라 함
- SST(total sum of squares 총 제곱합) = SSR + SSE
- SSE(residual sum of squares 잔차제곱합) : squared sum of errors
- SSR(regression sum of squares 회귀제곱합) : squared sum of regression

$$yi - \bar{y} = (yi - \hat{y}i) + (\hat{y}i - \bar{y})$$
$$\underset{SST}{\Sigma(yi-\bar{y})^2} = \underset{SSE}{\Sigma(yi - \hat{y}i)^2} + \underset{SSR}{\Sigma(\hat{y}i - \bar{y})^2}$$

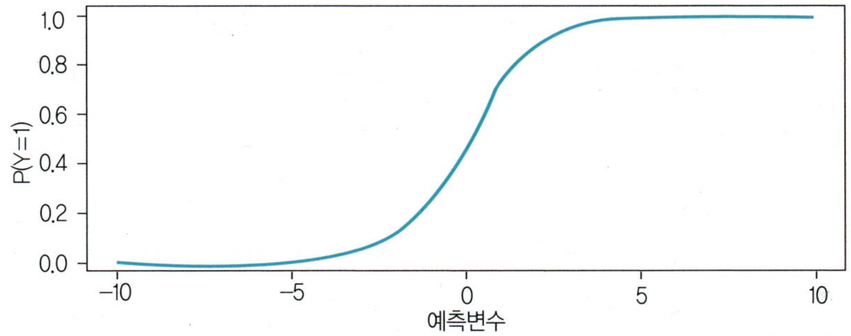

그림 10-3 로지스틱 회귀모형

*로지스틱 함수의 그래프임 *Y축은 목표변수, Y의 발생확률
*0~1 의 값을 가지고 X 축은 (−∞, ∞)의 값을 가짐
*그래프의 모양은 β 값에 따라 달라짐
*β가 (−) 값이면 그래프가 Y축 기준으로 반대모양이 될 것임

표 10-1 제곱합으로부터 분산분석표

요인	제곱합	자유도	평균제곱	검정통계량 F	F(α)
회귀	SSR	1	$MSR=\frac{SSR}{1}$	$\frac{MSR}{MSE}$	F(α, 1, n−2)
잔차	SSE	n−2	$MSE=\frac{SSE}{n-2}$		
총합	SST	n−1			

- 상기 검정통계량 F 값이 크면 SSR이 SSE에 비해 크다는 것을 의미
  - 이는 회귀모형이 추정값을 상당 부분 설명한다는 의미
  - 모형이 적합하다는 의미

(2) 결정계수(coefficient of determination, R^2) : 설명력

① 결정계수 의미

- 결정계수 R^2는 추정된 회귀모형이 얼마나 정확하게 y를 추정하는지를 나타냄
  - 추정된 회귀모형과 종속변수가 어느 정도 관련 있는지를 나타내는 척도
- 총 변동 중 회귀식으로 설명되는 비율이므로 아래와 같이 표현

$$R^2 = \frac{SSR}{SST} + \frac{SSE}{SST}$$

- 상관계수는 r 표시, 회귀분석에서는 R 표시
  - 독립변수 X와 종속변수 Y간의 상관계수라는 의미
- 회귀분석에서 R^2는 x와 y 사이의 상관계수(r)의 제곱
- 0−1의 범위를 가짐
- 0에 가까우면 회귀식이 유의하지 않고 큰 값을 가질수록 회귀식이 유의

② 결정계수(설명력) 및 상관계수

- 결정계수(coefficient of determination : R^2)를 설명력이라고 함
- 단순선형회귀에서 사용되기 때문에 상관계수 r의 제곱으로 표현
- 결정계수

– 회귀방정식이 종속변수에 대해 독립변수가 어느 정도 설명할 수 있는지 의미

☞ ▶ **회귀분석** : 관찰된 연속형 변수들에 대해 두 변수 사이의 모형을 구한 뒤 적합도를 측정해 내는 분석기법

▶ **상관분석** : 연속형 두 변수 간의 직선적(선형) 관계 정도를 검정하는 통계분석 방법

③ 회귀모델 적합도 평가

- 회귀모델 적합도 평가에는 잔차 검정 외에도
  – 결정계수, F 통계량, T 통계량과 같은 지수가 사용
- 결정계수(R^2)는 회귀모형이 데이터를 얼마나 잘 설명하는지 나타냄
- 1에 가까울수록 설명력이 높음
- F 통계량은 모형의 유의성 지표
  – 회귀모형의 통계적 유의성을 검정하기 위한 검정통계량

④ 가설의 예

Ho : 독립변수 Xi가 Y에 영향을 주지 않음

H_1 : 독립변수 Xi가 Y에 영향을 줌

- 독립변수인 효능감 저하가 종속변수인 직무만족에 어느 정도 영향을 주는지 알아보려고 함

결정계수(R^2) 및 상관계수(r)

◑ **결정계수(R^2) : 설명력**

- 회귀방정식이 종속변수에 대해 독립변수가 어느 정도 설명할 수 있는지 의미
- 결정계수(R^2)를 설명력이라고 함
- 회귀분석에서 상관계수 r의 제곱으로 표현
- 결정계수(R^2), F 통계량, T 통계량 등 지수 사용
- 1에 가까울수록 설명력이 높음
- F 통계량
  – 회귀모형의 통계적 유의성을 검정하기 위한 검정통계량

◑ **상관계수(r)와 결정계수(R^2)**

- 단순선형회귀에서 결정계수(R^2)는 x와 y 사이의 상관계수(r)의 제곱
- 0–1의 범위를 가짐
- 0에 가까우면 회귀식이 유의하지 않고 큰 값을 가질수록 회귀식이 유의

◑ **회귀분석과 상관분석**

- 회귀분석 : 종속변수(목표)와 1개 이상의 독립변수(예측변수) 간의 미래 사건을 예측하는 방법
- 상관분석 : 연속형 두 변수 간의 직선적(선형) 관계 정도를 검정

2.2 다중회귀분석

1) 다중회귀분석(Multiple regression analysis)의 의미

- 독립변수 2개 이상(등간, 비율척도), 종속변수 1개(등간, 비율척도)인 분석
- 다중회귀분석에서는 독립변수 간 상관관계가 높지 않아야 함
  - 이를 확인하기 위해 다중 공선성(multicollinearity)을 진단하여야 함

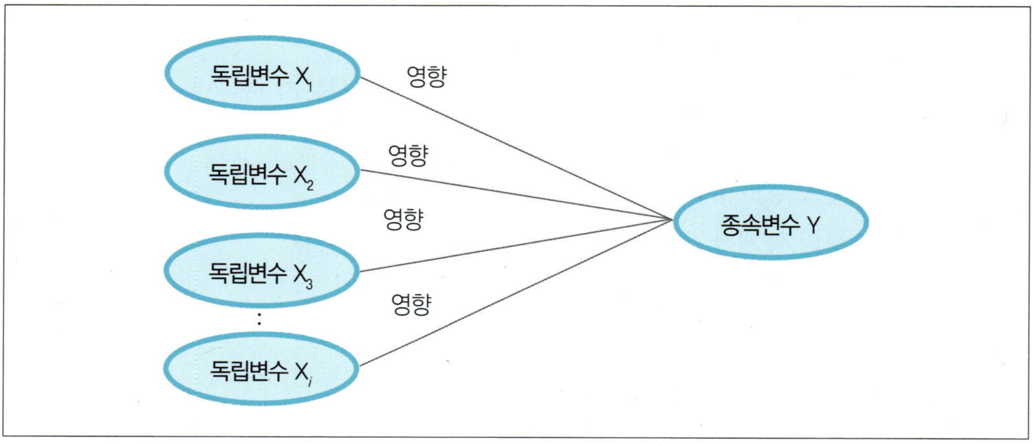

그림 10-4 다중회귀분석

다중회귀분석

◑ 다중 회귀분석

- 다중 회귀분석=독립변수 2개 이상(등간/비율척도) + 종속변수 1개(등간/비율척도)

◑ $Y = bo + b_1X_1 + b_2X_2 + \cdots b_kX_k$

(Y : 종속변수, X : 독립변수, bo : 상수, b_1 : 기울기)

2) 다중 공선성의 의미

- 회귀분석에서 설명변수 중에서 서로 상관이 높은 것이 포함되어 있을 경우
  - 분산, 공분산 행렬의 행렬식이 0에 가까운 값이 됨
  - 회귀계수의 추정 정밀도가 매우 좋지 않은 일이 발생
  - 이러한 현상을 다중 공선성이라고 함

3) 다중 공선성의 기준값

- 기준값으로는 공차한계(tolerance)가 0.1 이하 또는 분산팽창지수(variance inflation factor, VIF)가 10 이상의 값으로 나타날 경우
  - 다중공선성이 발생
- 잔차항간에 서로 영향을 미치는 것을 오차항의 자기상관이라고 함
- 다중회귀분석에서는 잔차항간 서로 영향을 미치지 않는 잔차의 독립성 검정도를 실시하여야 함
- 기준값은 Durbin-Watson값이 2에 가깝고(무상관관계) 0 또는 4에 가까우면(양 또는 음의 상관관계에 가까워짐) 안됨
- $Y = bo + b_1X_1 + b_2X_2 + \cdots b_kX_k$
  (Y : 종속변수, X : 독립변수, bo : 상수, b_1 : 기울기)

4) 다중회귀분석의 예

- 직무만족도는 효능감저하, 정서억제, 직무탈진, 소진, 냉소 등이 영향을 줌
  - 효능감저하, 정서억제, 직무탈진, 소진, 냉소(독립변수)가 직무만족도(종속변수)에 어느 정도 영향을 주는가를 분석할 경우 사용
  - 이것을 식으로 나타내는 것을 다중회귀모형이라 함
- 직무만족도 = 회귀계수 + (회귀계수 × 효능감저하) + 회귀계수 × 정서억제) + (회귀계수 × 직무탈진) + (회귀계수 × 소진) + (회귀계수 × 냉소) + 오차

5) 회귀계수

- 회귀계수는 독립변수 요소들이 종속변수인 만족도에 어느 정도 영향을 주는 가를 수치로 나타냄

6) 회귀분석 및 로지스틱 회귀분석의 차이

- **회귀분석**
  - 독립변수는 상관없고 종속변수는 연속형이 되어야 함
- **로지스틱 회귀분석**
  - 종속변수가 범주형(더미변수)인 경우 로지스틱 회귀분석 이용

표 10-2 회귀모형의 종류

분류	종류	특징	모형
선형 회귀	단순회귀	• 독립변수 : 1개 • 종속변수: y와의 관계 직선	$y = \beta_o + \beta_{1x} + \varepsilon$
	중회귀	• 독립변수 : 2개 이상(X_1 X_2 ... $\beta_k X_k$) • y와의 관계 : 1차 선형 함수	$y = \beta_o + \beta_{1x1} + \beta_{2x2} + \cdots \beta K_x K + \varepsilon$
	곡선회귀	• 독립변수 : 1개 • 종속변수: y와의 관계 2차 곡선 이상	• K차 곡선모형 $y = \beta_o + \beta_{1x} + \beta_{2x2}^2 + \cdots \beta K_K^K + \varepsilon$
	다항회귀	• 중회귀 + 곡선회귀	• 독립변수: 2개, 2차 곡선인 경우 $y = \beta_o + \beta_{1x1} + \beta_{2x2} + \cdots \beta_{11x1}^2 + \beta_{12x2}^2 + \beta_{2x1x2} + \varepsilon$
비선형 회귀		• 회귀계수들 선형으로 표현 안되는 경우	$y = \beta_o \log(\beta_{1x1}) + \beta_2 \exp(\beta_{3x2}) + \varepsilon$

2.3 로지스틱 회귀분석(Logistic regression analysis)의 적용

1) 로지스틱 회귀분석의 적용

- 로지스틱 회귀분석은 어떤 사건이 발생유무를 직접 예측하는 것이 아님
  - 그 사건이 발생할 확률을 예측
- 종속변수값은 0과 1 사이의 값을 가짐
- 로지스틱 회귀분석은 종속변수의 범주가 두 개인 경우에 적용

  예) – 종속변수 : 재이용의사 즉 '재이용의사 있음'과 '재이용의사 없음' 두 범주

  – 독립변수 : 명목척도인 성별과 신뢰도, 전문성, 만족도 등의 등간척도

  → 로지스틱 회귀분석 실시

표 10-3 회귀분석 및 로지스틱 회귀분석

회귀분석	로지스틱 회귀분석
• 회귀분석 – 종속변수와 독립변수 둘 다 양적변수가 되어야 함	• 로지스틱 회귀분석 이용 – 종속변수가 질적, 독립변수가 양적 • 종속변수값은 0과 1 사이의 값 가짐 • 종속변수 범주가 2개인 경우 적용

2) 척도의 종류에 따른 분석방법의 선정

(1) 교차분석

- 독립변수가 질적 자료, 종속변수도 질적 자료인 경우

(2) 독립표본 t-검정 또는 분산분석 : 평균 차이 검증 방법

- 독립변수가 질적 자료, 종속변수가 양적 자료인 경우

(3) 로지스틱 회귀분석, 판별분석

- 종속변수가 질적 자료인 경우

(4) 상관관계분석, 선형회귀분석, 경로분석, 구조방정식 분석

- 독립변수가 양적 자료(회귀분석은 아니어도 됨), 종속변수도 양적 자료인 경우

(5) 선형회귀분석으로 가설을 검증하고자 할 경우

- 종속변수로 투입할 분석 자료를 모두 양적 자료로 수집해야 함

(6) 다중회귀분석의 예

- 직무만족도는 효능감저하, 정서억제, 직무탈진, 소진, 냉소 등이 영향을 줌
  - 효능감저하, 정서억제, 직무탈진, 소진, 냉소(독립변수)가 직무만족도(종속변수)에 어느 정도 영향을 주는가를 분석할 경우 사용
  - 이것을 식으로 나타내는 것을 다중회귀모형이라 함

- 직무만족도 = 회귀계수 + (회귀계수×효능감저하) + 회귀계수×정서억제) + (회귀계수×직무탈진) + (회귀계수×소진) + (회귀계수×냉소) + 오차

(7) 회귀계수

- 회귀계수는 독립변수 요소들이 종속변수인 만족도에 어느 정도 영향을 주는 가를 수치로 나타냄

(8) 회귀분석 및 로지스틱 회귀분석의 차이

- 회귀분석
  - 종속변수가 양적 자료가 되어야 함
- 로지스틱 회귀분석
  - 종속변수가 질적 자료이면 로지스틱 회귀분석 이용

표 10-4 척도의 종류에 따른 분석방법의 선정

구분		종속변수	
		질적 자료(범주형)	양적 자료
독립변수	질적 자료 (범주형 자료)	• 교차분석(카이제곱분석) • 로지스틱 회귀분석	• 독립표본 t-검정 • 분산분석
	양적 자료	• 로지스틱 회귀분석 • 판별분석	• 상관관계분석 • 선형회귀분석 • 경로/구조방정식분석

3 더미변수(가변수, Dummy variables)

3.1 더미변수 회귀분석 : 범주형 변수

1) 더미변수의 의미

- 더미변수를 가변수라고 함
- 회귀분석에서 범주형 변수
  - 더미변수로 재코딩하여 변수로 투입
- 0과 1과 같이 2개의 범주를 지닌 변수
  - 기존의 변수를 더미변수로 변환하여 활용 가능

2) 더미변수 계산

- 더미변수의 계산 방법
  - 범주의 수에서 1을 뺀 수가 더미변수의 개수가 됨(범주의 개수−1=더미변수 개수)

예 1) 범주가 3개일 경우 → 더미변수는 2개

예 2) 더미변수를 3개로 생성하여 투입하는 경우가 있음
- 이런 경우 분석은 두개의 더미변수에 대해서만 분석
- 하나의 범주는 기준 범주가 되기 때문

예 3) 2개 범주일 경우 : 남=1, 여=0 / 이분화시켜 주는 변수는 더미변수

예 4) 3개 범주일 경우 : 미혼=1, 기혼=0, 별거=0 / 변수 1개
미혼=0, 기혼=1, 별거=0 / 변수 2개가 필요

3.2 독립 및 종속변수 : 더미변수

1) 독립변수가 더미변수일 경우

- 하나 또는 그 이상의 독립변수가 더미변수이고 독립변수는 더미변수가 아닐 경우
  - 이런 더미 독립변수를 포함하는 방법과 이런 더미에 대한 추정 회귀**계수에 대한 해석은 주의 필요**
- 독립변수의 총 범주수보다 더미변수를 하나 더 적게 포함

  예 1) 범주수 3개일 경우 → 더미변수 2개

  예 2) 범주형 변수 '성별'이 남성, 여성의 두 값만을 취할 수 있을 경우
  - 다중 공선성의 문제를 피하기 위해 오직 하나의 성별 더미변수만 회귀에 포함
  - 절편항과 함께 범주의 수만큼의 더미변수를 회귀에 포함시키는 것은 "Dummy Trap 더미 함정" 문제로 이어지게 됨
  - 절편항을 버리고 각 범주에 대한 더미를 포함하거나
  - 절편을 유지하고 어느 하나의 범주에 대한 더미를 제외하는 것의 방법을 선택

  예 3) "남녀의 임금"을 설명할 경우
  - 한 성별의 변수만 있어도 됨
  - 총합은 '임금'으로 표현되기 때문에 하나만 갖고 있어도 되고 그냥 하나를 누락하면 됨

2) 종속변수가 더미변수인 경우

- OLS 회귀분석은 종속변수가 범주형인 경우에는 그다지 유용하지 않음
  - 이러한 상황을 처리하기 위해서는 범주형 종속변수의 정확한 특성에 따라 다음과 같은 회귀분석 기법 중 하나를 구현해야 함

(1) 로지스틱 회귀분석의 예

- 로지스틱 회귀분석은 최대우도에 의한 이항 반응(또는 이분법)모형에 적합
  - 회귀분석의 집합이 주어지면 양의 결과가 나올 확률을 모형화함
  - 종속변수가 0이 아닌 숫자와 missing이 아닌 숫자(일반적으로 1)가 같으면 양의 결과를 나타내는 반면 0의 값은 음의 결과를 나타냄

(2) 로지스틱 회귀분석의 모형

- 종속변수 y를 x_1 및 x_2로 회귀시키는 로짓회귀분석을 실행할 경우
  - 기본적으로 계수 b_0, b_1 및 b_2를 추정함으로써 다음 모형에 적합
- 확률의 특정 함수 형태는 회귀분석에서 오차항에 대한 로지스틱 분포의 가정에서 발생

예) • 외제차 22대, 국산차 52대의 중량과 주행거리의 데이터가 있는 경우
  - 외제차의 중량과 주행거리에 따라 외제차 여부를 설명하는 로짓 모형 적용 가능
- 종속변수 foreign(외제)는 자동차가 외제일 경우 1, 국산일 경우 0의 값을 취함
- 회귀시킨 weight(중량)과 (주행거리)는 보통 연속변수
  - 자동차의 무게와 주행거리를 각각 나타냄
- 아래 모형들을 실행하는 동안 독립변수들은 연속적이거나 범주적일 수 있음
- 종속변수가 이진이라고 해서 독립변수들이 이진일 필요는 없음

예) – 소득분위에 따른 자가용 자동차 구매여부
  – car=b0+b1소득+u

$$\Pr ob(y_j = 1 | \chi_{1j}, \chi_{2j}) = \frac{\exp(b_0 + b_1 x_{1j} + b_2 x_{2j})}{[\exp(b_0 + b_1 x_{1j} + b_2 x_{2j}) + 1]}$$

표 10–5 다중 공선성 및 더미변수(가변수) 생성 회귀분석

다중 공선성	더미변수 생성 회귀분석
• 회귀분석에서 설명변수(독립변수) 중 – 서로 상관이 높은 것이 포함시 – 분산 · 공분산 행렬의 행렬식 – 0에 가까운 값이 됨 – 회귀계수의 추정 정밀도 – 매우 나빠지는 일이 발생 – 이런 현상을 다중 공선성이라 함	• 0과 1과 같이 2개의 범주를 지닌 변수 – 기존의 변수를 더미변수로 변환하여 활용 가능 • 더미변수를 가변수라고 함 • 회귀분석에서 범주형 변수 – 더미변수로 재코딩하여 변수로 투입 • 더미변수 계산 – 범주의 수 – 1 = 더미변수의 갯수 예) 범주가 3개 → 더미변수는 2개

중요 통계 기법

◐ t–검정 : 2개 집단 차이 비교
- 2개의 독립적 집단에 대한 평균 차이 분석

◑ 분산분석(ANOVA) : 3개 이상 집단에서 평균 차이 검정
- F–검정(분산분석)은 3개 이상 집단에서 평균 차이를 검정
- 일원 분산분석(독립변수 1개, 종속변수 1개)
- 이원 분산분석(독립변수 2개, 종속변수 1개)

◑ 카이제곱 검정(χ^2 검정) = 교차분석 : 적합도, 독립성, 동질성 검정
- 관찰된 빈도가 기대되는 빈도와 의미있게 다른지의 여부를 검정
  - 자료가 빈도로 주어졌을 때 특히 명목척도 자료의 분석에 이용
- 적합도 검정
  - 하나의 범주형 변수에 대해 검정을 시행
  - 실험에서 실제로 얻어진 관측값들의 분포가 예상한 이론의 분포와 같은지 검정하는 방법(실제 분포 대 이론적 분포)
- 독립성 검정
  - 2개의 범주형 변수에 대해 검정을 시행
  - 연속형 변수 사이의 관계를 알아볼 때 쓰는 방법이 상관분석
- 동질성 검정
  - 두 변수 중 한 변수의 그룹에 관심이 있음
  - 각 그룹의 확률분포가 동일한지 알고 싶을 경우

◐ 상관분석(Correlation analysis)
- 어떤 변수들 간의 상관관계가 유의미한지 알기 위해 상관분석 사용
- 상관분석은 두 변수 간에 어떤 선형적 관계를 갖고 있는 지 분석 방법
- 두 변수는 서로 독립적인 관계이거나 상관된 관계일 수 있음
  - 이때 두 변수간의 관계의 강도를 상관관계라 함
- 상관분석에서는 상관관계의 정도를 나타내는 단위로 r를 사용

◐ 상관계수(Correlation coefficient) : r
- 상관관계의 정도를 파악하는 상관계수
  - 두 변수간의 연관된 정도를 나타낼 뿐임
  - 인과관계를 설명하는 것은 아님
- 두 변수간에 원인과 결과의 인과관계가 있는지는 회귀분석을 통해 파악
  - 인과관계의 방향, 정도 및 수학적 모델을 확인해 볼 수 있음

◐ F–test
- F–test는 검정 통계량이 귀무가설 하에서 F–분포를 따르는 통계 검정
- 주로 두 표본(또는 여러 표본) 간의 분산(분산비)을 비교하거나
  - 모형(모델) 적합도를 비교할 때 사용

◐ 결정계수(Coefficient of determination) = R 제곱 = R^2
- 결정계수의 값은 0에서 1사이에 있음
- 종속변인과 독립변인 사이에 상관관계가 높을수록 1에 가까워짐
- 결정계수가 0에 가까운 값을 가지는 회귀모형은 유용성이 낮음
  - 결정계수의 값이 클수록 회귀모형의 유용성이 높음
- 최소제곱법을 활용한 선형회귀분석
  - 종속변수의 분산 중에서 독립변수로 설명되는 비율을 의미
  - 통계 모델로 대상을 얼마나 잘 설명할 수 있는가를 숫자로 나타냄
- 회귀분석 모형(즉 독립변수들)이 종속변수를 얼마나 설명하냐를 보여주는 계수
  - 회귀직선의 적합도(goodness–of–fit)를 평가
  - 종속변수에 대한 설명변수들의 설명력을 알고자 할 때 결정계수(R^2)를 이용

◐ 일원배치 분산분석(ANOVA) : F–검정 → 3개 이상 집단 간 평균 차이 비교
- 3개 이상 집단 간의 평균 차이가 유의미한지 비교
  - 분산분석은 F–검정을 사용하여 평균의 동질성 통계적으로 검정

◐ 이원분산분석 : 독립변수가 2개인 경우 집단간 평균 비교
- 독립변수가 2개인 경우 집단간 평균 비교를 하는 분석방법

◐ 회귀분석(regression analysis)
- 관찰된 연속형 변수들에 대해 두 변수 사이의 모형을 구한 뒤
  - 적합도를 측정해 내는 분석방법
- 회귀분석은 시간에 따라 변화하는 데이터나 어떤 영향, 가설적 실험
  - 인과관계의 모델링 등의 통계적 예측에 이용될 수 있음

◐ 다중회귀분석(Multiple regression analysis)
- 다중회귀분석 = 종속변수(1개) + 독립변수(2개 이상)인 경우
- 여러개의 독립변수가 종속변수에 어떻게 영향을 미치는지 분석하는 통계방법
- 구간척도 및 비율척도의 연속형 자료로 분석

◐ 로지스틱 회귀분석(Logistic regression)
- 종속변수가 범주형이면서 0 또는 1인 경우 사용하는 회귀분석

◐ 교차비(Odds ratio, OR)
- 두 범주형 변수간의 상관관계를 설명하기 위해 사용되는 측정치

◐ 95% 신뢰구간(Confidence interval, CI)
- 100번의 동일한 표본조사를 진행시
  - 최소 95번 이상 신뢰구간 안에 모평균이 포함

◐ 더미변수(가변수, Dummy variable)
- 회귀분석에서 범주형 변수는 더미변수로 재코딩하여 변수로 투입함
- 질적변수(명목척도 등)도 가변수로 만들어 회귀분석에 포함
- 0과 1값이 2개의 범주를 지닌 변수
  - 기존의 변수를 더미변수로 변환하여 활용 가능
    예) 변수의 값이 0 또는 1처럼 2개인 경우
      - 남자 : 0, 여자 : 1 값을 부여하면 → 성별은 더미변수가 됨

실전문제

1. Y=ax+b인 1차식에서 Y에 대한 변수로 옳은 것은?

① 독립변수 ② 종속변수 ③ 원인변수
④ 구분변수 ⑤ 설명변수

2. 독립변수가 2개 이상이며 종속변수가 1개인 경우는?

① 상관분석 ② 단순회귀분석 ③ 상관관계
④ 계수분석 ⑤ 다중회귀분석

3. 범주형 변수로 가변수라고 하는 것은?

① 더미변수 ② 계량변수 ③ 분리변수
④ 진변수 ⑤ 설명변수

4. 더미변수에서 범주의 수가 4개일 경우 더미변수의 개수는?

① 1개 ② 2개 ③ 3개
④ 4개 ⑤ 5개

5. 어떤 사건이 발생유무를 직접 예측하는 것이 아닌 그 사건이 발생할 확률을 예측하는 것은?

① 상관분석 ② 단순회귀분석 ③ 다중회귀분석
④ 카이제곱 분석 ⑤ 로지스틱 회귀분석

6. 로직스틱 회귀분석의 종속변수값은?

① 0–2 사이 값 ② 0–1 사이 값 ③ 1–2 사이의 값
④ 2–3 사이 값 ⑤ 4–5 사이 값

7. 두 변수의 직선관계 정도를 파악할 수 있는 것은?

① 설명력 ② 상관분석 ③ 회귀분석
④ t–분포 ⑤ 다중회귀분석

정답 1. ② 2. ⑤ 3. ① 4. ③ 5. ④ 6. ② 7. ②

실전문제

8. 상관이 높은 것이 포함시 분산 · 공분산 행렬식이 0에 가까운 값이 되며 회귀계수의 추정 정밀도가 매우 나빠지는 일이 발생하는 현상은?

① 설명력 ② 상관분석 ③ 다중 공선성
④ t–분포 ⑤ 회귀분석

9. 결정계수에 대한 설명으로 옳지 않은 것은?

① 설명력 ② F 통계량 지수 ③ R^2이라고 함
④ 상관계수 r의 제곱 ⑤ 1에 멀수록 설명력이 높음

10. 회귀분석에서 상관계수에 대한 설명으로 옳지 않은 것은?

① 0에 가까우면 회귀식이 유의하지 않음
② 큰 값을 가질수록 회귀식이 유의
③ 0–1의 범위를 가짐
④ 작은 값을 가질수록 회귀식이 유의
⑤ R^2는 x와 y 사이의 상관계수(r)의 제곱

11. 추정된 회귀선의 적합 평가를 하기 위해 사용되는 것으로 짝지워진 것은?

① 분산 ② 최빈수 ③ 중위수
④ 표본 ⑤ 모집단

12. 회귀분석의 의미에 해당되지 않는 것은?

① 회귀분석은 인과관계를 검정하는 분석방법
② 한 개의 독립변수가 종속변수에 영향을 미칠 때 이용
③ 회귀분석은 x와 y를 수학적으로 예측 가능
④ 종속변수와 독립변수의 관계를 찾아내는 분석방법
⑤ 회귀분석은 t–검정을 분석하는 방법

정답 8. ③ 9. ⑤ 10. ④ 11. ① 12. ⑤

제**11**장

SPSS 사용법 및 통계 해석

11

▣ SPSS 사용방법

- SPSS 의미 및 메뉴
- SPSS 활용 기초

▣ SPSS 통계 해석

- 통계분석의 내용
- 문제 및 변수 정의
- 데이터 입력 및 분석
- 산출결과 및 결과해석

제 11 장

SPSS 사용법 및 통계 해석

1 SPSS 사용방법

1.1 SPSS 의미 및 메뉴

1) SPSS의 의미

- 통계패키지는 자료를 효율적으로 분석, 처리할 수 있도록 개발
  - 데이터분석 통계소프트웨어
- 윈도우용 SPSS는 분석절차가 메뉴방식으로 구성되어 있음
  - 사용자가 매우 쉽고 편하게 이용할 수 있음
- SPSS(Statistical Package for the Social Sciences, 사회과학용 통계패키지)
  - 1968년 미국 시카고 대학에서 데이터 관리 및 통계분석을 목적으로 개발
  - SPSS Inc.가 2009년까지 개발해 오다가 IBM에 흡수됨
  - 현재 IBM에서 판매하고 있음

2) SPSS 메뉴

(1) 11개 메뉴

- SPSS는 파일, 편집, 보기, 데이터, 변환, 분석, 그래프, 유틸리티, 확장, 창, 도움말
- 11개 메뉴가 있음(그림 11-1)

(2) SPSS 메뉴 명칭 해석

① 파일

- 한글, 워드문서 등 다른 프로그램처럼 자료를 열거나 저장하고 종료하는 기능

② 편집

- 변수나 데이터를 삭제, 붙여넣기, 잘라냄
  - 실행작업을 복구 및 재실행하는 등 데이터와 변수를 편집하는 기능

③ 보기

- 프로그램 상의 줄표시나 데이터의 표시 등을 보이거나 또는 안보이게 하는 등
  - 표시(display)와 관련된 기능

④ 데이터

- 수집된 자료를 선택, 정렬, 식별하는 등 데이터 작업과 관련된 기능

⑤ 변환

- 입력된 변수를 계산하고 코딩값을 변경하는 등 변수를 조정하는 기능

⑥ 분석

- SPSS의 핵심적인 목적인 자료의 통계분석방법이 모두 제시되어 있음

⑦ 그래프

- 분석 이외에 자료를 다양한 도표로 표현하기 위한 기능

⑧ 유틸리티

- 변수의 설정 및 변수근 설정과 관련된 기능

⑨ 창

- 작동 중인 창을 보이게 또는 안보이게 하거나 창의 분할 등을 설정

⑩ 도움말

- 자습서, 통계코치, 명령문참조 등 사용자가 스스로 문제를 해결하도록
  - 각종 자료와 정보를 지원

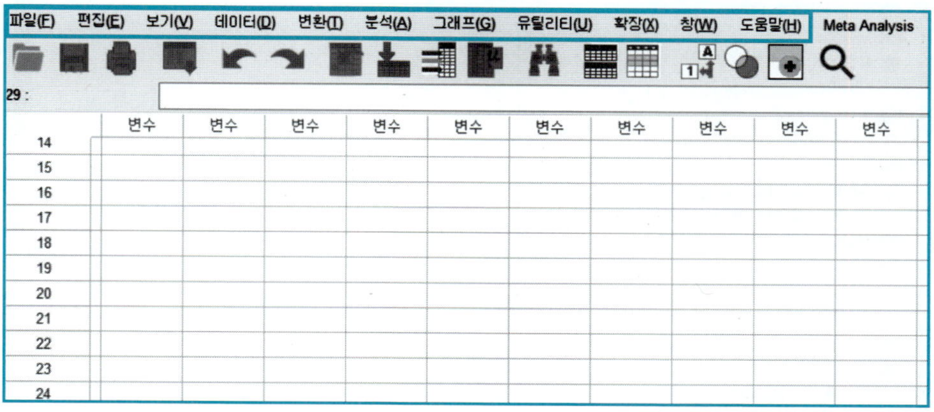

그림 11-1 SPSS 메뉴

1.2. SPSS 활용 기초

- SPSS를 사용하여 분석하기 위해 분석에 적절한 형태로 자료를 입력해야 함
- 자료를 직접 입력하거나 excel 형식으로 저장된 자료를 불러올 수 있음

1) 변수 및 자료 입력하기

(1) 변수 입력

- SPSS 프로그램을 실행하면 다음의 화면이 열림(그림 11-2)
- 여기서 좌측 하단의 '변수보기'를 선택하면 변수를 입력할 수 있음

(2) 자료 입력

- 변수를 입력한 후에는 좌측 하단의 '데이터보기'를 선택한 후
  - 화면에서 직접 데이터(data)를 입력할 수 있음(그림 11-3)

(3) 입력된 파일 불러오기

- 파일[F] → 열기[O] → 데이터(D) 찾아보기에서 원하는 파일을 찾음
  - 다음 [열기]을 클릭하면 다음의 화면이 열림(그림 11-4)

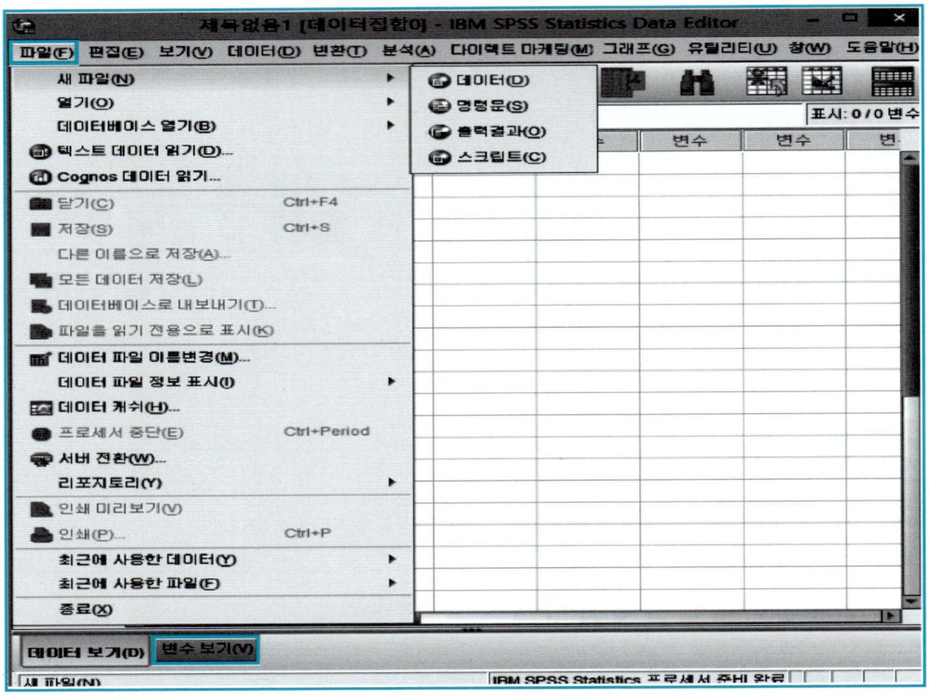

그림 11-2 변수보기

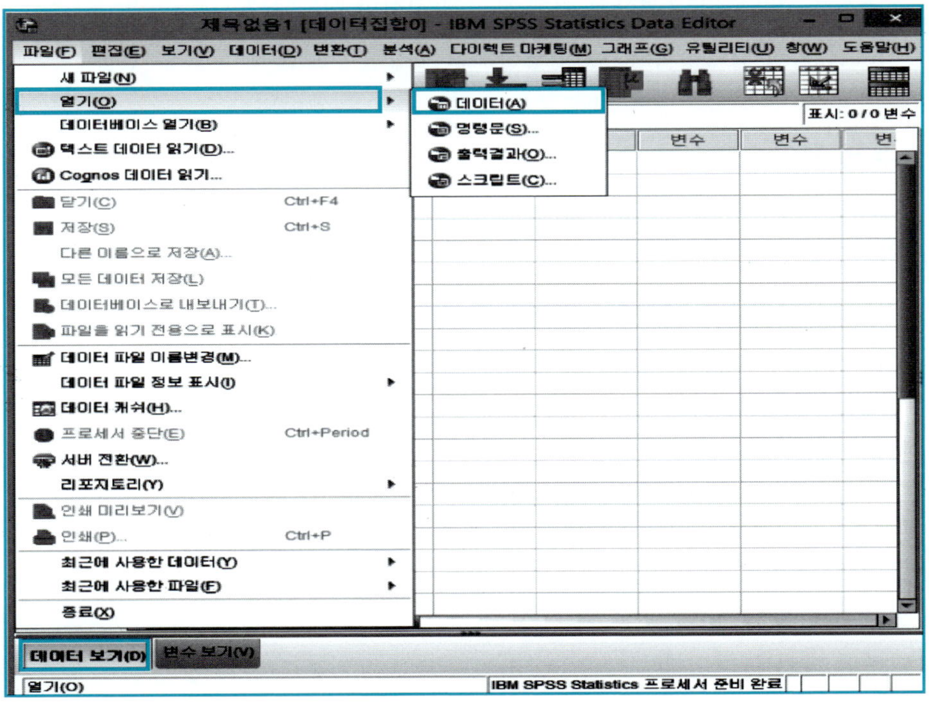

그림 11-3 자료입력 : 데이터보기

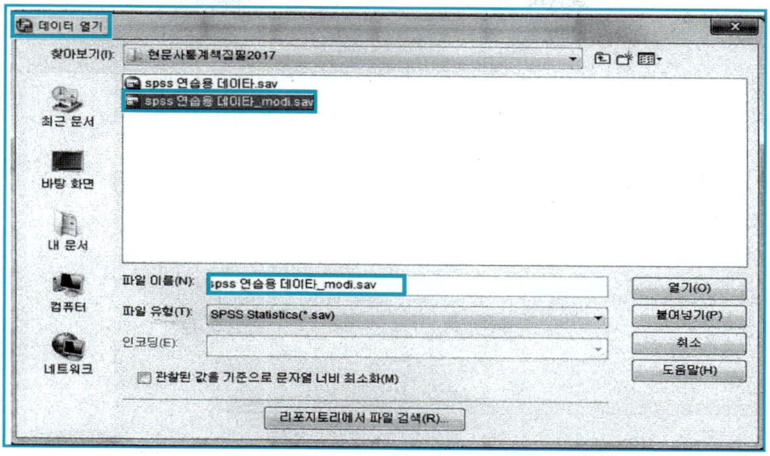

그림 11-4 입력된 파일 불러오기

(4) 파일 유형의 형식 변경

- 파일 유형을 원하는 형식으로 변경
- 열기를 클릭하면 다음의 화면이 열림(그림 11-5)

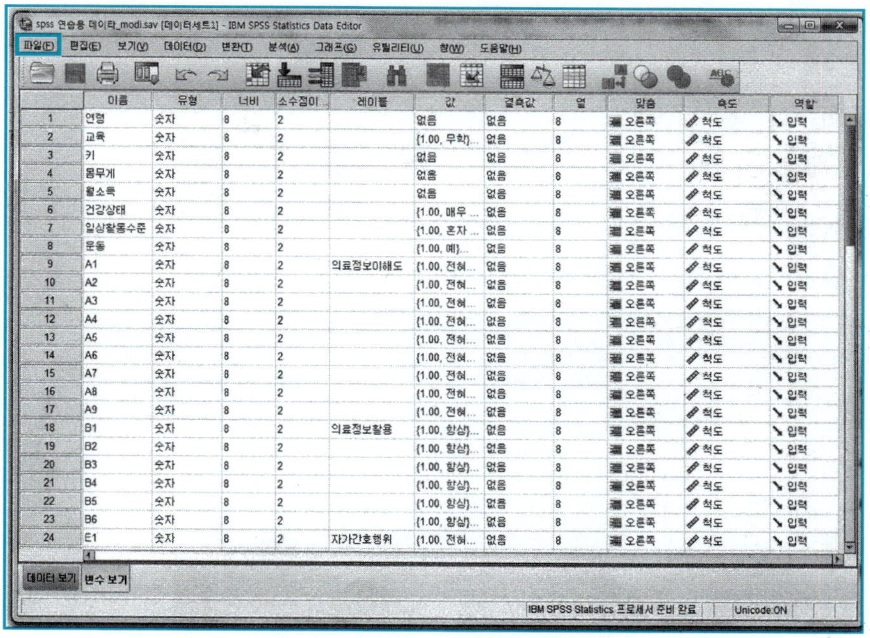

그림 11-5 파일 유형의 형식 변경

2) 변수 변환하기

- 분석을 위해 입력된 변수들을 변환하거나 계산할 수 있음

(1) 코딩 변경하기

- 연구자는 설문지를 통해 연령을 조사
- 연령대별 반응을 분석하기 위해 실제 연령을 연령대별로 변경할 필요가 있음
- 기존의 변수 '연령'을 20대를 '1', 30대 '2', 40대를 '3'으로 코딩을 변경하고자 하면 다음과 같이 진행함(그림 11-6)

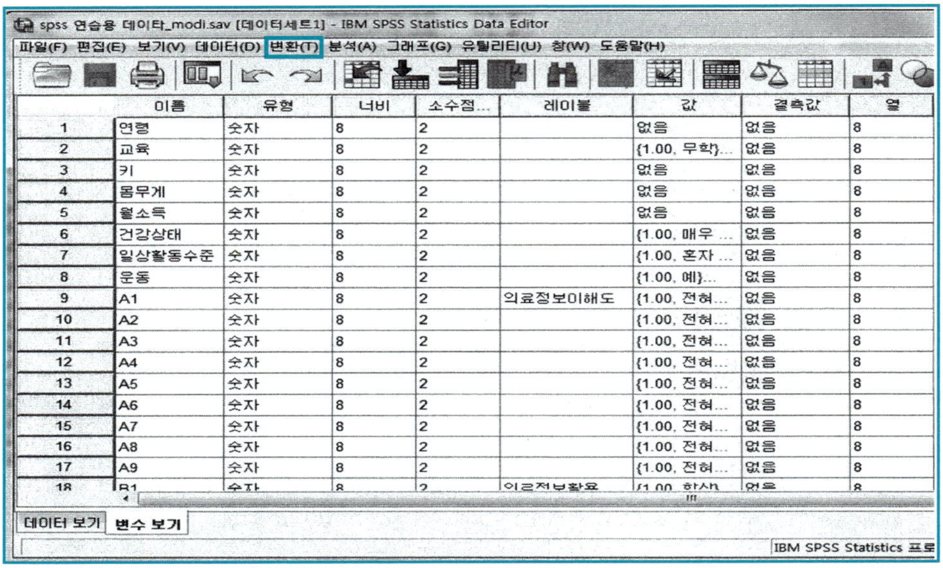

그림 11-6 코딩 변경하기

(2) 변환(T) → 다른 변수로 코딩변경(R) 클릭

- 변환시키고자 하는 '연령' 변수를 오른편 변수(그림 11-7)

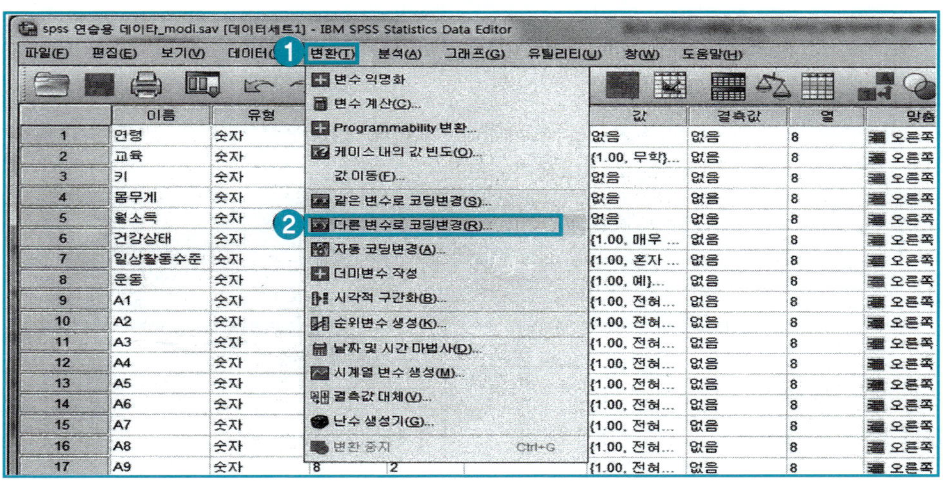

그림 11-7 변환 : 다른 변수로 코딩

(3) 변환 : 숫자변수 → 클릭변수로 이동

- ① 숫자변수 → 클릭변수로 이동(그림 11-8)

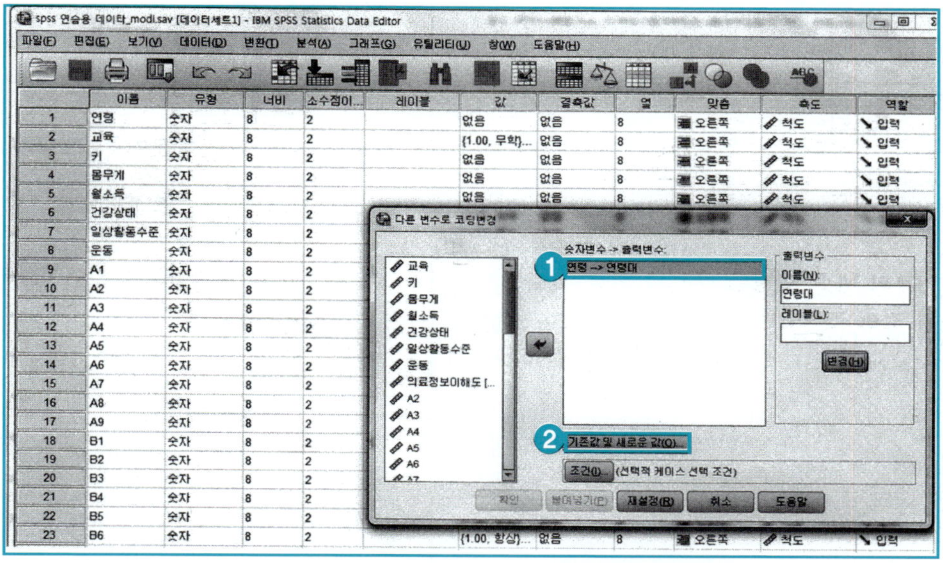

그림 11-8 변환 : 숫자변수 → 클릭변수로 이동

(4) 기존값 및 새로운 값

- 하단의 ② 기존값 및 새로운 값(O)을 클릭하면 다음의 화면이 열림
- 옵션 및 내용은 다음과 같음(그림 11-8, 9)

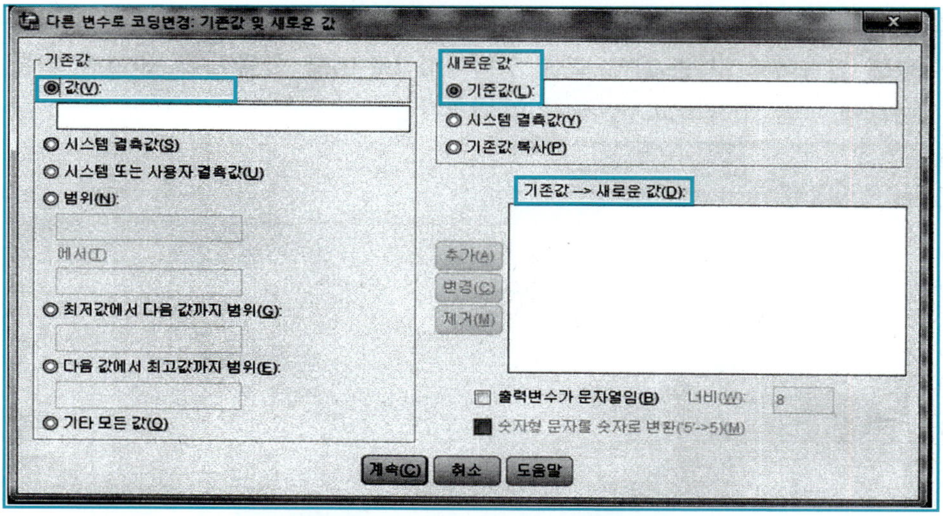

그림 11-9 기존값 및 새로운 값(O)

표 11-1 기존값 및 새로운 값

기존값		새로운 값	
값(V)	변경하기 전의 값	기준값(ALL)	변경하고자 하는 값
시스템-결측값(S)	변경하기 전의 결측값(무응답)	시스템-결측값(Y)	변경할 결측값(무응답)
시스템 또는 사용자 결측값(U)	변경하기 전의 사용자가 정의한 결측값	기존값 복사(P)	변경하지 않고 값을 그대로 복사
범위	변경하고자 하는 값의 범위를 지정		
최저값에서 다음 값까지 범위(G)	변경하고자 하는 값의 범위를 (최저값부터 지정된 값까지) 지정		
다음 값에서 최고값까지 범위(E)	변경하고자 하는 값의 범위를 (지정된 값부터 최고값까지) 지정		
기타 모든 값(O)	기타 모든 값을 지정		

(5) 연령별 기준값 입력

- 20대를 '1', 30대를 '2', 40대 이상을 '3'으로 변경하므로 '범위'를 사용
- [범위]를 클릭하고 20에서 29를 입력하고 [기준값]에는 '1'을 입력
- [추가] 클릭함(그림 11-10)
- 40에서 49를 입력하고 기준값에 '3'을 입력하고 [추가]를 클릭함

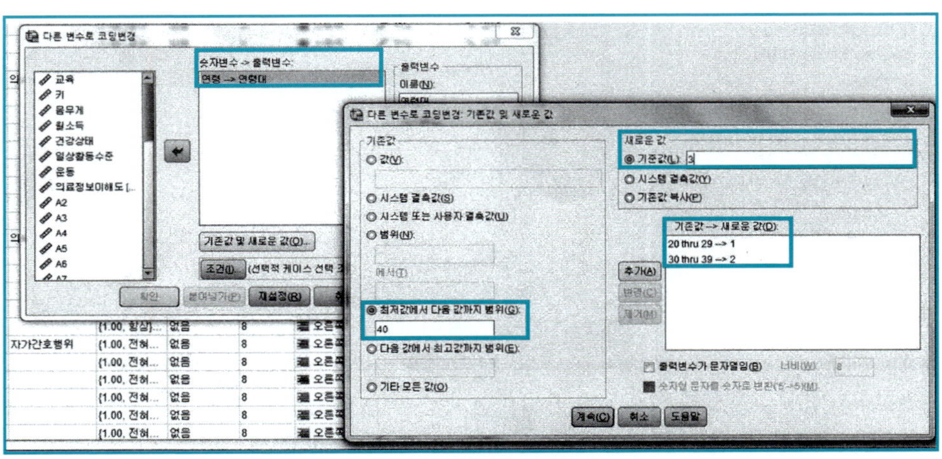

그림 11-10 연령별 기준값 입력

(6) 다른 변수로 코딩 변경 : 연령 → 연령대

- 하단의 [확인] 버튼을 클릭하면 다음의 화면이 열림(그림 11-11)

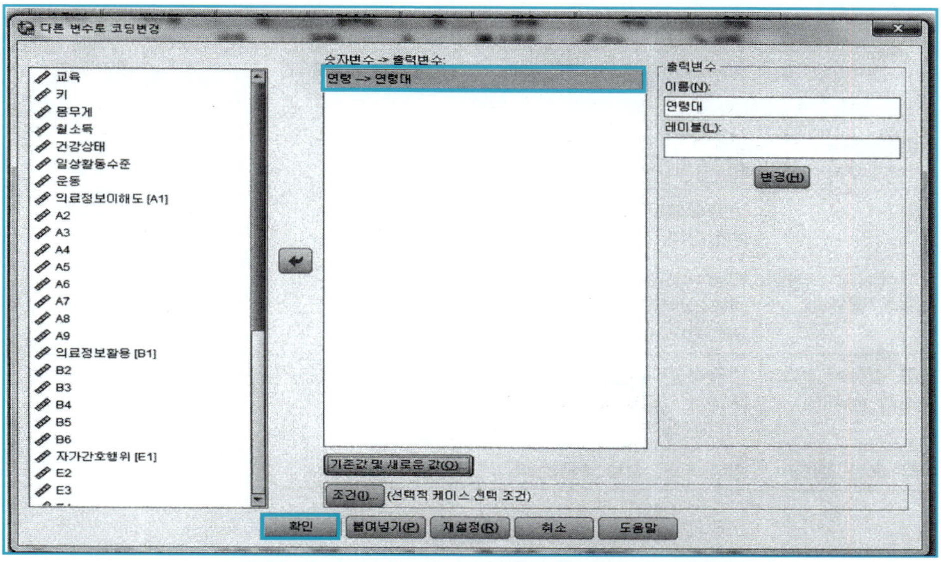

그림 11-11 다른 변수로 코딩 변경 : 연령 → 연령대

(7) 다른 변수로 코딩 변경 : 숫자변수 → 출력변수

- 우측의 [출력변수]에 새로운 코딩 변수의 이름을 지정하고 [변경]을 클릭
- 하단의 [확인]을 클릭(그림 11-12)

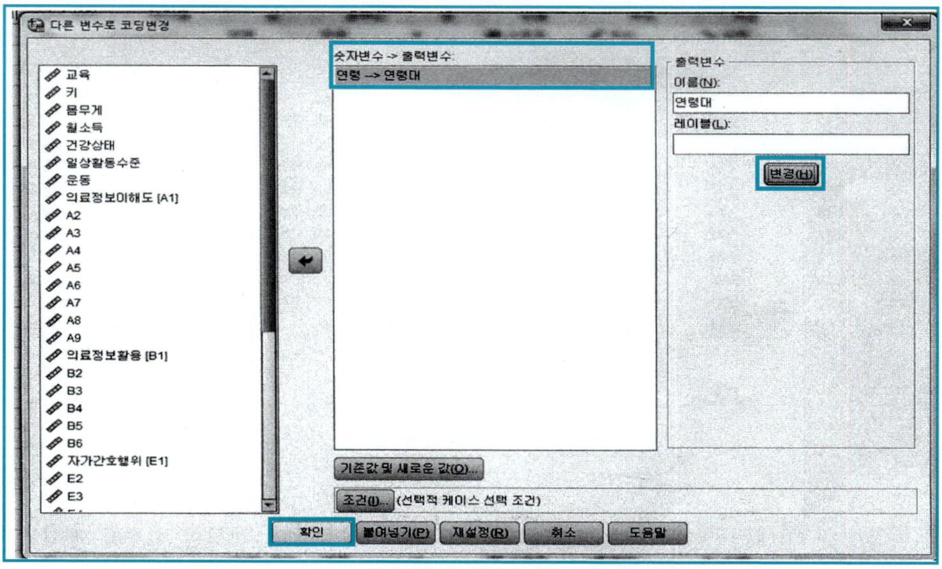

그림 11-12 다른 변수로 코딩 변경 : 숫자 → 출력변수

(8) 입력 화면에 새로이 코딩 변수

- 입력 화면에 새로이 코딩된 변수가 생성됨(그림 11-13)

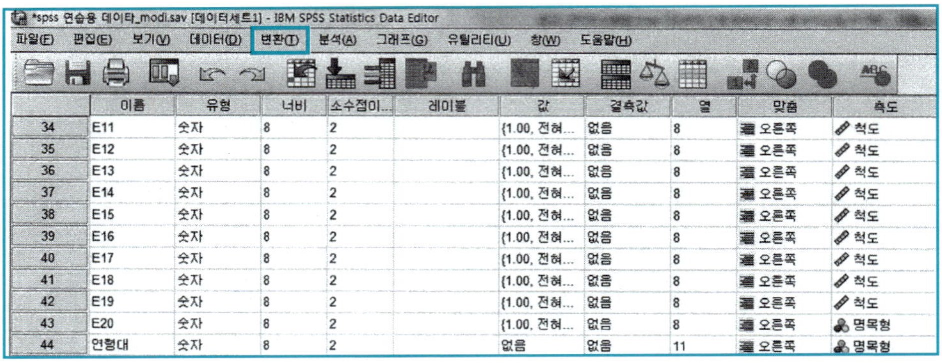

그림 11-13 입력 화면에 새로이 코딩된 변수

(9) 변환 : 변수 계산하기

- 변수 계산을 위해 excel 등 다른 프로그램을 사용할 수도 있음
  - SPSS상에서 직접 계산에 새로운 변수를 생성할 수 있음
- 변환(T) → [변수계산(C)]을 클릭(그림 11-14)

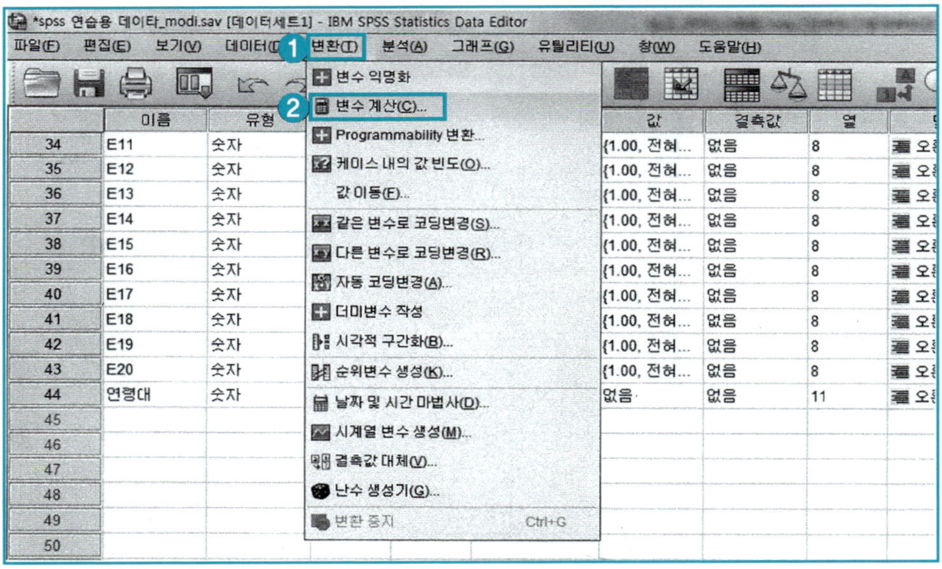

그림 11-14 변환 : 변수계산

(10) 목표변수의 변수명 입력

- [목표변수{T}]에는 새롭게 계산해 입력할 변수명을 입력

• 계산할 변수를 계산기 형태를 활용해서 표현(그림 11-15)

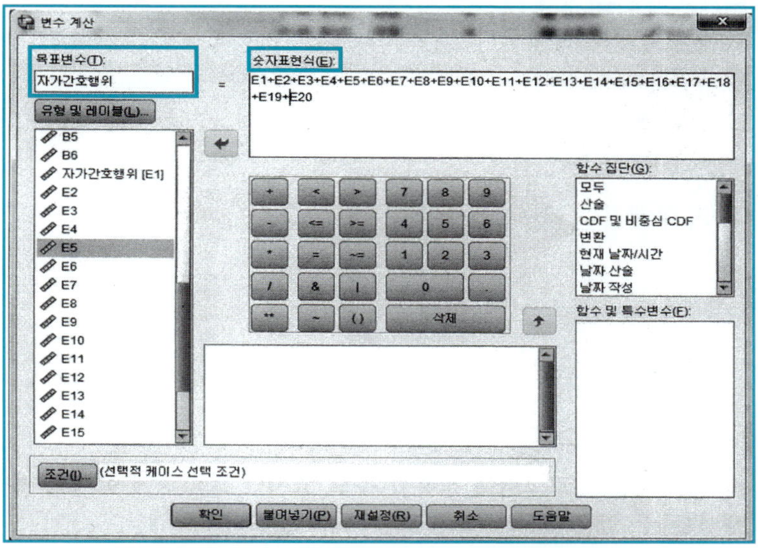

그림 11-15 목표변수의 변수명 입력

(11) 새로운 변수 생성

• [확인]을 클릭하여 새로운 변수를 생성(그림 11-16)

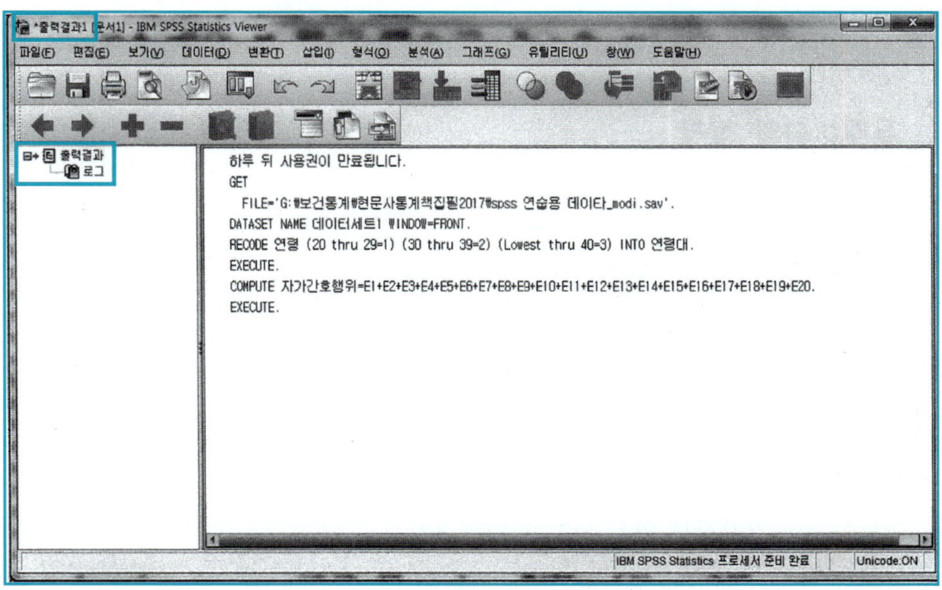

그림 11-16 새로운 변수 생성

2 SPSS 통계 해석

2.1 통계분석의 내용

• 통계분석의 구체적인 내용은 다음과 같음

(1) 문제 정의

• 해결해야 할 문제가 무엇인지 한 문장이나 문단으로 정리

(2) 변수 정의

• 연구하고자 하는 대상의 특성이 무엇인지 결정하고 어떻게 측정할 것인지 결정

(3) 데이터 측정

• 실험이나 설문지를 통해 데이터를 구함

(4) 데이터 분석

• SPSS를 이용하여 데이터를 분석

(5) 보고서 작성

• SPSS를 통하여 구해진 결과를 해석
  – 이는 실제 생활에 적용할 수 있도록 보고서 만듬

2.2 문제 및 변수 정의

1) 문제 정의

• 당뇨환자의 건강정보 활용능력, 질병관련지식, 자기효능감이 자가의료관리가 얼마나 당뇨환자의 혈당에 영향을 주는 지를 알아보기 위해
  – 당뇨 환자 40명의 혈당값에 대한 자료를 수집하였음
• 정상 혈당을 유지하는 일반성인은 70–110mg/dl으로 알려져 있음

- 당뇨병 환자의 혈당도 정상 혈당값 범위 안에 있는 값인 가령 95mg/dL라고 말할 수 있는지를 확인해 보고자 함

2) 변수 정의

- 측정하고자 하는 대상은 당뇨병 환자 집단이며 측정하고자 하는 변수는 혈당값을 측정해야 하기 때문에 연속변수(비율척도)임
- 분석하고자 하는 문제에 대한 귀무가설과 대립가설을 세움

변수와 척도

- 불연속 변수(Discrete variables) : 질적 자료(Qualitative)
  – 명목척도, 서열척도
- 연속변수(Continuous variables) : 양적 자료(Quantitative)
  – 구간척도, 비율척도

2.3 데이터 입력 및 분석

1) 데이터 입력

- 데이터 보기(D)로 전환하여 다음과 같이 데이터를 입력함
- 한 셀당 하나의 데이터를 입력할 수 있음
- 데이터 보기(D) 시트를 완성하면 다음의 화면과 같이 입력됨(그림 11–17)

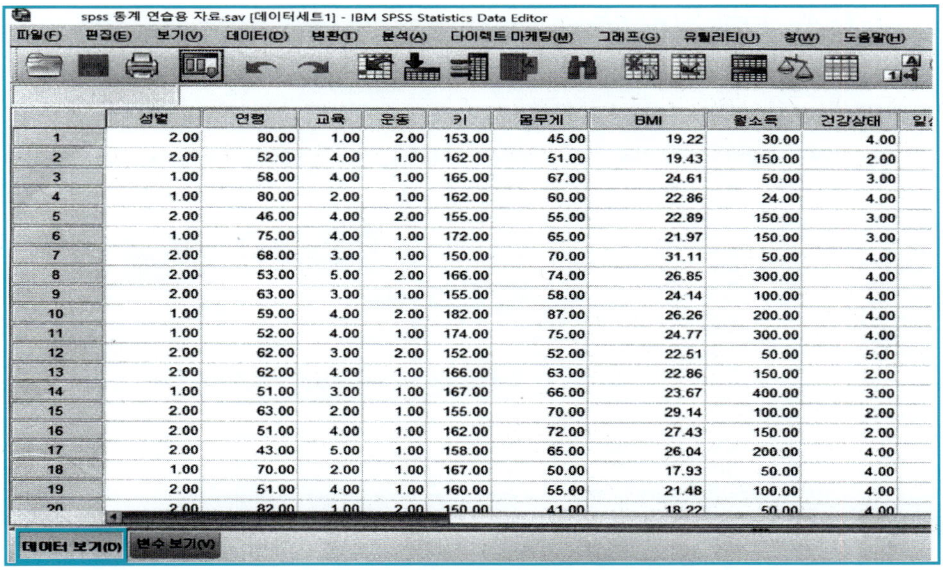

	성별	연령	교육	운동	키	몸무게	BMI	월소득	건강상태
1	2.00	80.00	1.00	2.00	153.00	45.00	19.22	30.00	4.00
2	2.00	52.00	4.00	1.00	162.00	51.00	19.43	150.00	2.00
3	1.00	58.00	4.00	1.00	165.00	67.00	24.61	50.00	3.00
4	1.00	80.00	2.00	1.00	162.00	60.00	22.86	24.00	4.00
5	2.00	46.00	4.00	2.00	155.00	55.00	22.89	150.00	3.00
6	1.00	75.00	4.00	1.00	172.00	65.00	21.97	150.00	3.00
7	2.00	68.00	3.00	1.00	150.00	70.00	31.11	50.00	4.00
8	2.00	53.00	5.00	2.00	166.00	74.00	26.85	300.00	4.00
9	2.00	63.00	3.00	1.00	155.00	58.00	24.14	100.00	4.00
10	1.00	59.00	4.00	2.00	182.00	87.00	26.26	200.00	4.00
11	1.00	52.00	4.00	1.00	174.00	75.00	24.77	300.00	4.00
12	2.00	62.00	3.00	2.00	152.00	52.00	22.51	50.00	5.00
13	2.00	62.00	4.00	1.00	166.00	63.00	22.86	150.00	2.00
14	1.00	51.00	3.00	1.00	167.00	66.00	23.67	400.00	3.00
15	2.00	63.00	2.00	1.00	155.00	70.00	29.14	100.00	2.00
16	2.00	51.00	4.00	1.00	162.00	72.00	27.43	150.00	2.00
17	2.00	43.00	5.00	1.00	158.00	65.00	26.04	200.00	4.00
18	1.00	70.00	2.00	1.00	167.00	50.00	17.93	50.00	4.00
19	2.00	51.00	4.00	1.00	160.00	55.00	21.48	100.00	4.00
20	2.00	82.00	1.00	2.00	150.00	41.00	18.22	50.00	4.00

그림 11–17 데이터 입력

2) 데이터 분석 방법 결정

- SPSS에 데이터를 입력했으면 어떤 통계분석 방법을 이용해서
  - 데이터를 분석할 지를 결정
- 실제로는 데이터를 구하기 이전의 연구설계사에 분석 방법을 결정해야 함
- 분석(A) → 평균 비교(M) → 일표본 T 검정(S)을 선택(그림 11-18)

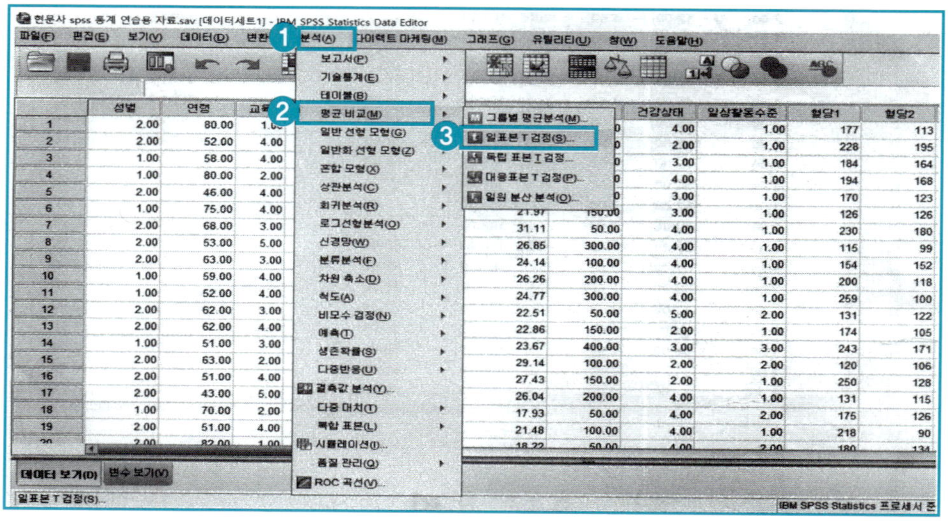

그림 11-18 데이터 분석

3) 검정변수로 이동

- 왼쪽 창에 있는 [혈당(blood sugar)] 변수를 클릭한 후
  - (화살표 특수문자)를 누르면 변수가 [검정변수(T)]로 이동(그림 11-19)

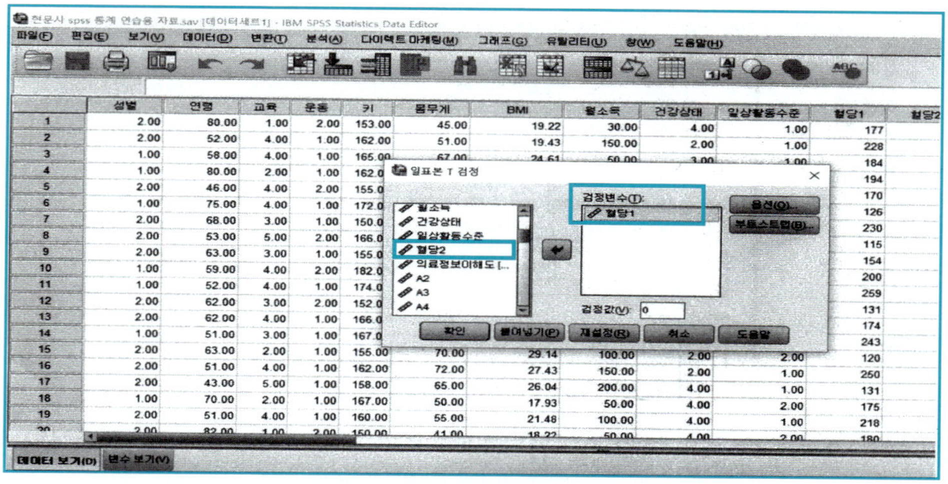

그림 11-19 검정변수로 이동

4) 필요한 변수 : 오른쪽 창으로 이동

- 검정값(V)에 '95'를 입력
- 왼쪽 창에는 현재 열려 있는 파일에 포함되어 있는 변수들이 나와 있음
  - 이 중 분석에 필요한 변수들인 오른쪽 창으로 이동시키면 됨(그림 11-20)
  - 이런 방식은 모든 분석방법에서 공통으로 사용하고 있는 방법

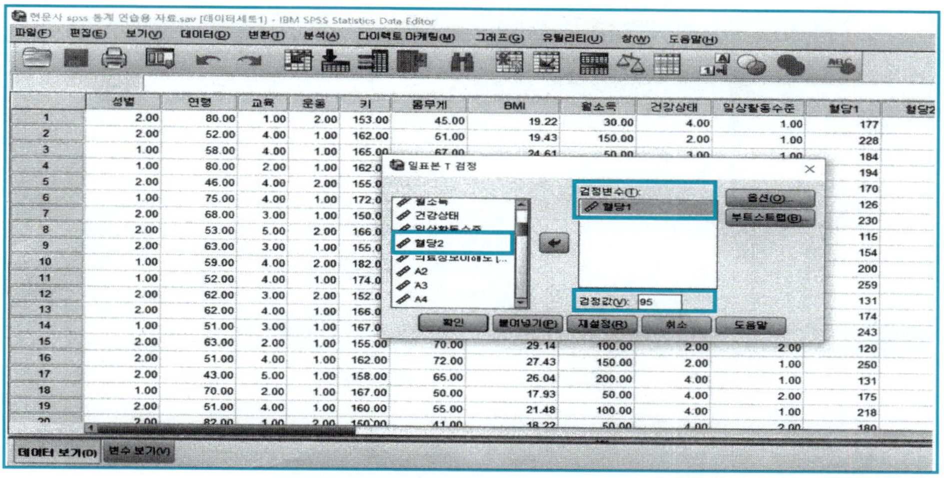

그림 11-20 필요한 변수 : 오른쪽 창 이동

5) 분석 결과창

- [확인]을 클릭하면 아래와 같은 분석결과
  - 다음의 결과창(IBM SPSS Statistics Viewer)에 나타남(그림 11-21)
- [파일{F}] → [저장{S}]을 선택하여 결과를 파일로 저장

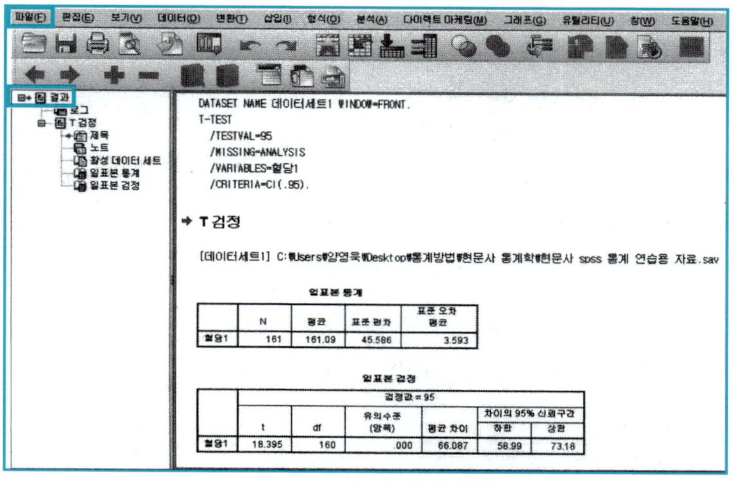

그림 11-21 분석 결과창

6) 결과 파일 저장

- [파일(F)] → [저장(S)]을 선택하여 결과를 파일로 저장(그림 11-22)

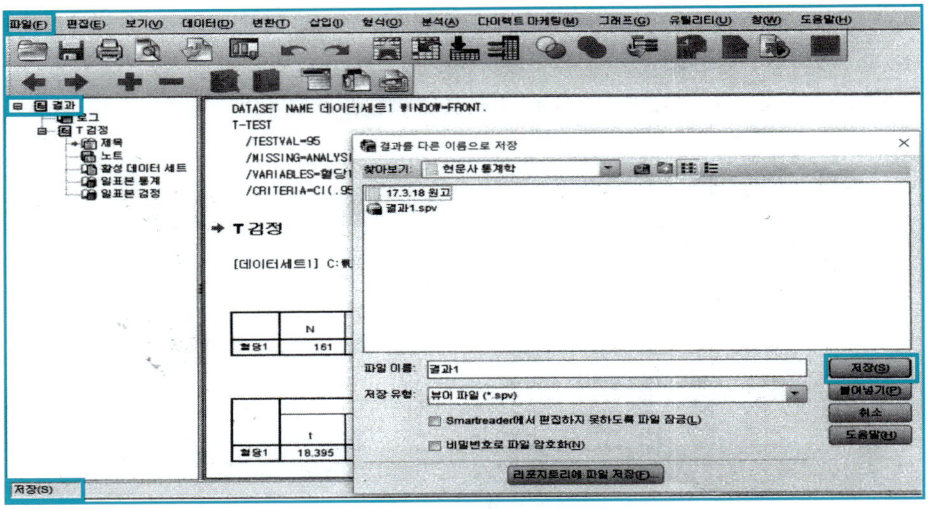

그림 11-22 결과의 파일 저장

2.4 산출결과 및 결과해석

1) SPSS의 산출결과

(1) 일표본 통계량

- 일표본 통계량은 분석에 사용된 데이터의 기술적 통계량이 나타남
- 실제적인 가설의 결과는 다음의 일표본 검정에 나타나 있음
- 이 분석 결과에서 보면 유의확률(양측)임

(2) 유의확률(양측/양쪽)

- 유의확률(양쪽)의 의미
  - "당뇨환자의 혈당이 70~110mg/dl이다"라고 말할 수 있는 확률값
- 이 값이 5%보다 크면 즉 .050 이상(.050~1.00)이면
  - "당뇨환자의 혈당이 95mg/dl이다."라는 의미
- .050 미만(.000~.049)이면
  - "당뇨환자의 혈당이 95mg/dl가 아니다."라는 의미

(3) 가설 및 연구결과 해석

- 가설 : "당뇨환자 혈당은 95mg/dl이다"
- 연구결과
  - 유의수준이 (<.001)이므로 "당뇨환자의 혈당이 95mg/dl이 아니다" 의미
- 연구결과 해석
  - 일반적으로 통계는 95%의 확률을 이용해서 가설을 검정하게 됨
  - 이 가설은 95% 확률로 검정하게 됨
  - 귀무가설이 기각될 때 "당뇨환자의 혈당은 95mg/dl가 아니다" 의미
  - 대립가설(연구가설)을 받아들이게 됨

표 11-2 일표본 통계

예제	N	평균	표준편차	표준오차 평균
혈당 1	160	159.81	45.367	3.429

표 11-3 일표본 검정

예제	검정값=95					
	t	df	유의수준 (양쪽)	평균차이	차이의 95% 신뢰구간	
					하한	상한
혈당 1	18.253	158	.000	65.237	57.86	72.61

＊df (degree of freedom) 자유도

2) 결과해석 방법

- SPSS를 통해 데이터를 분석하여 결과 출력 및 해석

  예) 모든 당뇨 환자를 조사해 구한 데이터가 아닌 160명을 통해 구한 표본
  - 160개의 표본 결과를 가지고 모든 당뇨환자의 혈당도 그럴 것이라고 추측
  - 이때 필요한 것이 바로 가설과 확률이라는 개념
  - 표본을 통해 결과를 구했기 때문에 이 결과가 100% 정확하다고 말할 수 없음(표 11-2)

유의확률(P값)의 표기

＊ $p<0.05$ ＊＊ $p<0.01$ ＊＊＊ $p<0.001$

3) 보고서 작성

- 연구결과를 필요한 내용들만 표나 그래프로 정리해 보고서 작성 필요
- 당뇨병 환자의 혈당을 분석한 결과
  - "t=18.253(p<.001) 이므로 당뇨병 환자의 혈당이 95mg/dl가 아니다"라고 해석할 수 있음
  - 당뇨환자의 평균 혈당은 평균 159.81mg/dl으로 나타나 일반적인 혈당보다 64mg/dL 정도 높았음
- 결론
  - 당뇨병 환자의 혈당은 정상 혈당을 유지하는 일반 성인의 혈당보다 높다는 것이 확인되었음

중요 통계 기법

◐ t-검정 : 2개 집단 차이 비교
- 2개의 독립적 집단에 대한 평균 차이 분석

◑ 분산분석(ANOVA) : 3개 이상 집단에서 평균 차이 검정
- F-검정(분산분석)은 3개 이상 집단에서 평균 차이를 검정
- 일원 분산분석(독립변수 1개, 종속변수 1개)
- 이원 분산분석(독립변수 2개, 종속변수 1개)

◑ 카이제곱 검정(χ^2 검정) = 교차분석 : 적합도, 독립성, 동질성 검정
- 관찰된 빈도가 기대되는 빈도와 의미있게 다른지의 여부를 검정
  - 자료가 빈도로 주어졌을 때 특히 명목척도 자료의 분석에 이용
- 적합도 검정
  - 하나의 범주형 변수에 대해 검정을 시행
  - 실험에서 실제로 얻어진 관측값들의 분포가 예상한 이론의 분포와 같은지 검정하는 방법(실제 분포 대 이론적 분포)
- 독립성 검정
  - 2개의 범주형 변수에 대해 검정을 시행
  - 연속형 변수 사이의 관계를 알아볼 때 쓰는 방법이 상관분석
- 동질성 검정
  - 두 변수 중 한 변수의 그룹에 관심이 있음
  - 각 그룹의 확률분포가 동일한지 알고 싶을 경우

◐ 상관분석(Correlation analysis)
- 어떤 변수들 간의 상관관계가 유의미한지 알기 위해 상관분석 사용
- 상관분석은 두 변수 간에 어떤 선형적 관계를 갖고 있는 지 분석 방법
- 두 변수는 서로 독립적인 관계이거나 상관된 관계일 수 있음
  - 이때 두 변수간의 관계의 강도를 상관관계라 함
- 상관분석에서는 상관관계의 정도를 나타내는 단위로 r를 사용

◐ 상관계수(Correlation coefficient) : r
- 상관관계의 정도를 파악하는 상관계수
  - 두 변수간의 연관된 정도를 나타낼 뿐임
  - 인과관계를 설명하는 것은 아님

- 두 변수간에 원인과 결과의 인과관계가 있는지는 회귀분석을 통해 파악
  - 인과관계의 방향, 정도 및 수학적 모델을 확인해 볼 수 있음

◐ **결정계수(Coefficient of determination) = R 제곱 = R^2**
- 결정계수의 값은 0에서 1사이에 있음
- 종속변인과 독립변인 사이에 상관관계가 높을수록 1에 가까워짐
- 결정계수가 0에 가까운 값을 가지는 회귀모형은 유용성이 낮음
  - 결정계수의 값이 클수록 회귀모형의 유용성이 높음
- 최소제곱법을 활용한 선형회귀분석
  - 종속변수의 분산 중에서 독립변수로 설명되는 비율을 의미
  - 통계 모델로 대상을 얼마나 잘 설명할 수 있는가를 숫자로 나타냄
- 회귀분석 모형(즉 독립변수들)이 종속변수를 얼마나 설명하냐를 보여주는 계수
  - 회귀직선의 적합도(goodness-of-fit)를 평가
  - 종속변수에 대한 설명변수들의 설명력을 알고자 할 때 결정계수(R^2)를 이용

◐ **일원배치 분산분석(ANOVA) : F-검정 → 3개 이상 집단 간 평균 차이 비교**
- 3개 이상 집단 간의 평균 차이가 유의미한지 비교
  - 분산분석은 F-검정을 사용하여 평균의 동질성 통계적으로 검정

◐ **이원분산분석 : 독립변수가 2개인 경우 집단간 평균 비교**
- 독립변수가 2개인 경우 집단간 평균 비교를 하는 분석방법

◐ **회귀분석(regression analysis)**
- 관찰된 연속형 변수들에 대해 두 변수 사이의 모형을 구한 뒤
  - 적합도를 측정해 내는 분석방법
- 회귀분석은 시간에 따라 변화하는 데이터나 어떤 영향, 가설적 실험
  - 인과관계의 모델링 등의 통계적 예측에 이용될 수 있음

◐ **다중회귀분석(Multiple regression analysis)**
- 다중회귀분석 = 종속변수(1개) + 독립변수(2개 이상)인 경우
  - 분석 대상으로 하는 회귀분석 방법의 일종
- 여러개의 독립변수가 종속변수에 어떻게 영향을 미치는지 분석하는 통계방법
- 구간척도 및 비율척도의 연속형 자료로 분석

◐ **로지스틱 회귀분석(Logistic regression)**
- 종속변수가 범주형이면서 0 또는 1인 경우 사용하는 회귀분석

◐ **교차비(Odds ratio, OR)**
- 두 범주형 변수간의 상관관계를 설명하기 위해 사용되는 측정치

◐ **95% 신뢰구간(Confidence interval, CI)**
- 100번의 동일한 표본조사를 진행시
  - 최소한 95% 이상은 신뢰구간 안에 평균값이 포함됨

◐ **더미변수(Dummy variable)**
- 회귀분석에서 범주형 변수는 더미변수로 재코딩하여 변수로 투입함
  예) 변수의 값이 0 또는 1처럼 2개의 값인 경우
  - 남자 : 0, 여자 : 1 값을 부여하면
  - 성별은 더미변수가 됨

◐ **F-검정 또는 F-test**
- F-검정은 검정통계량이 귀무가설 하에서 F-분포를 갖는 통계 검정
- 두 표본 간의 분산을 비교하거나 여러 표본 간의 분산비를 비교 위해 사용

실전문제

1. 자료를 분석, 처리할 수 있도록 개발된 데이터분석 통계소프트웨어인 것은?

① Excel ② SPSS ③ Word
④ Power point ⑤ Access

2. 한글 등 다른 프로그램처럼 자료를 열거나 저장하고 종료하는 기능은?

① 편집 ② 보기 ③ 데이터
④ 파일 ⑤ 분석

3. 통계분석의 절차 중 실험이나 설문지를 통해 데이터를 구하는 것은?

① 데이터 측정 ② 문제의 정의 ③ 보고서 작성
④ 데이터 분석 ⑤ 변수 정의

4. 연속변수와 관련이 있는 것은?

① 명목척도 ② 질적자료 ③ 구간척도
④ 서열척도 ⑤ 순위척도

5. "당뇨병 산모 신생아의 체중은 얼마인가?"에 해당되는 검정방법은?

① 대응표본 t-검정 ② 일표본 t-검정 ③ 독립표본 t-검정
④ 짝비교 t-검정 ⑤ 이표본 t-검정

6. 유의확률의 표기가 '**'인 경우로 옳은 것은?

① $p<0.03$ ② $p<0.05$ ③ $p<0.01$
④ $p<0.001$ ⑤ $p<0.0001$

정답 1. ② 2. ④ 3. ① 4. ③ 5. ② 6. ③

제12장

연구방법, 설문지 및 SPSS 시행

12

▣ 연구방법의 분석
- 집단간 평균 차이
- 일표본/대응표본/독립표본 t-검정

▣ 모수 및 비모수 분석
- 모수 분석
- 비모수 분석

▣ 설문지 코딩(coding)
- 설문지 코딩방법
- 코딩틀 : 자료의 유형
- 설문지 및 척도와의 관계

▣ SPSS 프로그램 실행
- 빈도분석/독립표본 검정
- 교차분석/다중회귀분석

제 12 장

연구방법, 설문지 및 SPSS 시행

1 연구방법의 분석

1.1 집단 간 평균 차이 검정의 의미

1) 차이검정 : 집단 간 평균 차이를 검정하는 방법

- 집단 간 차이분석은 모집단에서 추출한 표본의 정보를 이용
  - 모집단의 다양한 특성을 추론하는 학문
- 집단 간 차이 분석을 위해 무엇을 대상으로 분석을 할 것인가
  - 어떤 방식으로 검정을 할 것인가에 대한 방법을 정의할 필요가 있음
- 분석 대상으로 비율과 평균에 대한 검정을 실시
- 집단의 수에 따라 검정의 방법이 달라짐
- 평균을 검정하는 방법
  - t 검정(t-test), 분산분석(ANOVA)이 있음

2) t 검정(t-test)의 분류

- 모수분석(자료 30개) 이상
  - 정규분포(Normal distribution)인 경우 분류

(1) 일표본 t-검정(One sample t-test) : 집단이 1개일 경우

예) 흡연산모 신생아의 체중은 얼마인가?

- SPSS : 분석 → 평균비교 → 일표본 T 검정
- 질적=명목=범주형(categorial) 1개 → 연속=측정(metric) 1개

(2) 독립표본 t-검정(independent sample t-test) : 집단이 2개일 경우

- 서로 독립적인 두 집단의 평균을 비교

  예) 간호사의 결혼유무에 따라 조직 몰입에 차이가 있는가?

  - SPSS : 분석 → 평균 비교 → 독립표본 T 검정
  - 질적 2개 → 연속 1개

(3) 대응표본 t-검정(짝비교 paired t-test) : 집단은 1개, test는 2번

= 동일집단의 비교 : 실험 전과 후

- 하나의 동일집단을 두고 어떠한 처리 전 후 평균의 차이를 봄

  예) 3개월간의 식사관리 교육 후, 교육 전과 후에 콜레스테롤 변화가 있는가?

- SPSS : 분석 → 평균 비교 → 대응표본 T 검정
- 전후처럼 시간차 있는 집단 1개, 질적변수 2개

  → 연속변수 1개

1.2 모수 및 비모수분석

1) 모수분석

- 특정 모집단의 분포로부터 추출되었다는 전제
- 표본수가 30개 이상($N \geq 30$)이어야 한다는 가정이 필요
  - ▶ 표본수가 30개 미만($N < 30$)일 때는 정규분포를 가정할 수 없음
  - ▶ 비모수 통계분석 방법 이용해야 함
- 연구자는 먼저 표본(sample)이 모수분석 가능한 지 확인
  - 표본 충분히 많은가?
  - 모수 안되면 비모수 통계로 수행해야 함

2) 비모수분석

(1) 비모수 독립표본 t검정

- Mann-Whitney U test
  - 가장 널리 사용되는 독립표본 t검정

- 분포의 가정 없이 구한 표본의 값만을 이용하여 순위를 매김
  - 이 값을 이용하여 가설을 검정
- 표본의 값은 이용되지 않고 오로지 순위값만이 이용
- 통계적 수식에 따라 Mann-Whitney U 검정에서는 U값
  - Wilcoxon 순위 합계에서는 W값을 구한 후
  - 이 값을 정규분포에 접근시켜서 가설을 검정

(2) 대응표본 t검정

① 윌콕슨 부호순위 검정법(Wilcoxon signed rank test)

- Wilcoxon signed rank test은 같은 모집단에서 추출된 두 표본의 중앙값을 비교하는 경우
  - 사용되는 비모수 검정의 통계방법
  - 모수검정 대응표본 t검정과 유사한 통계분석

② Kolomogorov-Smirnoc의 Z 검정 : 일반적 검정방법

- 두 표본에 대해 관측된 누적분포함수 간의 최대 차이값을 이용하여 분석하는 방법
  - 차이가 클 때 두 분포의 차이가 있다고 말할 수 있음

③ Wald-Wolfowitz의 런 검정(runs) : 일반적 검정방법

- ②-③는 일반적인 검정 방법
  - 분포의 위치와 모양에 있어서 차이가 있는지 검정
- 두 집단의 관측값을 조합하고 순위를 지정함
  - 두 표본이 같은 모집단에서 비롯된 경우 두 집단은 순위 전반에 걸쳐 무작위로 산포해야 함

④ Moses의 극단반동(Extreme reactions)

- 실험이 두 집단에서 반대 방향으로 영향을 미친다는 가설을 가짐
- 통제집단의 범위에 중점을 두면서 실험집단이 통제집단과 조합될 때
  - 해당 실험집단의 극단값이 이 범위에 얼마나 큰 영향을 주는지 측정하게 됨

(3) 일표본 t검정

예) – 귀무가설 : 흡연산모로부터 태어난 신생아 몸무게는 3,300g이다.

– 대립가설 : 흡연산모로부터 태어난 신생아 몸무게는 3,300g이 아니다.

1.3 검정통계 용어

1) 신뢰구간(confidence interval)

- 디폴트로 평균과 가정된 검정값과의 차이에 대해 95% 신뢰구간 표시

2) 결측값(무응답, missing values)

- 여러 변수를 검정하고 1개 이상의 변수에 대한 데이터가 없을 경우
  - 어떤 케이스를 포함할 것인지 또는 제외할 건지 봄

3) 임계치(critical value)

- 임계치 Ta
  - 임계치란 비기각역과 기각역 사이에 선을 긋는 표지판이 꽂혀 있는 지점
  - df랑 유의수준(95% 신뢰수준일 때 0.05)을 가지고 찾아 봄
  - 자유도 : df(degree of freedom)

1.4 모수 및 비모수 검정의 예제

- 독립표본은 2개로 나눌 수 있는 하나의 집단
  - 이것에 대한 연속변수 결과값

1) 모수검정 : 독립표본 t검정

(1) 예제

예) • 결혼유무에 따라 간호사가 지각하는 조직몰입과 조직시민행동에 차이가 있는가?

☞ 검정통계량 구하는 방법

– 등분산 : 분산 같음

- 이분산 : 분산 상이
- 계산식 보다는 두 개의 값이 다른 것을 알아야 함
- 검정통계량 F값 → 이것은 분산만 볼 수 있음

(2) 검정방법

① 일단 등분산인지 이분산인지 알아야 함

- 두 집단이 동질하다면 F값의 유의확률이 0.05보다 커야 함
  - 등분산
- 0.05를 기준으로 등분산과 이분산을 구분해 각각의 값을 구해야 함

② 임계치

- 자유도를 바탕으로 유의수준(a값) = 0.05 일 때의 t값을 구함

③ 결정

- 검정해서 나온 t값(t−test)을 앞서 구한 임계치와 비교
  - 귀무가설 기각/채택을 결정함

2) 비모수검정

- 비모수검정은 표본이 30개 미만(∠30)일 때 사용

(1) 주의점

- 평균순위는 평균값이 아님
- Rank → data에 대한 순위를 부여한 것
- 표본(sample)이 작으니까 분산을 구하는 것은 의미가 없음
  - 각 집단의 평균값이 계산되지 않음
  - 평균 구하려면 표준편차 추가로 구해서 보고서 작성해야 함
- 근사유의확률을 보는데 유의수준 0.05보다 크면
  - 귀무가설을 채택함 : 근사유의확률 = p value

(2) 대응표본(짝비교) t 검정 : paired t 검정

- 2개의 독립표본 t검정은 두 표본이 독립적이라고 가정해야 함
- 대응표본 t검정은 동일한 사람이나 사물에 대하여
  - 일정한 시간을 두고 측정하는 경우에 이용함
- 두 표본이 동질적일 필요 없음
  - 분산의 동질성을 가정하지 않아도 됨
- 실험에 상당히 유용
- paired t는 difference 가지고 하므로
  - 표본수(sample size) 1개에 대한 것만 출력결과 해석시
- '대응표본(짝비교) 통계량'보고 낮은 것 같다고 결론 내리면 안 됨
  - 검정 진행해야 함

표 12-1 모수 및 비모수 검정의 차이

모수 검정	비모수 검정
• 특정 모집단의 분포로부터 추출되었다는 전제 • 표본수 30개 이상(N≥30)의 가정 필요 예) · 기술통계/두 집단의 평균비교 · 분산분석/상관분석/회귀분석	• 표본수가 30개 미만(N<30) • 정규분포를 가정할 수 없음 – 비모수 통계분석 방법 이용 예) · 카이제곱(χ^2) 검정 · 일표본 K–S 검정 · 독립 2–표본/독립 K–표본 · 대응 2–표본/대응 K–표본

2 설문지 코딩(coding)

2.1. 설문지 코딩 방법

- Naver 검색창
  - 설문지 코딩 → 엑셀코딩
- 엑셀 프로그램으로 코딩 틀을 만든 후 측정값을 입력
  - SPSS 프로그램에 업로드해서 코딩 완성

2.2 코딩틀(Coding frame) : 자료의 유형

- 설문지 코딩을 위한 작업 틀

1) 질적 자료(Qualitative data)

(1) 명목척도(Nominal scale) : 가장 낮은 수준의 척도

- 설문지의 선택지가 문자시 → 명목척도
- 명목척도는 단지 분류적인 의미만 가짐
- 숫자로 표시하기 어려운 자료 : 비수치적 범주
- 동일한 특성을 지닌 범주로 구분 : 분리적, 상호배타적
- 가감승제 등의 산수적인 연산 불가능
  - 양의 과도나 크기의 대소를 구별하지 못함
  - 단지 숫자나 기호로써 측정대상을 명목적으로 지칭해 줌

예 1) 명목척도 : 이름, 동일 특성 선택(성별, 지역, 직업, 인종, 종교) 등

예 2) 선택, 숫자로 표시 : 결혼=1, 미혼=2

예 3) 선택 → 귀하의 종교는 무엇인지 표시를 해 주십시오.

① 기독교 ② 불교 ③ 가톨릭 ④ 기타

(2) 서열척도(Ordinal scale) : 순위척도(ranking scale)

- 상대적 크기에 따라 서열순서대로 나열
  - 서로 비교할 수 있고 순위를 매길 수 있는 변수를 측정시 사용
  - 층간의 거리가 같다는 것은 아님
- 양적 비교 또는 산술계산 분석은 불가능

  예) 서열순서 선택 → 경제상태(상, 중, 하), 사회계층, 교육수준, 석차

2) 양적 자료(Quantitative data)

(1) 구간척도(Interval scale) : 등간격 척도 → 설문지 리커트 척도

- 설문지 사용되는 리커트 척도(Liket scale)
- 측정대상의 속성에 따라 순서 정함
- 등급간의 간격 동일하나 배수의 개념 성립 안됨
- 절대적 영점(absolute zero) 존재 안함

예) 온도, 체온, 범위, 평균치, 표준편차, 상관관계 등

예 1) 기온이 섭씨 10도는 기온 5도보다 5도 높다는 의미
- 2배로 덥다는 것은 아님
- 단지 수온 눈금을 일정간격으로 나누어 구분한 것에 차이
- 각 눈금간의 간격은 1도로 동일하므로 구간척도임

예 2) 1, 2, 3, 4로 표시된 척도가 있을 경우
- 1과 2, 2와 3, 3과 4의 간격이 같다고 보는 것임
- 구간척도는 더하기와 빼기로 표시할 수 있음
- 연속적으로 취급

예 3) 귀하의 연간 가계소득에 해당되는 항목에 표시를 해 주십시오.

① 1,000만원 미만　② 1,000–2,000만원 미만
③ 2,000–3,000만원 미만　④ 3,000–4,000만원 미만
⑤ 4,000만원 이상

(2) 비율척도(Ratio scale) : 가장 진보된 척도 → 설문지 답변/숫자

- 비율계산 가능
- 척도의 간격이 일정하고 배수개념이 성립
- 절대적 O점(zero point) 존재
- 양적으로 측정할 수 있는 자료
- 가감승제가 가능
- 섭씨나 화씨 온도가 비율척도가 아닌 이유
  - 섭씨 0도라 할 경우 온도가 없다는 뜻은 아니며 0은 섭씨온도라는 척도상의 어느 한 지점을 나타내는 것일 뿐

– 도시화율, 실업률에서의 0은 의미가 다름

• 40mg은 20mg보다 2배 무겁다는 의미

예 1) 설문지 숫자 답변 : 일일 평균 스마트폰 사용 ( ) 시간

예 2) 길이, 수량, 시간, 각도, 거리, 농도, 무게 등

표 12-2 자료의 유형

변수	척도	내 용
범주형 (질적 자료) = 비수치적	명목척도	• 설문지 중 문자 선택 → 명목척도 • 가장 낮은 수준의 척도 • 동일한 특성을 지닌 범주로 구분(=, ≠) • 숫자로 표시하기 어려운 자료 • 가감승제 등의 산수적인 연산 불가능 예) 성명, 선택(성별, 인종, 종교, 결혼, 진단명) → 동일 특성 선택
	서열척도 (순위척도)	• 상대적 크기에 따라 서열순서대로 나열(<, >) • 양적 비교 또는 산술계산 분석은 불가능 예) 교육수준, 석차, 계급, 경제상태(상, 중, 하) → 서열순서 선택
연속형 (양적 자료) = 수치적	구간척도 (= 등간 = 간격 척도)	• 측정대상의 속성에 따라 순서 정함 • 등급간의 간격 동일하나 배수개념이 성립되지 않음(+, –) • 절대적 영점(absolute zero) 존재 안함 • 설문지 : 리커트 척도/5점 척도 예 1) 매우 만족, 만족, 보통, 불만족, 매우 불만족 예 2) 온도, 체온, 주가지수, IQ(지능지수)
	비율척도	• 가장 진보된 척도, 비율계산 가능 • 척도의 간격이 일정하고 배수개념 성립(+, –, x, ÷) • 절대적 0점(zero point) 존재 • 가감승제 가능 • 설문지 : 숫자 답변 예 1) 주 평균 육식섭취 ( )회 예 2) 연령, 시간, 길이, 체중, 거리, 신장
척도종류	순위	• 명목(가장 하위척도) → 서열 → 구간 → 비율(가장 상위척도)

표 12-3 척도의 유형

구분	척도	특성	예
범주형	명목척도	대상들 분류	성별, 소득, 학력, 지역
	서열척도	대상들의 상대적 위치	키순서, 성적순서, 매출순서
연속형	구간(=등간=간격) 척도	대상들 간 차이 /리커트척도	온도, 만족도, 추천의도
	비율척도	대상들 간의 비율	길이, 무게

2.3 설문지 및 척도와의 관계

1) 설문지의 예

설문지의 예

1. 성별은 무엇입니까? → **명목척도(선택 문자시)**
① 남성 ② 여성

2. 나이는 몇 세 입니까? 만 ( ) 세 → **비율척도(숫자)**

3. 최종 학력은 어떻게 되십니까? → **명목척도(선택 문자시)**
① 초졸 ② 중졸 ③ 고졸
④ 대졸 ⑤ 대학원 이상

4. 실제 거주지역은 어디입니까? → **명목척도(선택 문자시)**
① 서울시 ② 경기도 ③ 강원도 ④ 충청도
⑤ 경상도 ⑥ 전라도 ⑦ 제주도 ⑧ 기타(국외)

5. 논문 쓰는 남자(논쓰남)를 알고 있으신가요? → **명목척도(선택 문자시)**
① 알고 있다(문장 6번 이동) ② 모른다(설문 종료)

6. 논문 쓰는 남자(논쓰남)를 처음 알게 된 경로는 무엇입니까? → **명목척도(선택 문자시)**
① 주변 지인 ② 네이버 ③ 구글 ④ 유튜브 ⑤ 인스타그램

7. 논문 쓰는 남자(논쓰남)를 가장 자주 검색하는 곳은 어디입니까? → 서열척도(순위)
1순위 : 2순위 : 3순위 :
① 네이버 ② 구글 ③ 유튜브 ④ 인스타그램 ⑤ 기타

8. 하루 평균 논문 쓰는 남자(논쓰남) 콘텐츠를 얼마나 이용하십니까?
( ) 시간 → 비율척도(숫자)

9. 삶의 만족도 척도 검사지 → 5점 리커트척도(등간척도)

항목	삶의 만족도	매우 그렇지 않다	그렇지 않다	보통이다	그렇다	매우 그렇다
1	매사에 웃고 다닌다.					
2	무슨 말이든 긍정적이다.					
3	누군가 말거는게 싫다.					
4	일할 때 즐겁다.					
5	하루하루가 매일 기대된다.					
6	내가 왜 태어났는지 모르겠다.					

2) SPSS 프로그램 실행

(1) SPSS 프로그램 실행의 예제

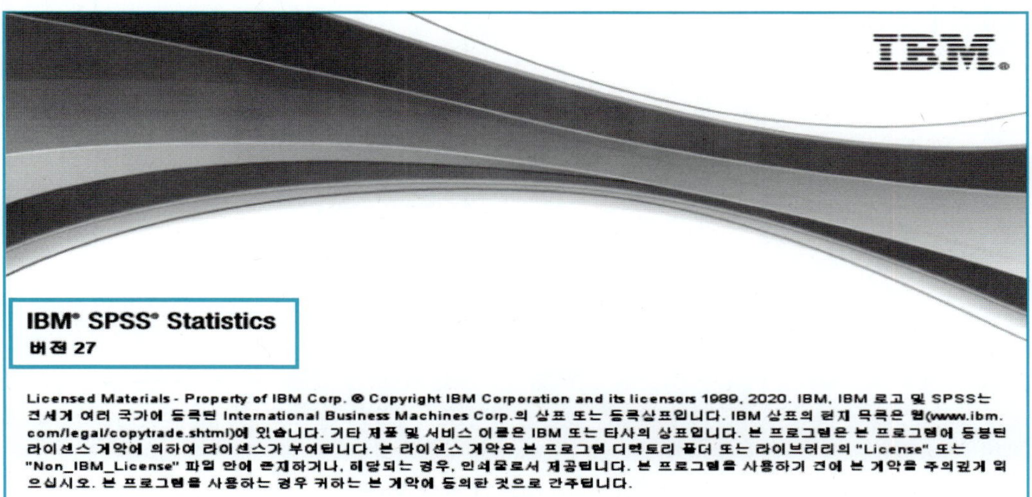

그림 12-1 SPSS 통계

(2) SPSS 변수 이름을 설정하려면 : '보기' 창으로 감(그림 12-2)

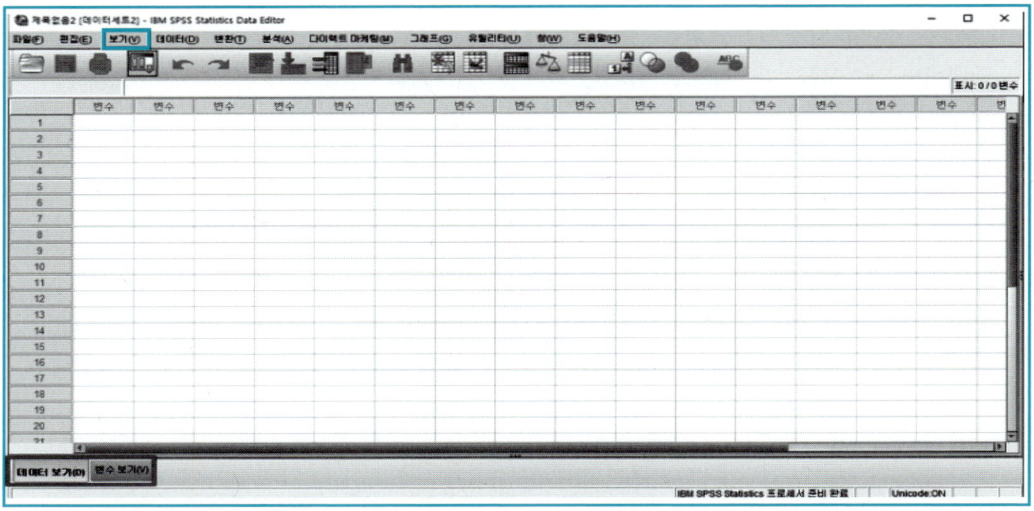

그림 12-2 보기창

(3) 설문지 코딩 입력방법

- 숫자가 맨 앞에 오지 못함 예) 숫자 → q._1성별, q._2나이 … (그림 12-3)
- 대쉬(dash, –)도 사용 못함 예) q.–1 → q._1성별, q._2나이 …

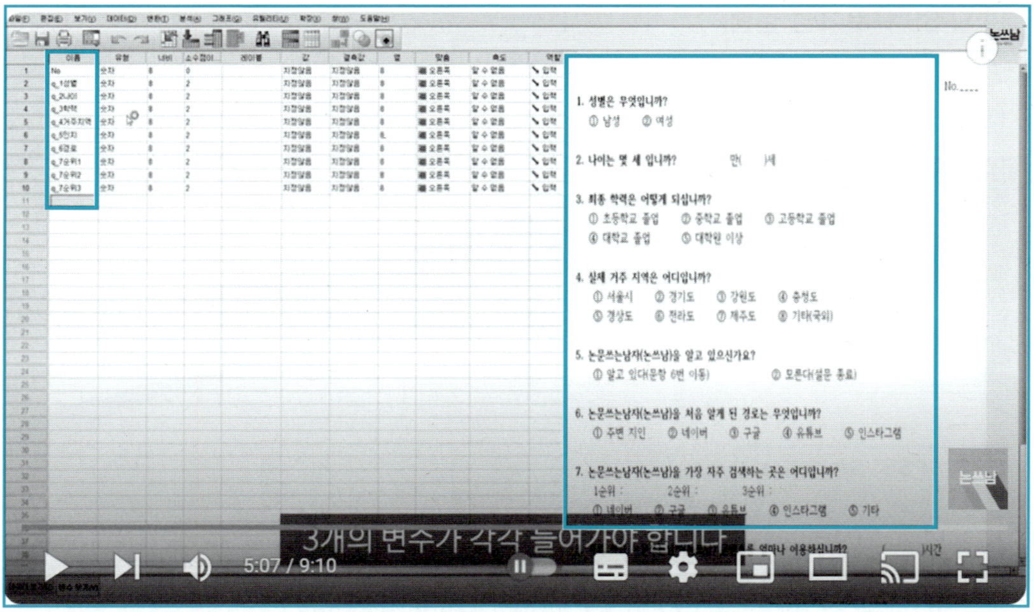

그림 12-3 설문지 코딩 입력

(4) 설문지 데이터 입력

- 설문지 데이터 입력 예) 성별 : 여자 → 2(그림 12-4)

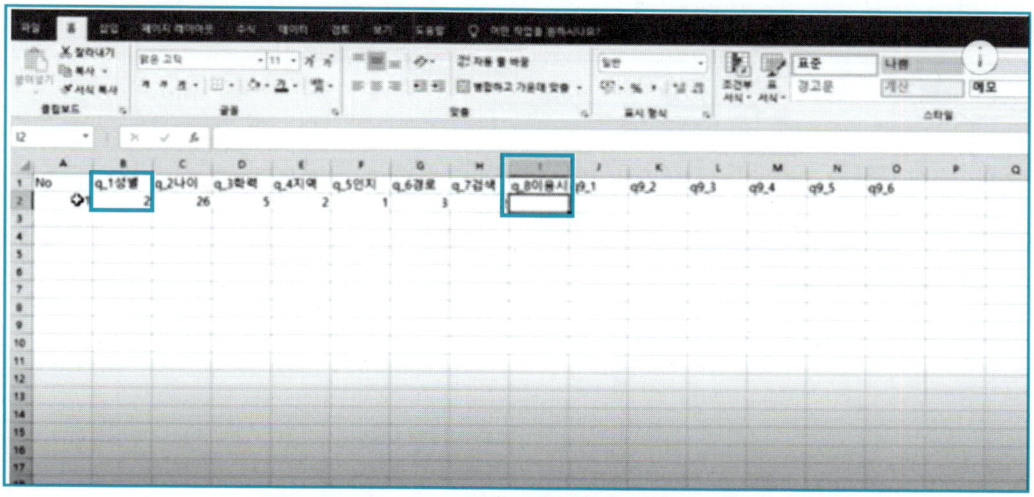

그림 12-4 설문지 데이터 입력

(5) 설문지 구간척도(리커트척도) 입력

- 설문지 구간척도는 숫자대로 입력 : 리커트척도(5점 척도)

  예) 삶의 만족도 6개이면 → 6개 입력

  → q9_1성별, q9_2나이, q9_3학력, q9_4거주지역, q9_5인지, q9_6경로(그림 12-5)

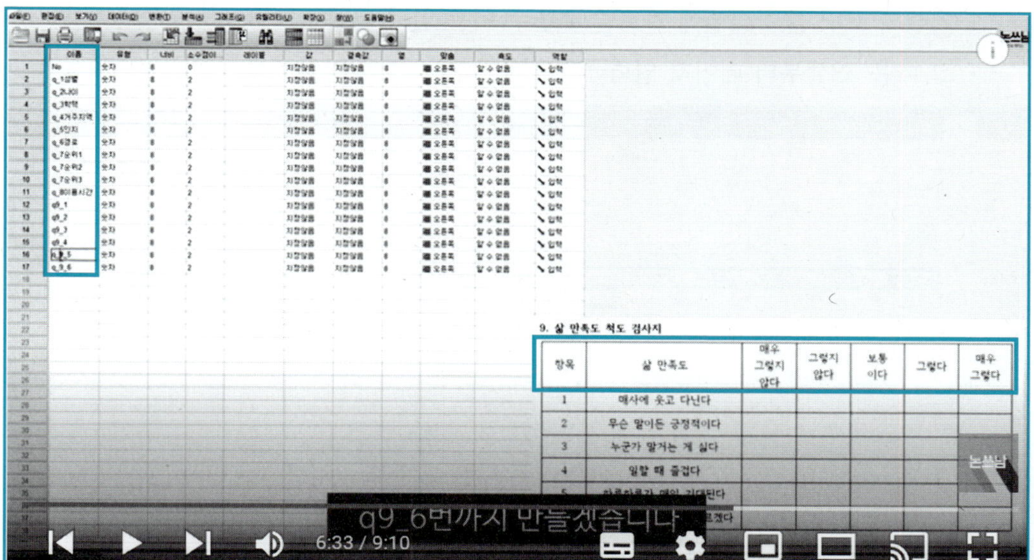

그림 12-5 설문지 구간척도(리커트척도) 입력

(6) 설문지 구간척도(리커트척도) : 데이터 번호 입력

- 데이터 번호 입력

  예) 보통이다 → '3' 입력(그림 12-6)

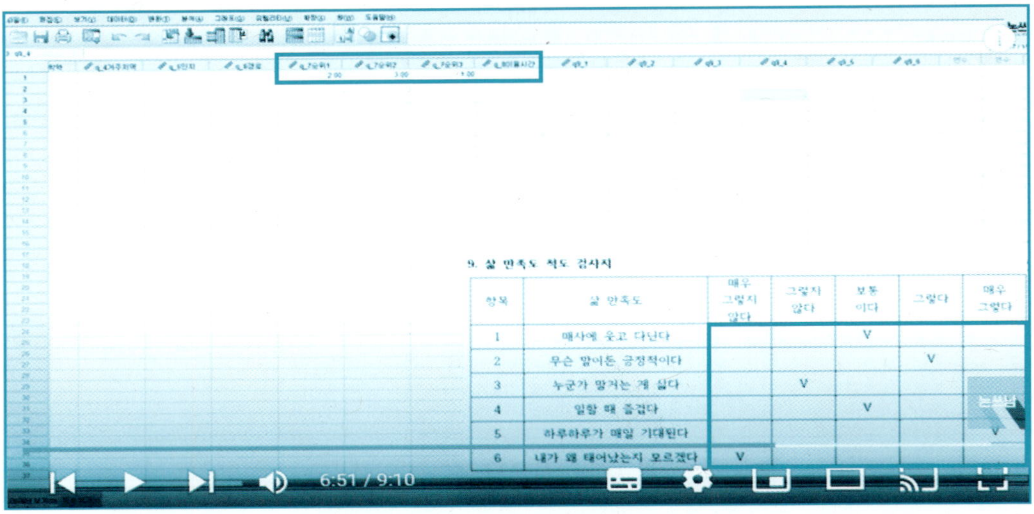

그림 12-6 데이터 번호 입력

(7) 설문지 코딩 : 엑셀 이용

- SPSS 코딩 속도 느림
- 엑셀의 코딩 틀을 만들고 입력 : 시간 단축 가능
- 엑셀의 코딩 틀 : a1셀에 가로줄로 변수 이름 입력(그림 12-7)
- 그 다음 a2셀부터 데이터 입력

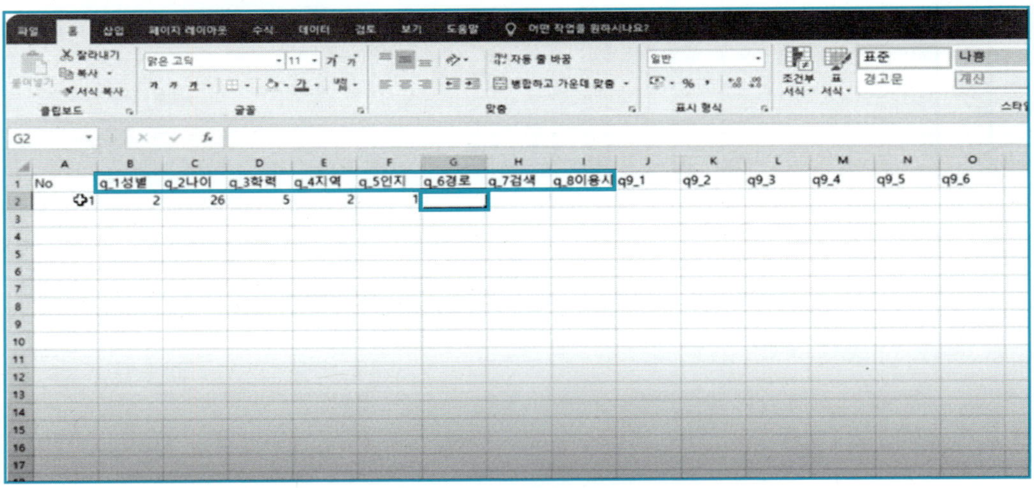

그림 12-7 설문지 코딩 : 엑셀

(8) SPSS 프로그램으로 드래그

- 데이터 입력 후 파일 저장 SPSS 프로그램으로 드래그
- 엑셀 파일 : 읽기 창이 뜸(그림 12-8)

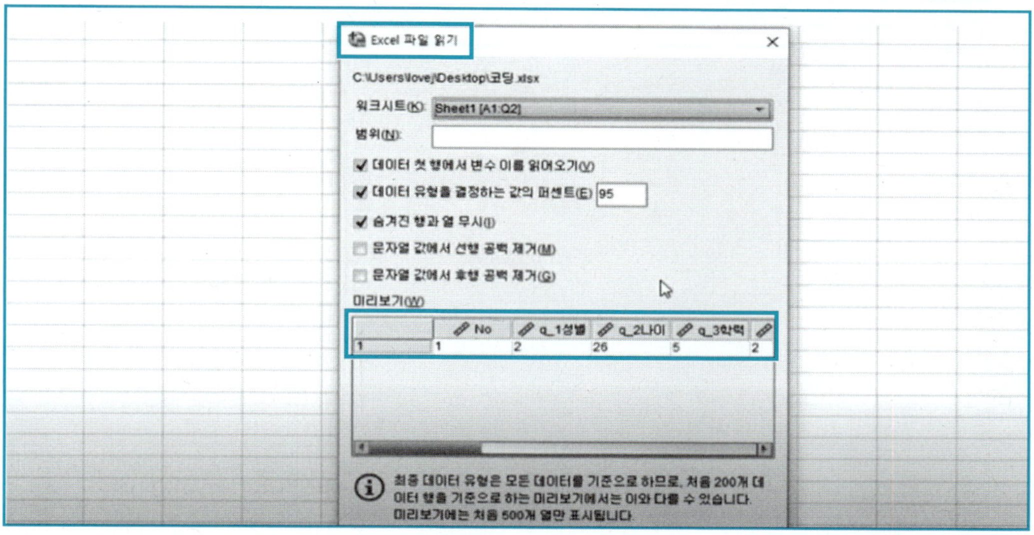

그림 12-8 읽기 창 뜸

(9) 엑셀 파일 읽기창 : 변수이름 읽어오기

- 데이터 첫 행 : 변수이름 읽어오기 체크 후 → 확인 버튼 누름(그림 12-9)

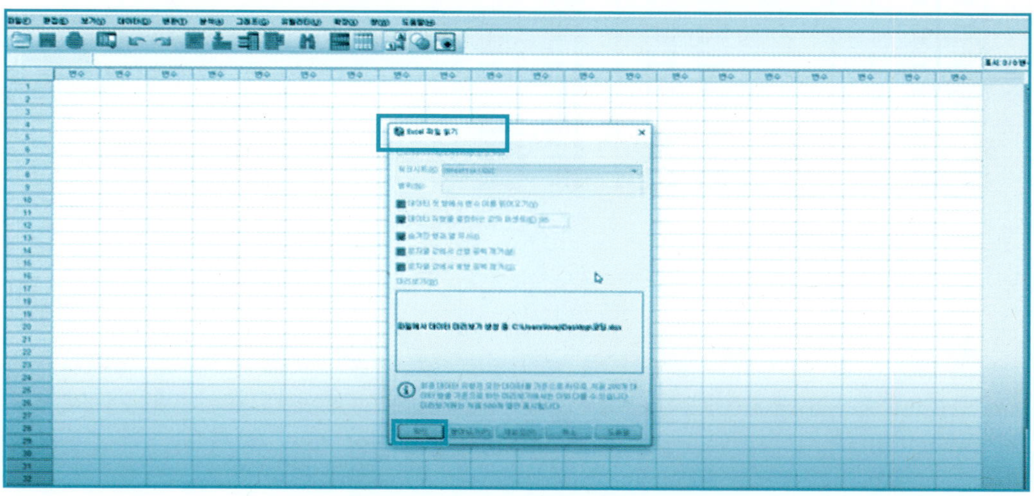

그림 12-9 변수이름 읽어오기

(10) 엑셀 데이터 : SPSS 프로그램으로 이동

- 엑셀 데이터 → SPSS 프로그램으로 옮겨 짐(그림 12-10)

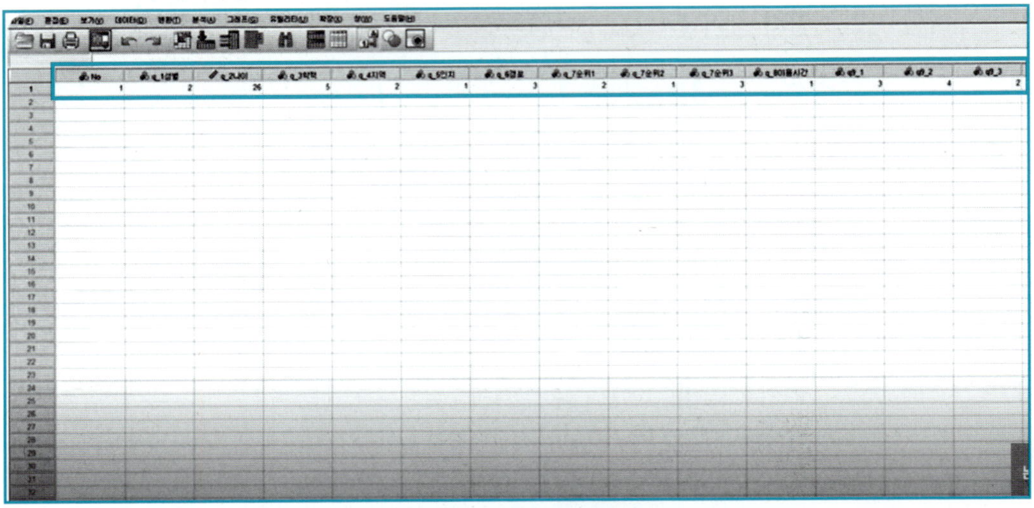

그림 12-10 엑셀 데이터 → SPSS 프로그램 이동

(11) 변수이름 불러 들임

*SPSS → 변수이름 불러 들임(그림 12-11)

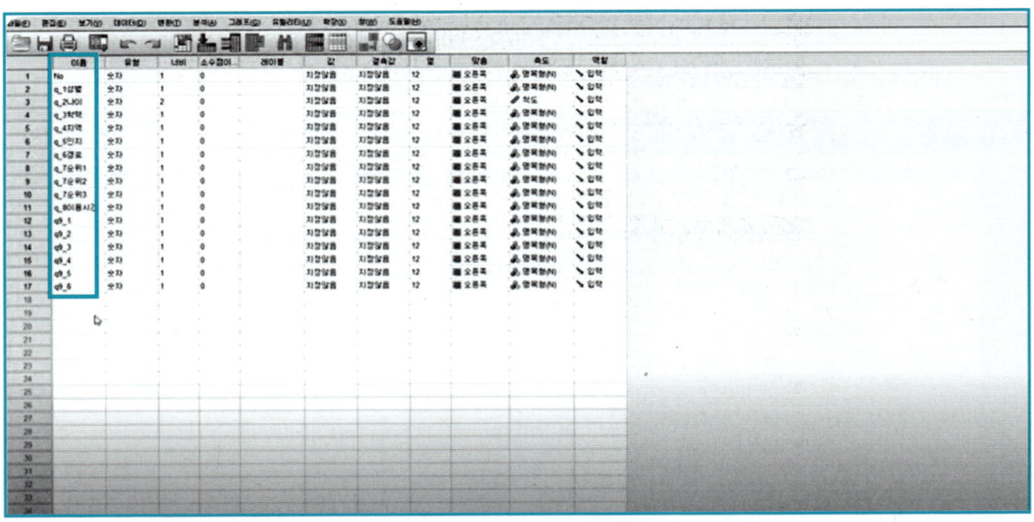

그림 12-11 변수이름 불러 들임

3 SPSS 프로그램 실행 : 빈도분석

3.1 빈도분석 입력 및 분석

1) 나이 및 성별 설문지

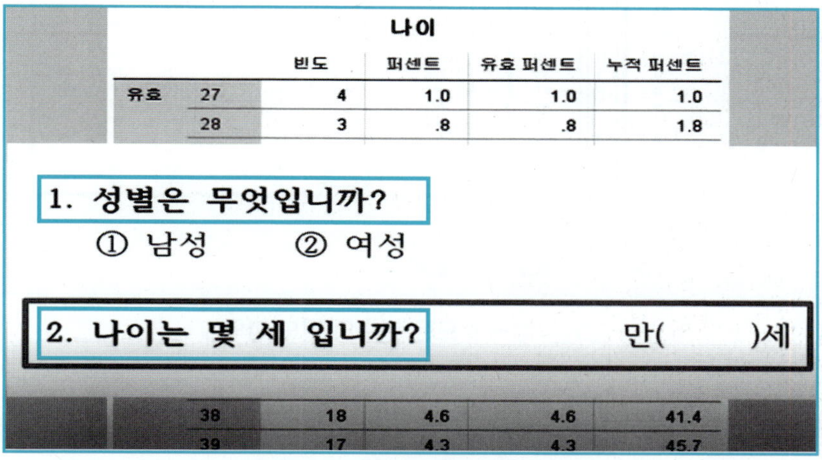

그림 12-12 빈도분석 : 성별 및 나이

2) 빈도분석 : 변수의 빈도

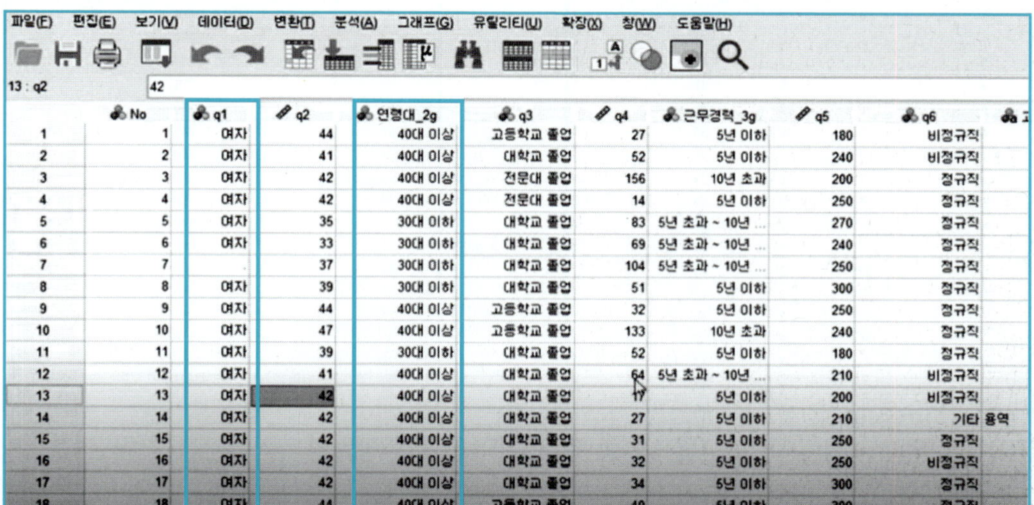

그림 12-13 빈도분석 : 변수의 빈도

3) 빈도분석 : 모든 변수의 빈도(N) 파악

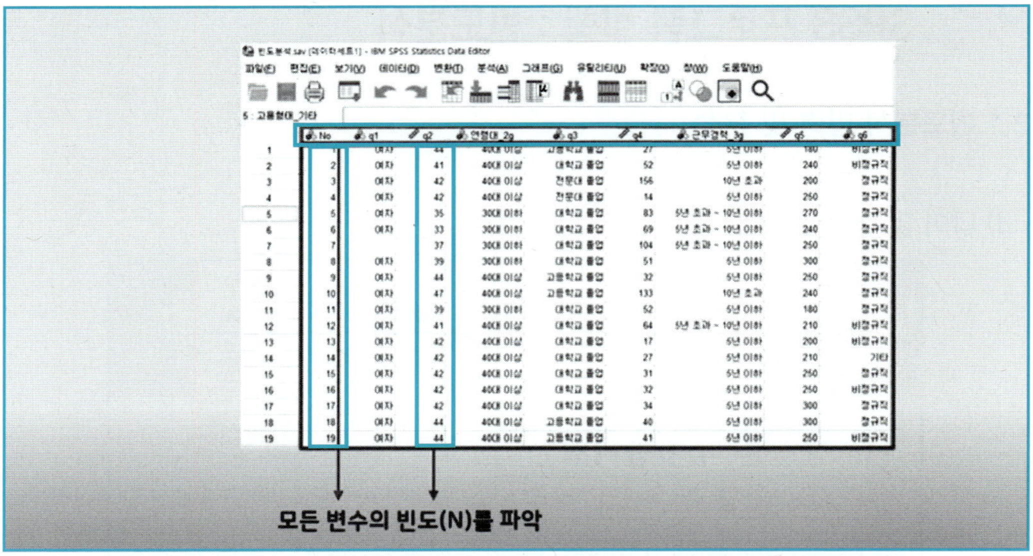

그림 12-14 모든 변수의 빈도 파악

4) 빈도분석 : 자료 코드 입력

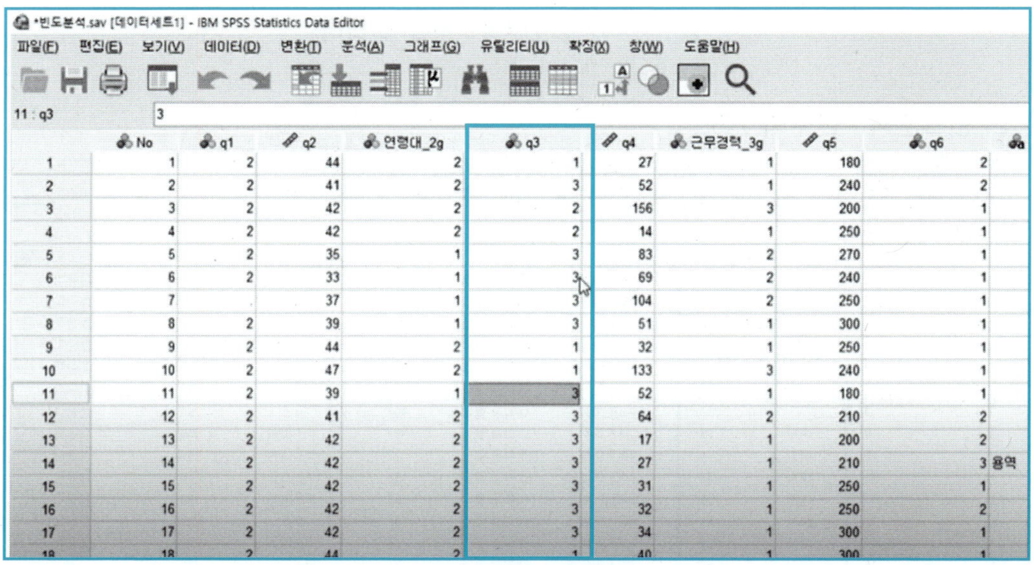

그림 12-15 빈도분석 : 자료 코드 입력

5) 분석 → 기술통계량 → 빈도분석

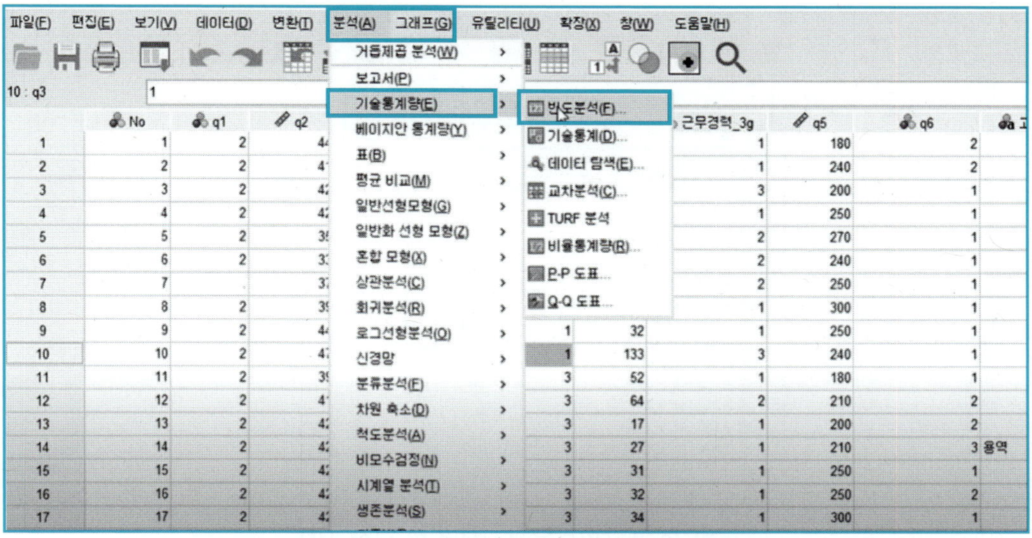

그림 12-16 기술통계량 → 빈도분석

6) 빈도분석 → 변수 중 선택 → ↳ 클릭 → 변수 우측 이동

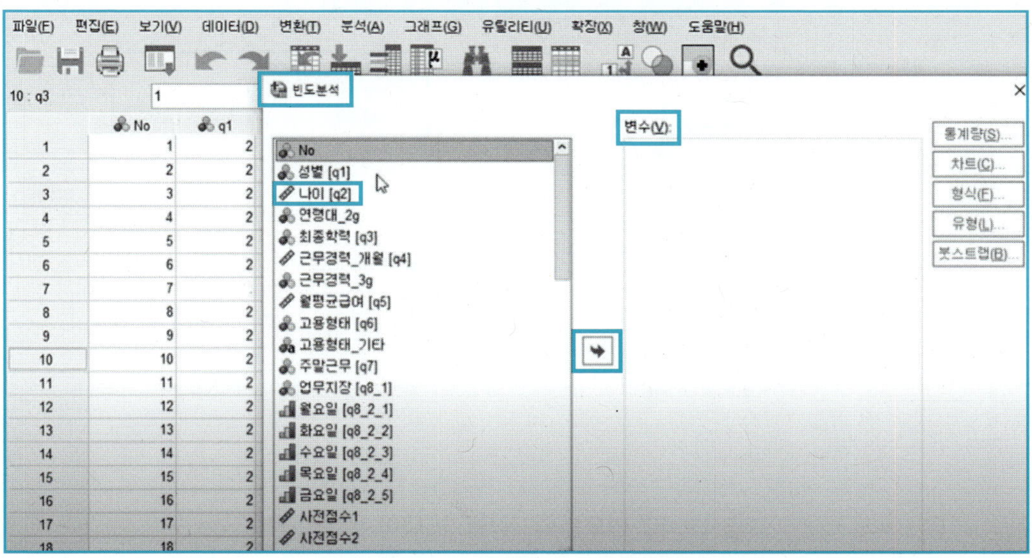

그림 12-17 빈도분석 : 변수 중 선택

7) 빈도분석 → 변수 중 성별과 나이 → ↳ 클릭 → 변수 우측 이동

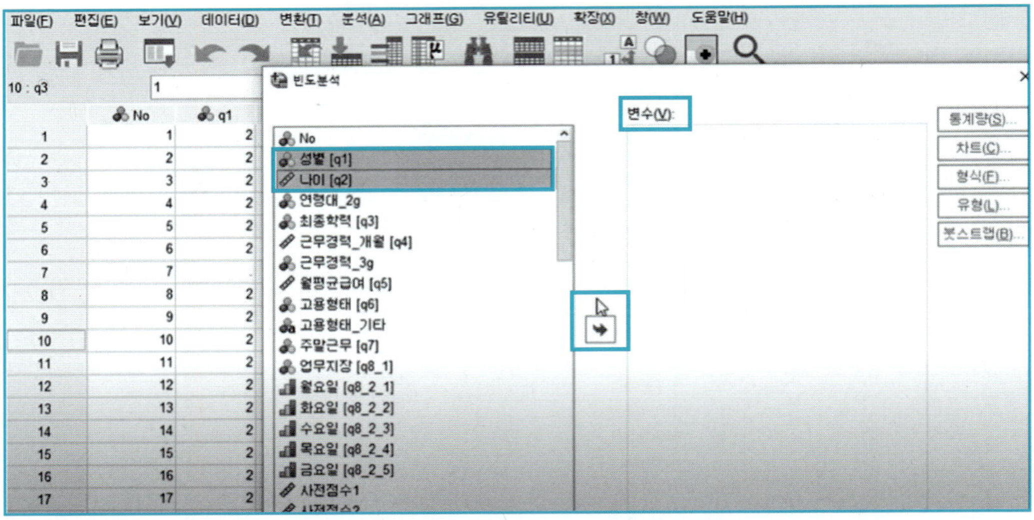

그림 12-18 빈도분석 : 성별 및 나이 선택

8) 빈도분석 → 변수 중 성별과 나이 → ↳ 클릭 → 변수 우측 이동

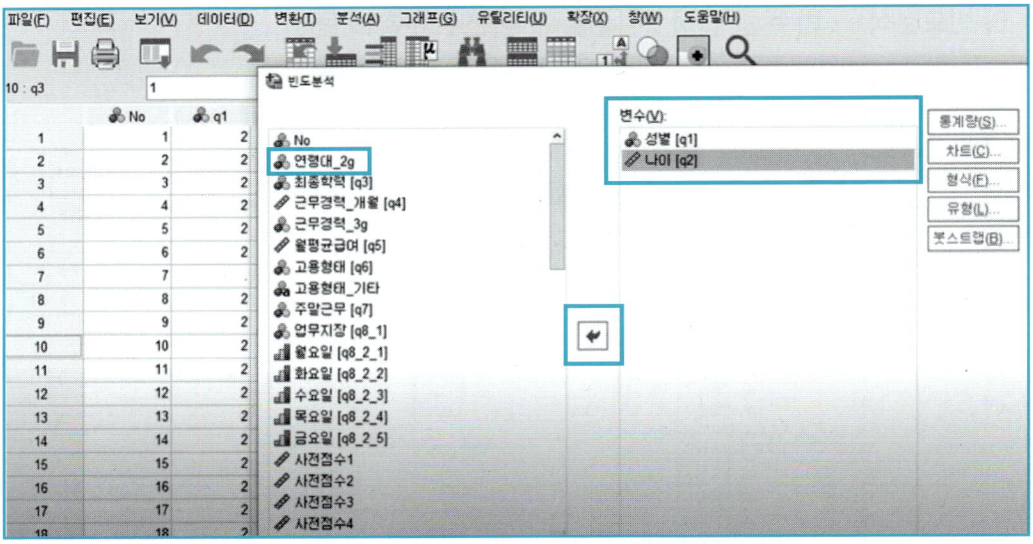

그림 12-19 빈도분석 : 성별 및 나이 우측 이동

9) 빈도분석 → 최종 확인 클릭

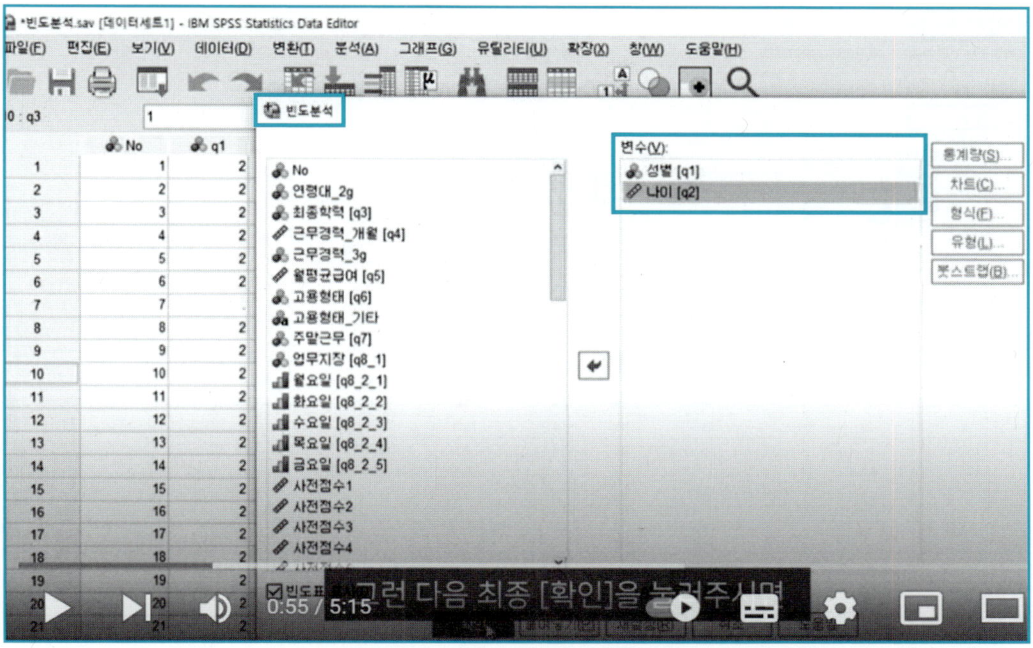

그림 12-20 빈도분석 : 최종 확인

10) 최종 확인 결과 → 성별변수와 나이변수의 빈도표 나타남

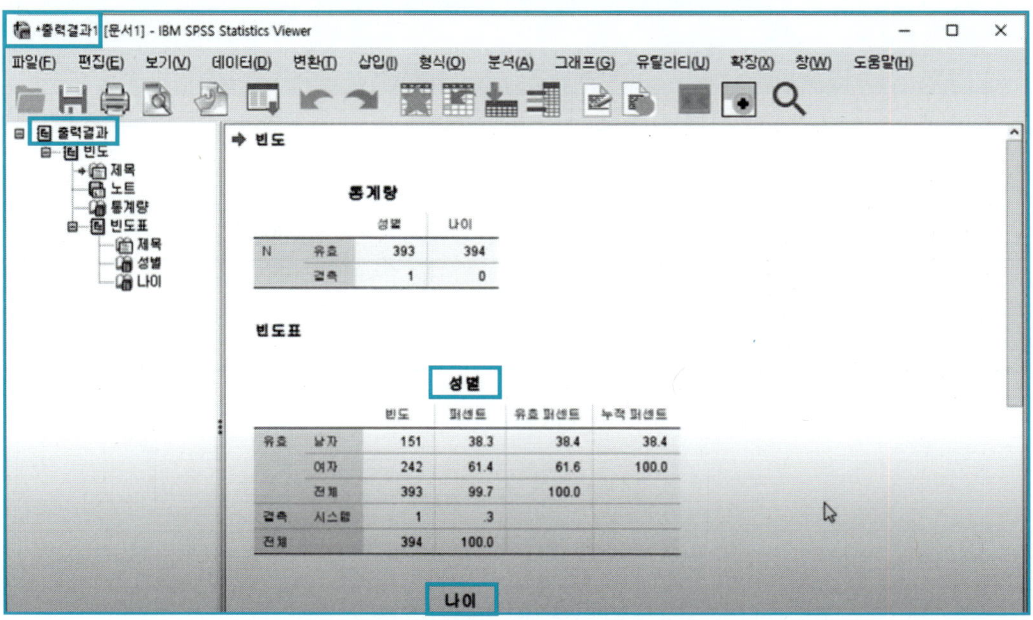

그림 12-21 최종 확인 결과 : 빈도분석(성별 및 나이변수)

11) 성별변수와 나이변수의 출력결과 나타남

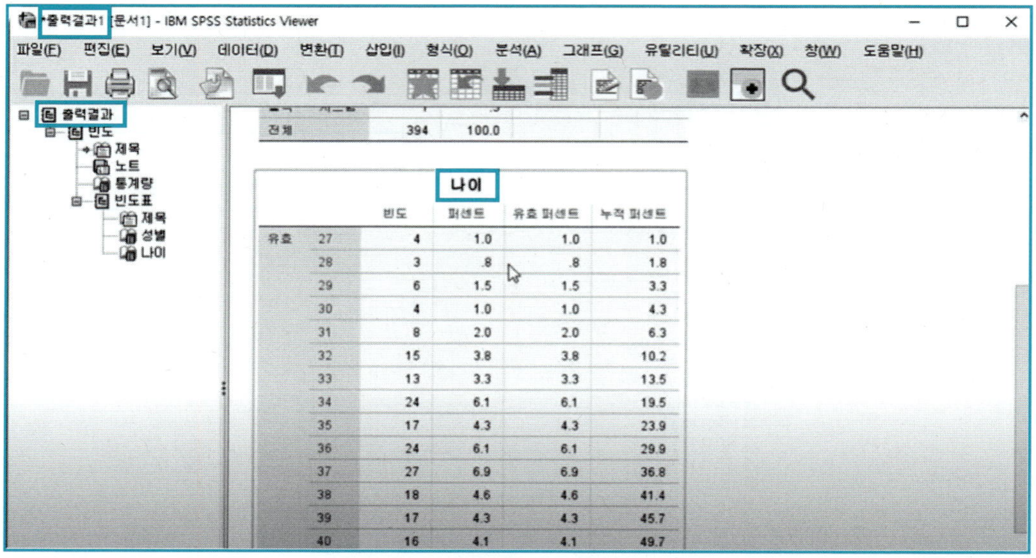

그림 12-22 성별 및 나이 출력결과

12) 성별빈도 파악

표 12-4 성별 : 유효, 결측(무응답) 및 전체

성별					
		빈도	퍼센트	유효 퍼센트	누적 퍼센트
유효	남자	151	38.3	38.4	38.4
	여자	242	61.4	61.6	100.0
	전체	393	99.7	100.0	
결측	시스템	1	.3		
전체		394	100.0		

13) 연구결과 : 변수별 빈도분포

표 12-5 응답자의 인구학적 특성

구분		빈도	%
성별	남자	56	31.11
	여자	124	68.89
연령대	20대	103	58.19
	30대	73	41.24
	40대 이상	1	0.56
혼인 여부	미혼	161	89.44
	기혼	19	10.56
학력	전문대 졸업	19	10.56
	대졸	152	84.44
	대학원 이상	9	5.00
전공	보건의료정보	58	32.22

14) 연구결과 : 성별 및 나이 설문지

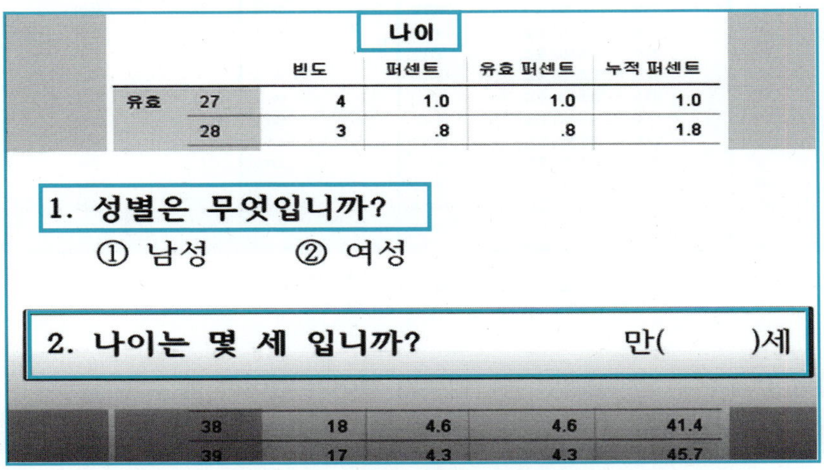

그림 12-23 성별 및 나이 출력결과

3.2 독립표본 t-검정 가설

1) 독립표본 t-검정 가설의 예(그림 12-24)

독립표본 t 검정 가설

- **귀무가설(Ho)** : 두 집단의 평균이 같다(=두 집단의 평균 차이가 없다)
- **대립가설(H1)** : 두 집단의 평균이 같지 않다(=두 집단의 평균 차이가 있다)

예) – 귀무가설(Ho) : 성별에 따라 서비스 만족 점수에 차이가 없을 것이다.

– 대립가설(H1) : 성별에 따라 서비스 만족 점수에 차이가 있을 것이다.

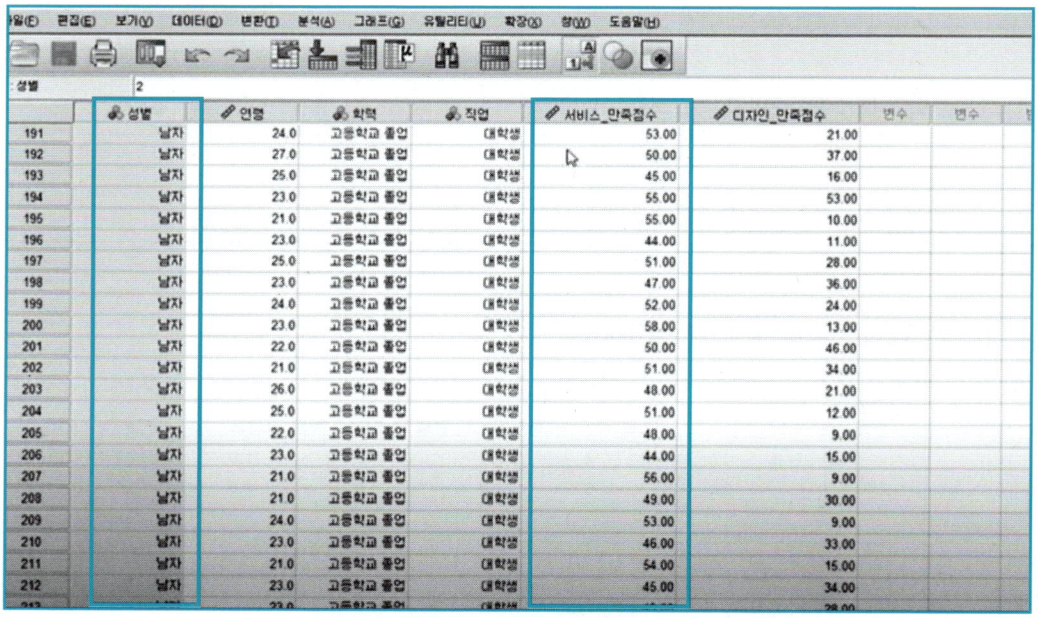

그림 12-24 독립표본 t-검정의 예

2) 데이터 코딩 변수 안 : 2개의 응답범주가 들어가 있어야 함

- 성별변수 안 : 여성, 남성 숫자가 코딩되어 있는 명목척도이어야 함
- 성별변수 안 : 남자=1, 2=여자(그림 12-25)

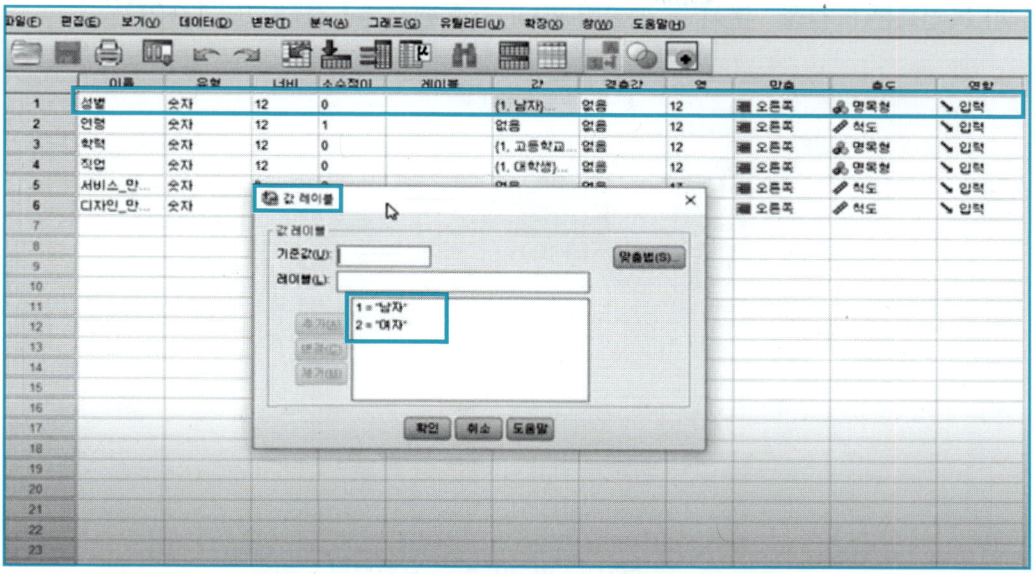

그림 12-25 2개 응답범주

3) 변수 2개만 있어야 되는 것이 아님 → 변수 2개 이상 추출 가능

- 종속변수 : 등간 또는 비율척도이어야 함(그림 12-26)
- 사칙연산이 가능한 숫자 : 비율척도로 코딩되어 있음 → 독립변수 t-검정 가능

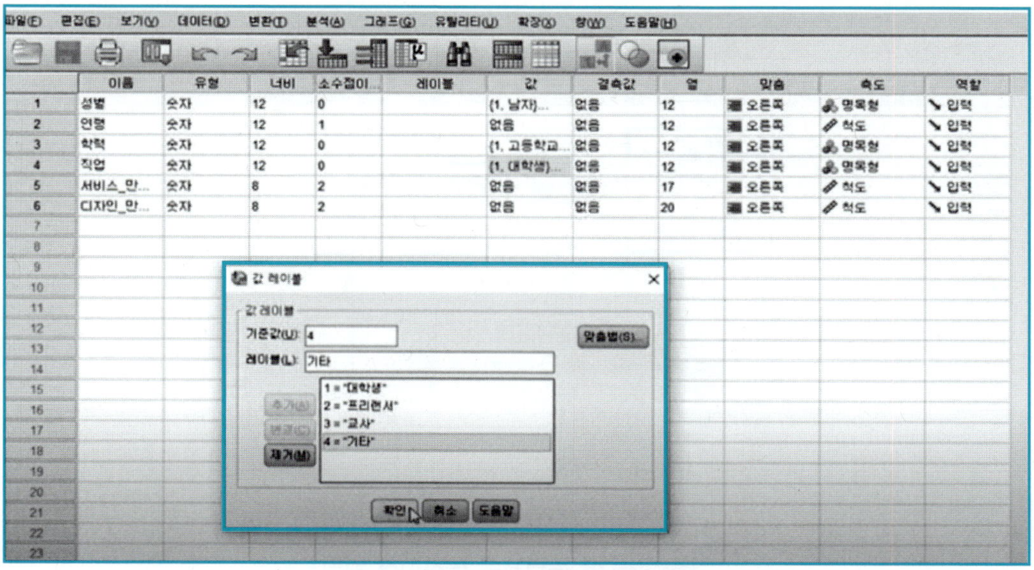

그림 12-26 변수 2개 이상 추출

4) 독립표본 t-검정 : 분석 → 평균비교(M) → 독립표본 t 검정(그림 12-27)

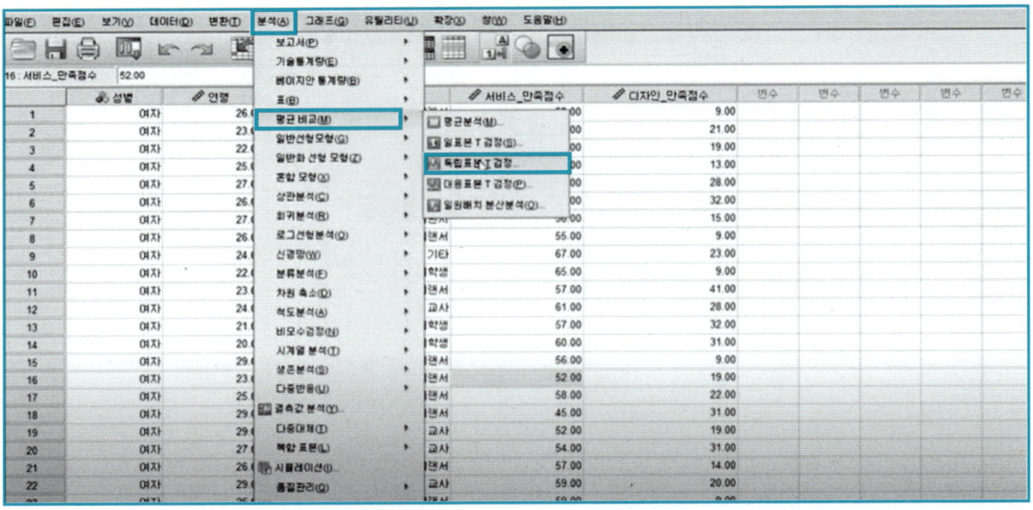

그림 12-27 분석 → 평균비교 → 독립표본 t-검정

5) 독립표본 t 검정창 열림

- 검정변수 : 서비스 만족도(종속변수), 집단변수 : 성별(독립변수) 입력
  → 집단정의 클릭(그림 12-28)

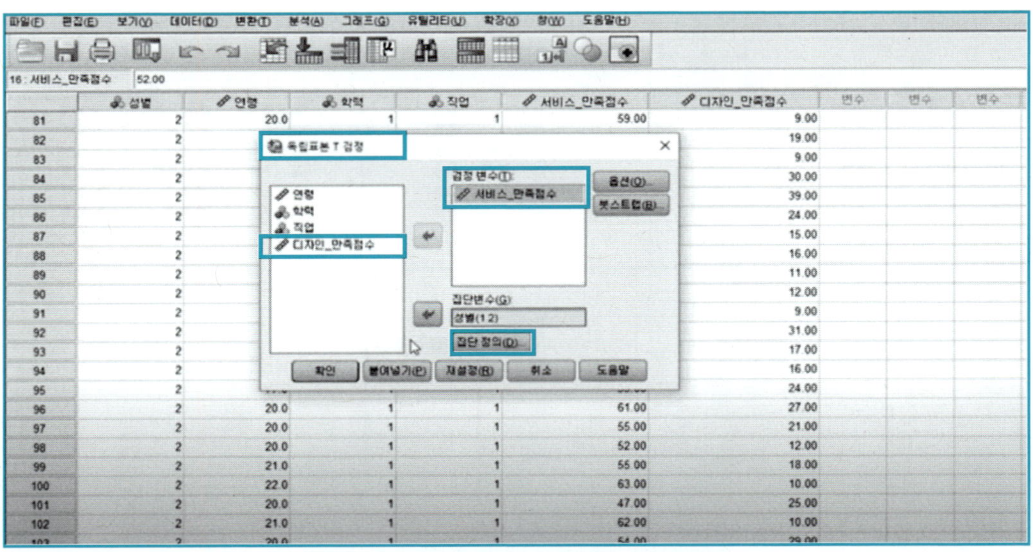

그림 12-28 독립표본 t-검정창 열림

6) 지정값 사용 : 집단 1, 2 활성화됨

- 독립표본 t 검정 : 두 집단간의 평균 차이 봄 → 두 개의 집단만 입력
- 남성=1, 여성=2 입력 → 계속 클릭 → 옵션 클릭(그림 12-29)

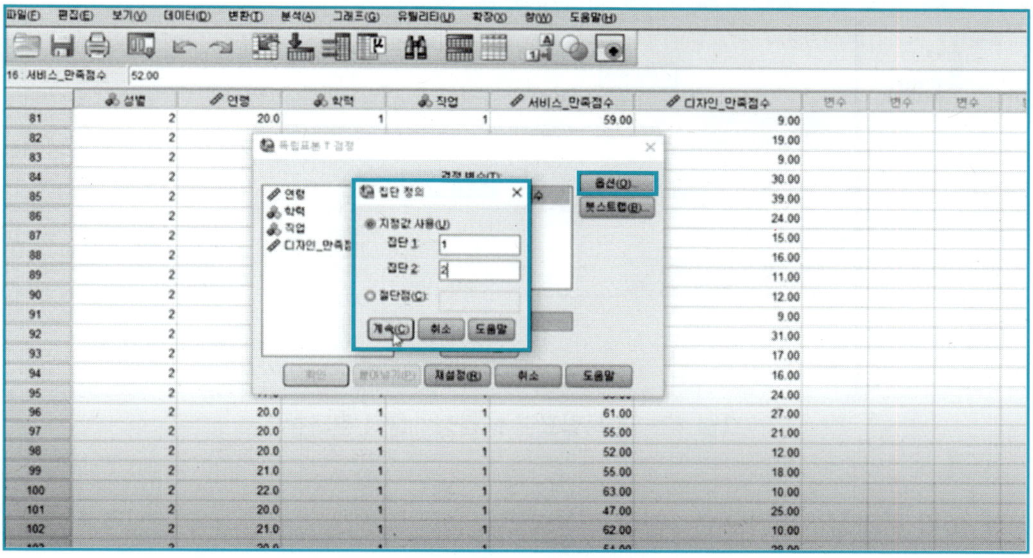

그림 12-29 지정값 사용

7) 95% 신뢰구간 : 신뢰구간 → 95(default값=고정값) 그대로 → 계속 → 확인 클릭

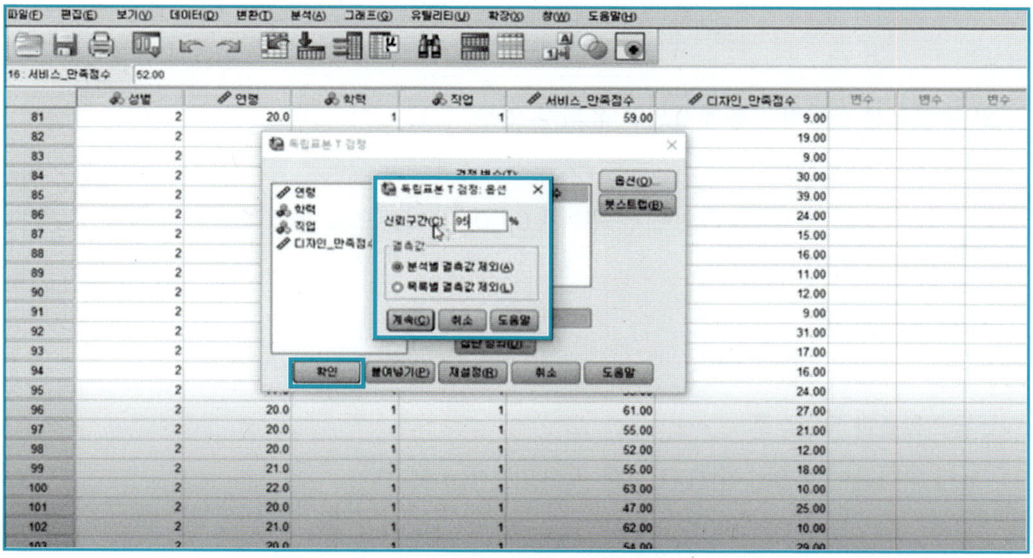

그림 12-30 95% 신뢰구간

8) 독립표본 t-검정 : 출력 결과창

• 집단통계량과 독립표본 검정 나타남(그림 12-31)

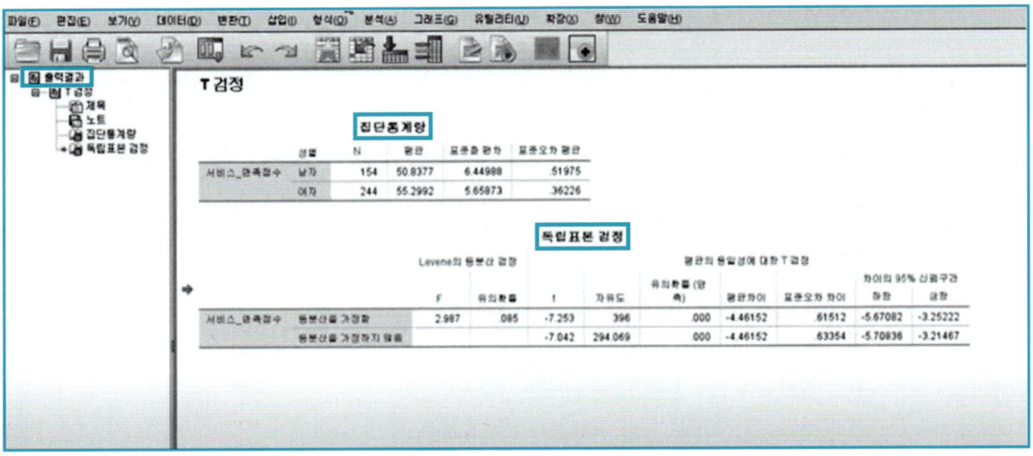

그림 12-31 독립표본 t-검정 : 출력 결과창

▣ 출력 결과창 : 독립표본 t 검정 해석방법

(1) 대립가설 통해 검정 확인 : 무엇, 어떤 분석

• "성별에 따라 서비스 만족 점수에 차이가 있는지" 확인

– 독립표본 t-검정 실시

(2) 독립표본 t 검정 : 통계적으로 유의성 여부

• t값 및 p값 기재

– t=-7.253 p=.000으로 유의수준 0.001을 기준으로 통계적으로 유의함

(3) 유의확률(p)

① 유의확률과 유의수준

• 유의확률이 유의수준 0.05보다 작으면 : * $p<0.05$

유의수준 0.01 보다 작으면 : ** $p<0.01$

유의수준 0.001보다 작으면 : *** $p<0.001$

② 독립표본 t 검정의 유의확률(p) 값

- 결과창 : 유의확률(p)=0.000으로 나타났음
- 0.001 보다 작음 : *** $p<0.001$
  - 귀무가설 기각, 대립가설 채택됨
  - "성별에 따라 서비스 만족 점수에 차이가 있다"고 할 수 있음

③ 유의확률(p) 값 : 0.05 보다 클 경우

- 통계적으로 유의하지 않음을 의미
  - 귀무가설 채택, 대립가설 기각됨
  - "성별에 따라 서비스 만족 점수에 차이가 없다"는 의미

④ 독립표본 t-검정 결과

- 통계적으로 유의할 경우
  - 두 집단 중 어느 집단의 평균이 상대적으로 높고 낮은지 비교하면서 차이가 있음을 설명

9) 집단통계량 분석

- 남성 n=154, 여성 n=244 ($n \geq 30$) : 중심극한정리 정규성 만족(표 12-6)

표 12-6 집단통계량

집단통계량					
	성별	N	평균	표준화 편차	표준오차 평균
서비스 만족 점수	남자	154	50.8377	6.44988	.51975
	여자	244	55.2992	5.65873	.36226

3.3 교차분석(χ^2-test, Chi-square test)

1) SPSS 교차분석의 예

(1) 질적변수와의 연관성 파악시 사용

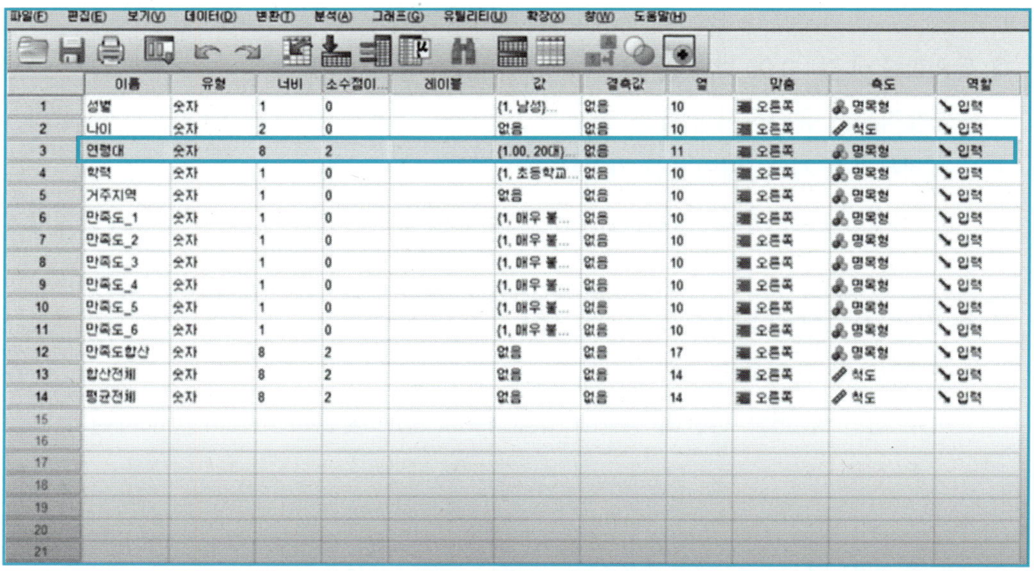

그림 12-32 질적변수와의 연관성

(2) 성별 변수

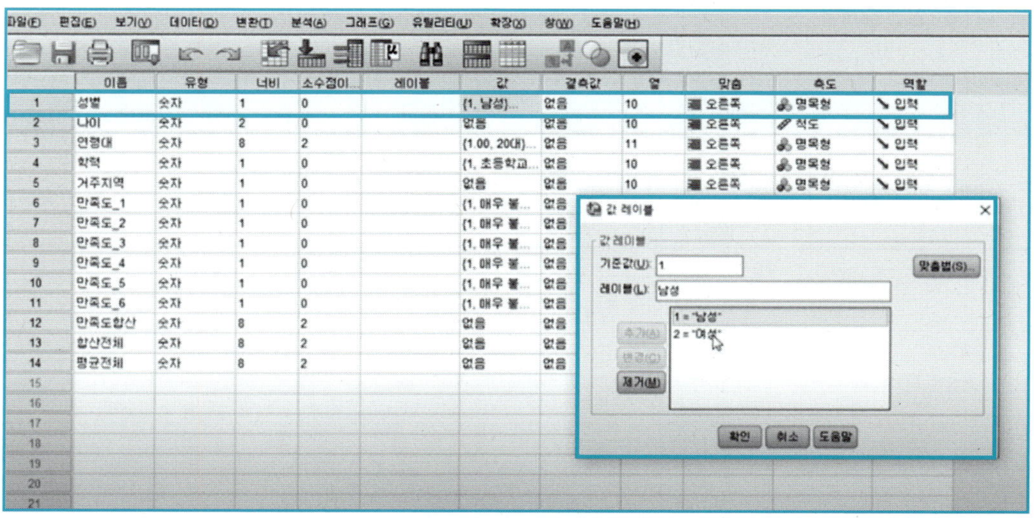

그림 12-33 성별 변수

(3) 연령대 코딩된 상태 : 1=20대, 2=30대, 4=40대 이상

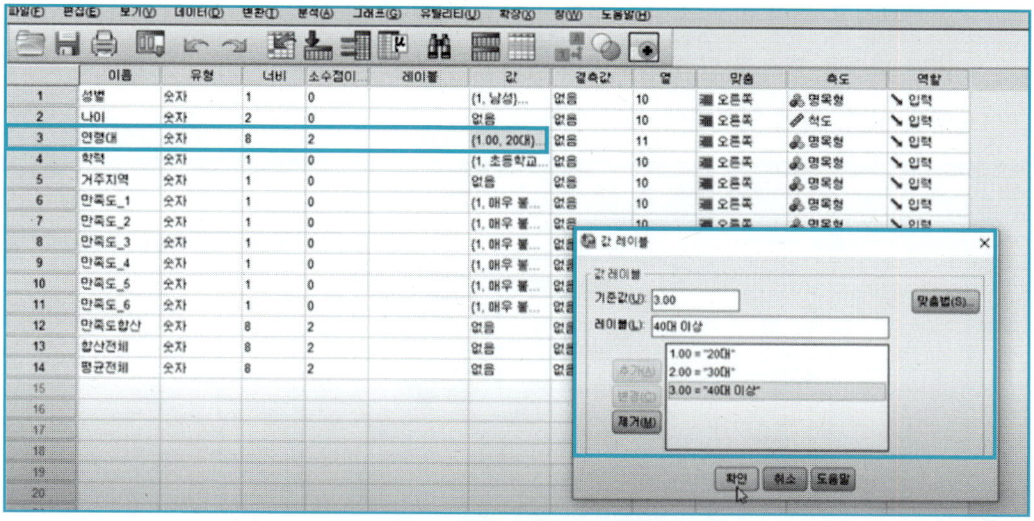

그림 12-34 연령대 코딩된 상태

(4) 두 변수(성별, 연령)간의 연관성

- 연구가설
  - 귀무가설(Ho) : 성별과 연령대 응답범주 간에 연관성이 없다.
  - 대립가설(H_1) : 성별과 연령대 응답범주 간에 연관성이 있다.

(5) 분석 → 기술통계량 → 교차분석

- 교차분석은 독립 및 종속변수 구분이 없음(그림 12-35)

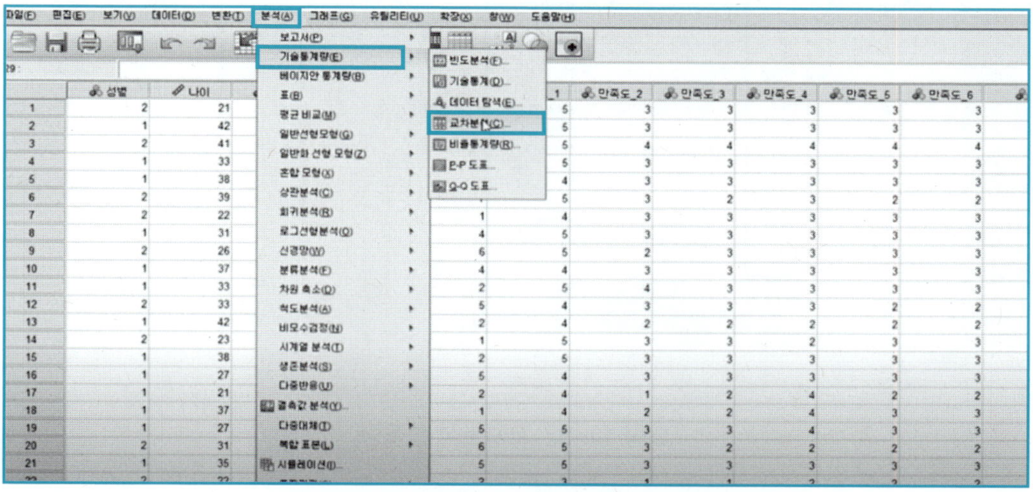

그림 12-35 분석 → 기술통계량 → 교차분석

(6) 교차분석의 행과 열

- 교차분석은 독립 및 종속변수 구분이 없음 → 행과 열 입력
- 어떤 변수를 행으로 입력할지 열로 입력할지 결정
- 행에 성별, 열에 연령대에 입력(그림 12-36)

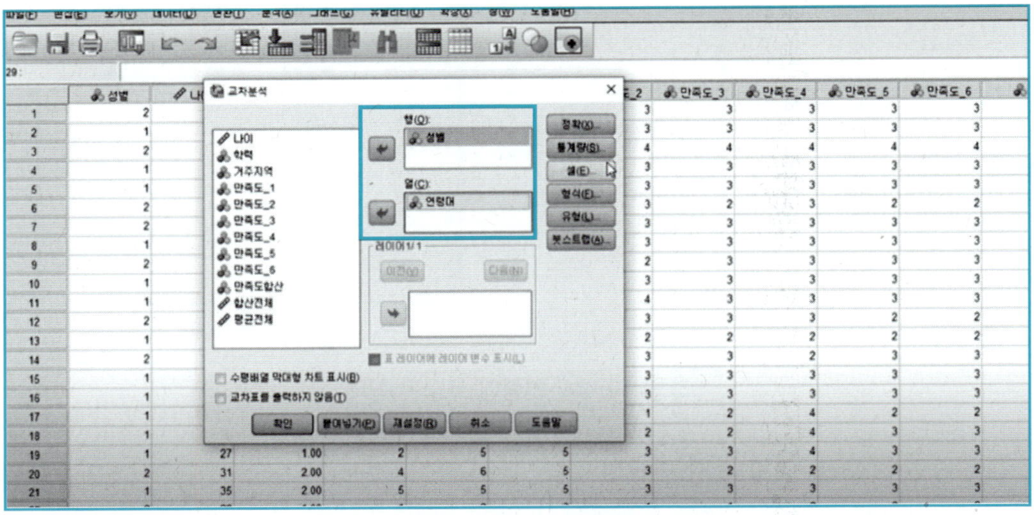

그림 12-36 교차분석의 행과 열

(7) 교차분석 통계량

- 행에 성별, 열에 연령대에 입력 → 통계량 → 카이제곱 → 계속

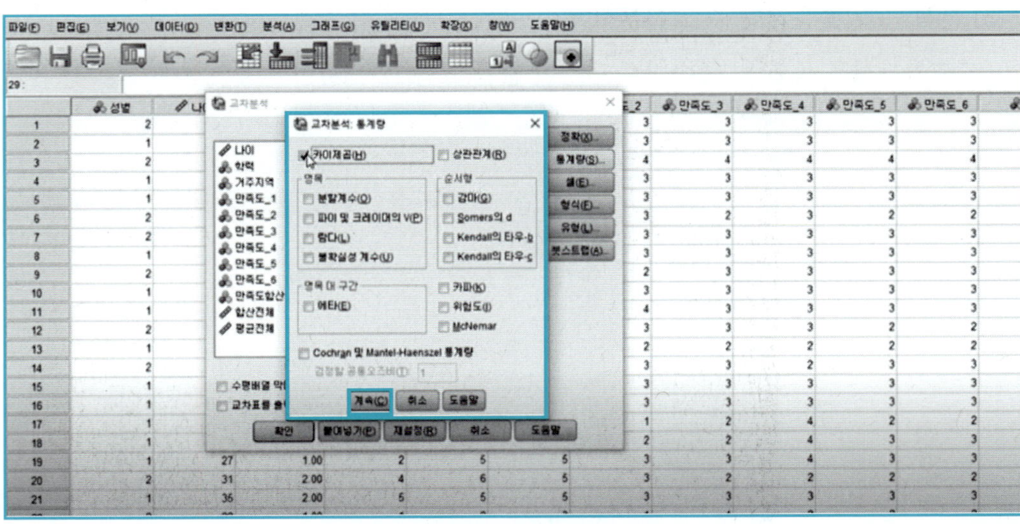

그림 12-37 교차분석 통계량

(8) 교차분석 : 성별과 연령 연관성

- 행에 성별, 열에 연령대에 입력 → 확인 클릭

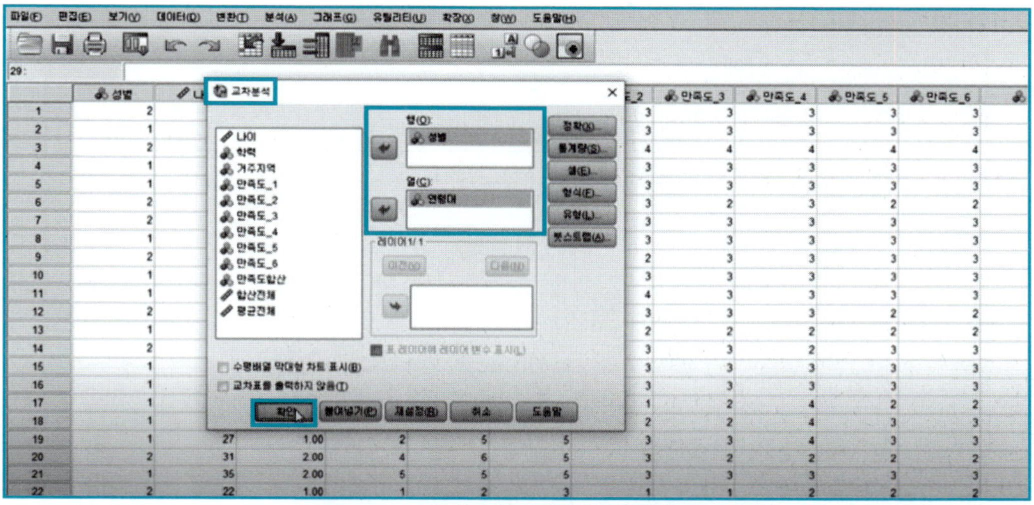

그림 12-38 교차분석 : 성별과 연령

(9) 교차분석 출력 결과값 : 케이스 처리 요약

- 유효(실제 연구 표본 포함) 및 결측(의도하지 않은 결측값) 확인

교차분석

케이스 처리 요약

	케이스					
	유효		결측		전체	
	N	퍼센트	N	퍼센트	N	퍼센트
성별 * 연령대	200	100.0%	0	0.0%	200	100.0%

성별 * 연령대 교차표

빈도

		연령대			
		20대	30대	40대 이상	전체
성별	남성	36	50	13	99
	여성	47	33	21	101
전체		83	83	34	200

카이제곱 검정

	값	자유도	근사 유의확률 (양측검정)
Pearson 카이제곱	6.803[a]	2	.033
우도비	6.849	2	.033

그림 12-39 교차분석 출력 결과값

(10) 카이제곱(χ^2) 검정

- Pearson 카이제곱 : 6,803, 자유도 : 2, 근사 유의확률(p) : 0.033

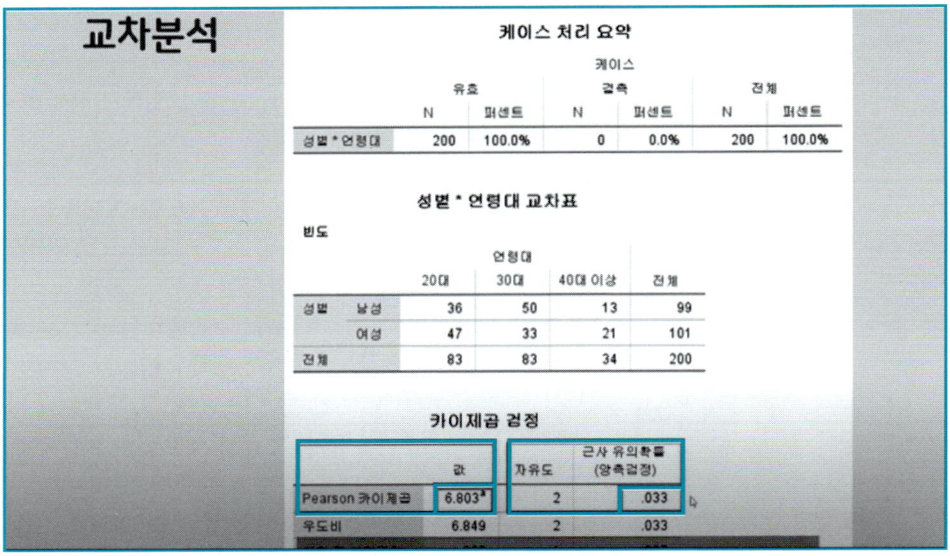

교차분석

케이스 처리 요약

	케이스 유효 N	유효 퍼센트	결측 N	결측 퍼센트	전체 N	전체 퍼센트
성별 * 연령대	200	100.0%	0	0.0%	200	100.0%

성별 * 연령대 교차표

빈도

		연령대 20대	30대	40대 이상	전체
성별	남성	36	50	13	99
	여성	47	33	21	101
전체		83	83	34	200

카이제곱 검정

	값	자유도	근사 유의확률 (양측검정)
Pearson 카이제곱	6.803ª	2	.033
우도비	6.849	2	.033

그림 12-40 카이제곱 검정

(11) 카이제곱(χ^2) 검정 : 성별 · 연령대 교차표

- 셀(cell)에 표현된 관측빈도 보면서 두 변수의 연관성 파악 → 빈도만 보임

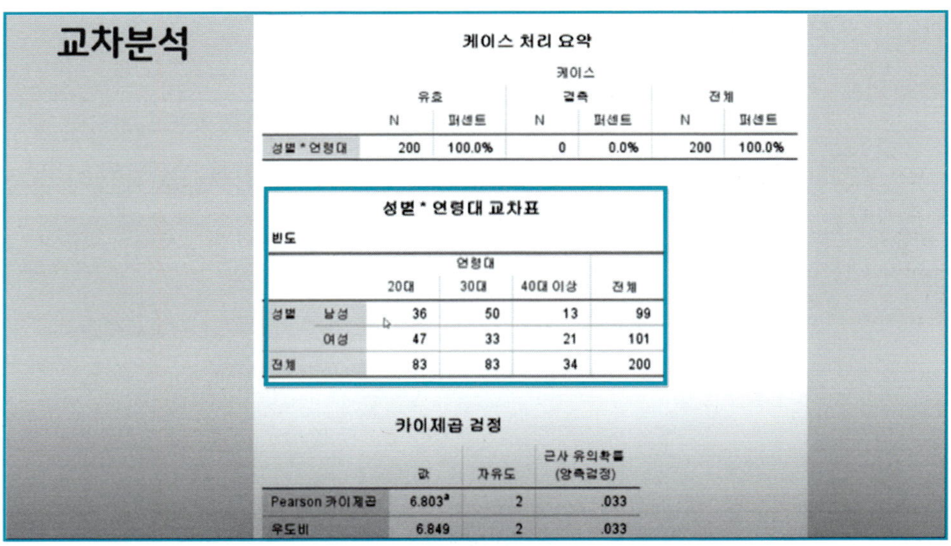

교차분석

케이스 처리 요약

	케이스 유효 N	유효 퍼센트	결측 N	결측 퍼센트	전체 N	전체 퍼센트
성별 * 연령대	200	100.0%	0	0.0%	200	100.0%

성별 * 연령대 교차표

빈도

		연령대 20대	30대	40대 이상	전체
성별	남성	36	50	13	99
	여성	47	33	21	101
전체		83	83	34	200

카이제곱 검정

	값	자유도	근사 유의확률 (양측검정)
Pearson 카이제곱	6.803ª	2	.033
우도비	6.849	2	.033

그림 12-41 카이제곱 검정 : 성별 · 연령대 교차표

(12) 카이제곱(χ^2) 검정 : 비율 파악

• 비율 파악 : 다시 기술통계량 → 교차분석 클릭

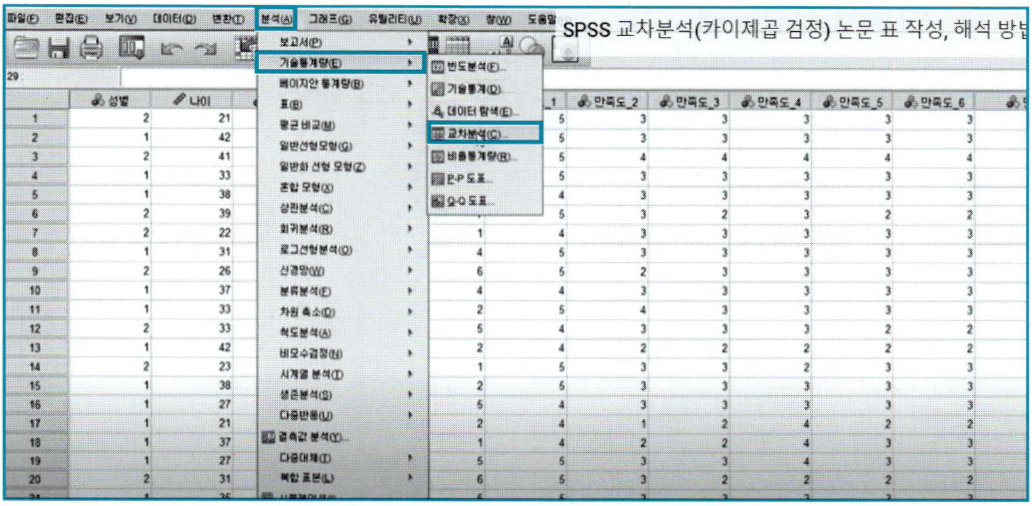

그림 12-42 비율 : 기술통계량 → 교차분석

(13) 교차분석

• 비율 파악 : 성별 및 연령대 → 통계량

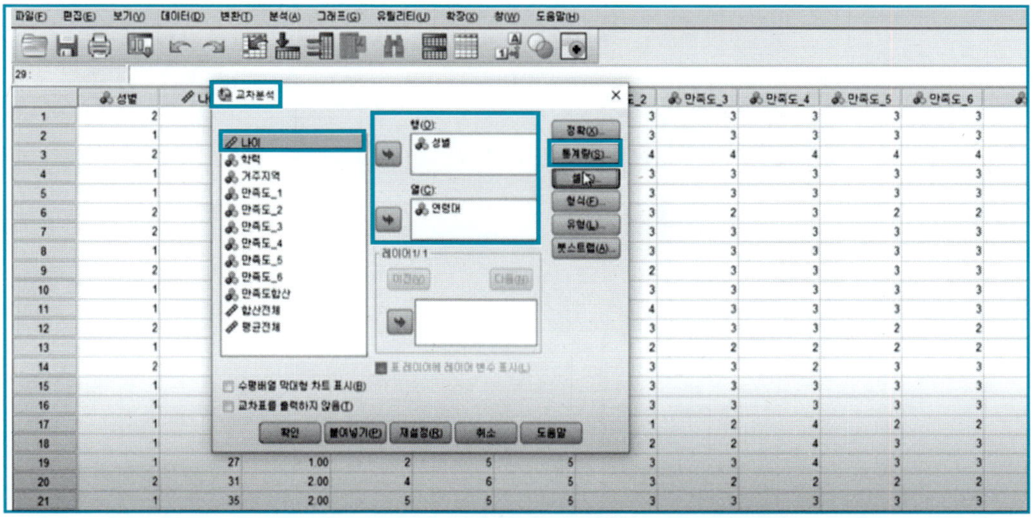

그림 12-43 교차분석 : 성별과 연령대 → 통계량

(14) 교차분석 : 셀 표시

• 비율 파악 : 관측빈도 → 행, 열 또는 전체 → 계속 클릭

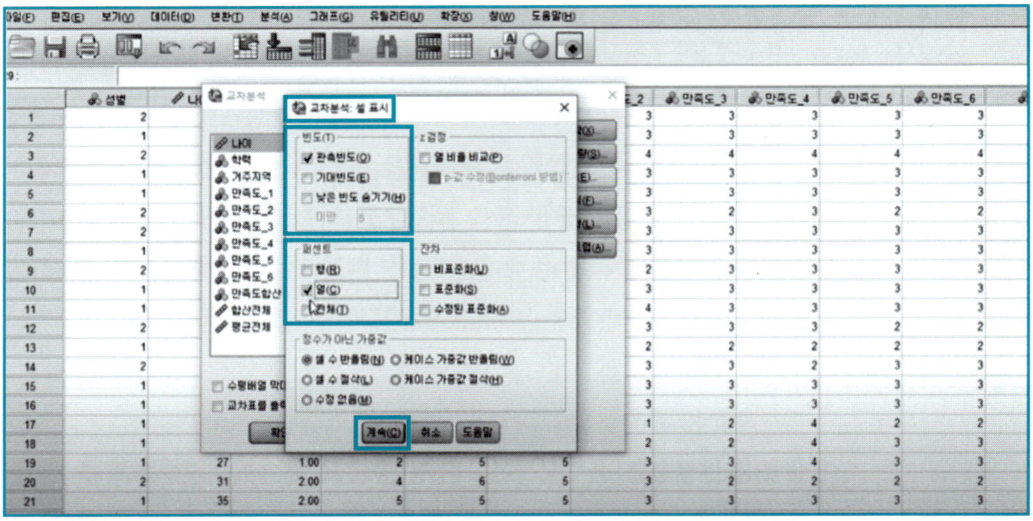

그림 12-44 교차분석 셀 표시

(15) 교차분석의 성별 및 연령

• 교차분석 성별, 연령 → 확인 클릭

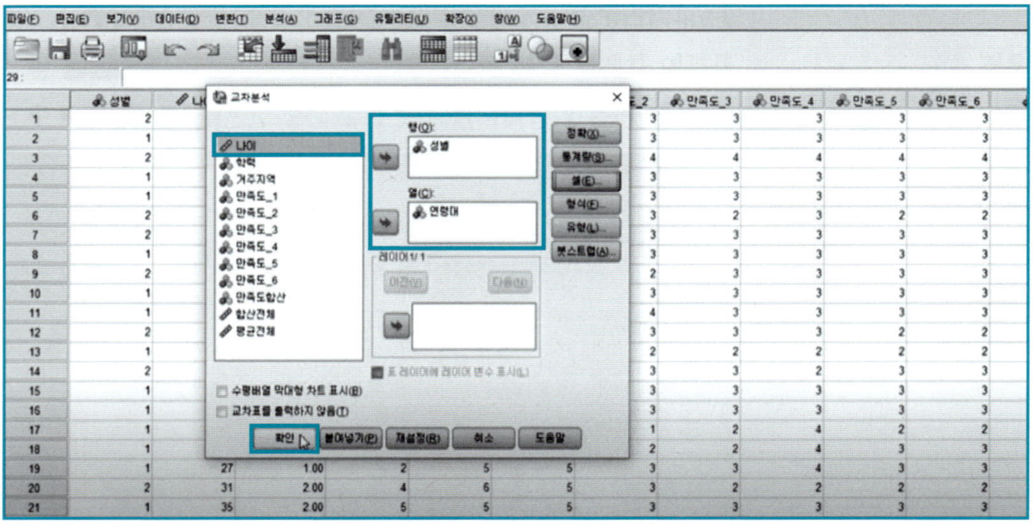

그림 12-45 교차분석의 성별 및 연령

(16) 교차분석의 결과창

- 교차분석의 결과값 : 다양하게 비율 파악

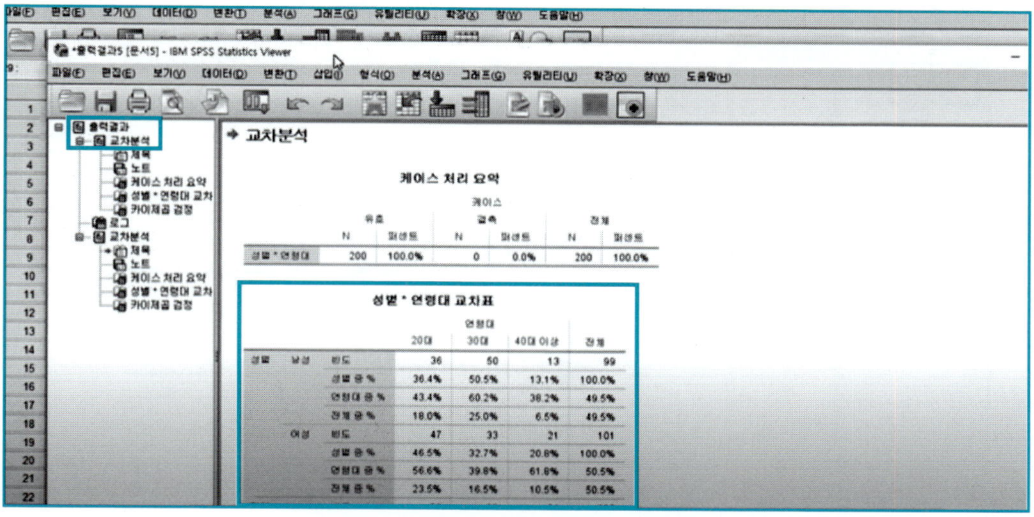

그림 12-46 교차분석의 결과창

(17) 교차분석 결과값

- 성별과 연령대 교차표(그림 12-47)
  - Pearson 카이제곱=8,503, 자유도(df)=3, 유의확률=0.037

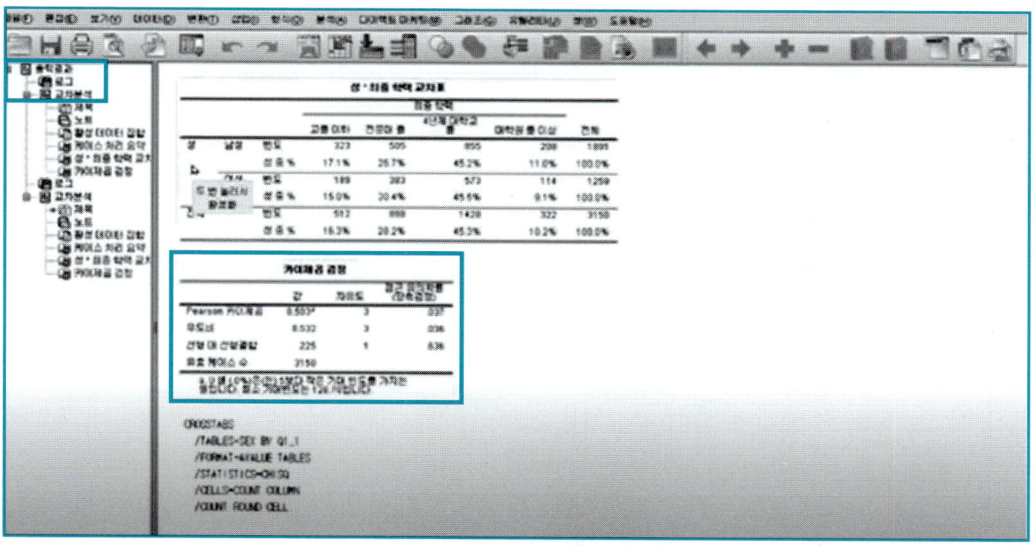

그림 12-47 교차분석 결과값

(18) 교차분석(카이제곱(χ^2)) 검정

- Pearson 카이제곱(χ^2)=8.503, 자유도(df)=3, 유의확률=0.037

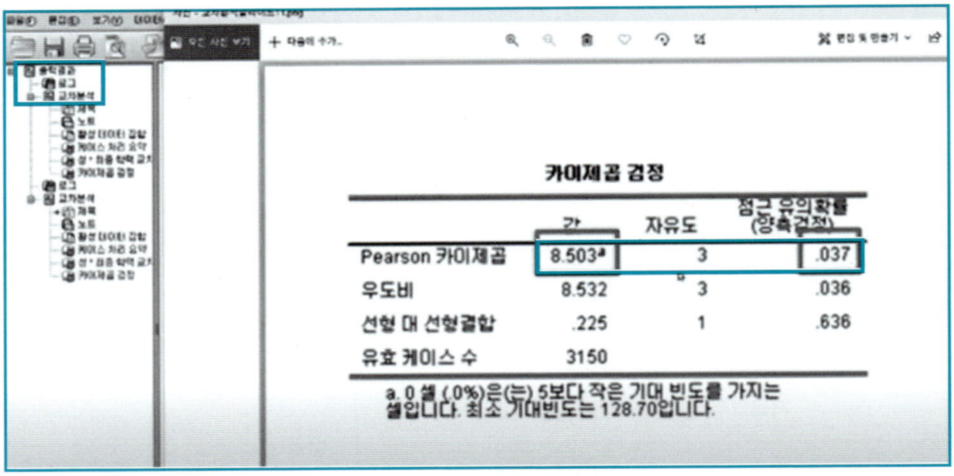

그림 12-48 카이제곱 검정

표 12-7 성별과 연령대 간의 연관성 N=201

변수	빈도(%)			합계	X^2(p)
	20대	30대	40대 이상		
남성	36 (36.4)	50 (50.5)	13 (13.1)	99 (100.0)	8.503(p=0.037)
여성	47 (46.5)	33 (32.7)	21 (20.5)	101 (100.0)	

* $p<0.05$

셀(cell)

2) 교차분석 및 빈도교차표

- 교차분석은 명목척도, 서열척도로 측정된 범주형 변수들(질적변수) 간의 연관성을 분석하는 방법
- 빈도교차표를 이용
  - 두 변수가 서로 독립적인지(서로 다른지) 분석
- 검정통계량 X^2값과 유의수준(α)으로 가설검정

3) 교차분석 실시할 수 없는 경우

- 5 미만의 기대 빈도가 전체 셀(cell)의 20% 이상을 차지한 경우(표 12-7)

– 카이제곱 분포에 따른 교차분석 실시할 수 없음

– 이 경우 정확한 검정(fisher's test)으로 통계적 유의성을 파악해야 함

중요내용

◑ **귀무 및 대립가설 : 교차분석(χ^2=카이제곱)**

- 귀무가설(Ho) : X_1과 X_2 응답 범주 간에 연관성이 없다.
- 대립가설(H_1) : X_1과 X_2 응답 범주 간에 연관성이 있다.

◑ **교차 및 상관 분석 : 연관성 분석의 2가지 방법**

- 범주형 변수들(질적변수) 간 → 교차분석
- 연속형 변수들(양적변수) 간 → 상관분석

표 12–8 교차분석표의 예

변수	X_1	X_2	X_3	X_4	X_5
X_1					
X_2					
X_3					
X_4					
X_5					

표 12–9 변수종류에 따른 분석방법 선정

		종속변수	
		질적 자료	양적 자료
독립 변수	질적 자료	• 교차분석	• 독립표본 t–검정 • 분산분석
	양적 자료	• 로지스틱 회귀분석 • 판별분석	• 상관관계분석 • 선형회귀분석

4) 교차분석의 해석

(1) 대립가설시 : 어떤 분석인지 거론

- 성별과 연령대의 연관성 파악 : 교차분석 실시

(2) 교차분석의 카이제곱값 및 유의확률(p)

- Pearson의 카이제곱값과 p값을 기재
- 분석결과 : χ^2=8503, p=0.033으로 나타남

(3) 유의확률(p)과 유의수준

- 유의확률이 유의수준 0.05보다 작으면 : * $p<0.05$
- 유의수준 0.01보다 작으면 : ** $p<0.01$
- 유의수준 0.001보다 작으면 : *** $p<0.001$
- 교차분석 유의확률(p) : 0.033으로 나타났음
  - 유의확률이 0.05 보다 작음 : * $p<0.05$
- 유의수준 0.05 기준 : 통계적으로 유의하게 나타남
  - 귀무가설 기각, 대립가설이 채택되었음
  - "성별과 연령대 응답변수간의 연관성이 있다"라는 의미

(4) 성별과 연령대의 연관성

- 유의확률(p) 값이 0.05보다 크다면
  - 통계적으로 유의하지 않음을 의미
  - 귀무가설 채택, 대립가설이 기각됨
  - "성별과 연령대 응답범주간의 연관성이 없다"라고 할 수 있음

(5) 연구자의 빈도 설명

- 연구자가 설명이 필요한 빈도 나열하면서 설명하면 됨
  - 상기 표는 행을 전체로 한 표
  - 행을 기준으로 빈도와 비율을 기재
- 남성은 30대가 50명(50.5%)으로 가장 높은 빈도를 보였음
- 여성은 20대가 47명(46.5%)으로 가장 높은 빈도를 보였음

3.4 회귀분석

1) 단순 및 다중 회귀분석의 의미

(1) 단순회귀분석의 의미

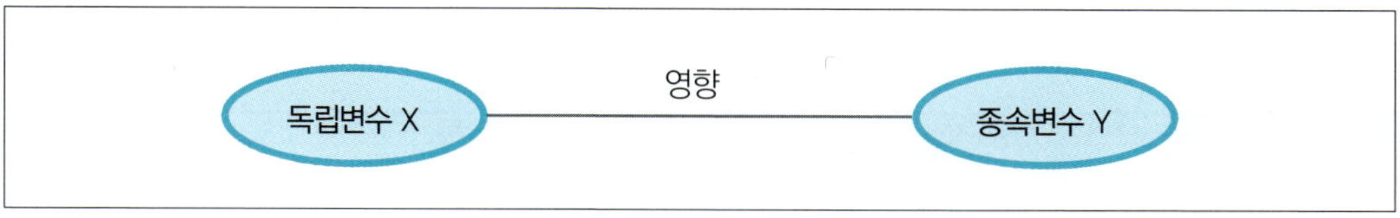

그림 12-49 단순회귀분석

(2) 다중회귀분석

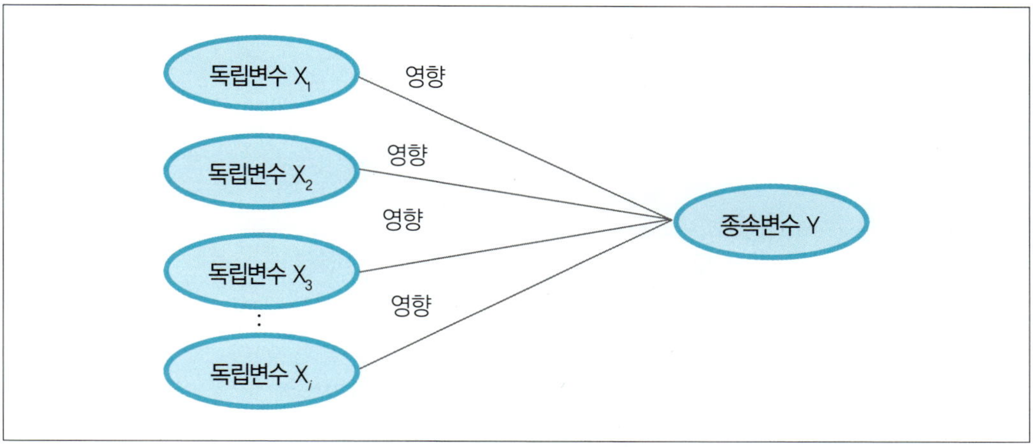

그림 12-50 다중회귀분석

회귀분석 회귀모형

◑ 단순회귀분석 회귀모형

$Y = \beta_0 + \beta_1 X + \in$

◑ 다중회귀분석 회귀모형

$Y = \beta_0 + \beta_1 X_1 + \beta_2 X_2 \cdots + \beta i Xi + \in$

(Y=종속변수, Xi=독립변수, βo=상수 βi=기울기 $\in$=잔차)

2) SPSS 다중회귀분석

(1) 다중회귀분석 : 양적변수 = 비율척도

- 전국 370개 매장에 있는 A 브랜드를 대상
  - 매장별로 TV광고/리플렛광고 빈도 파악(그림 12-51)
  - A 브랜드 만족도는 0~100점으로 매겨질 수 있음
- TV광고/리플렛광고/브랜드 만족도 : 양적변수, 비율척도

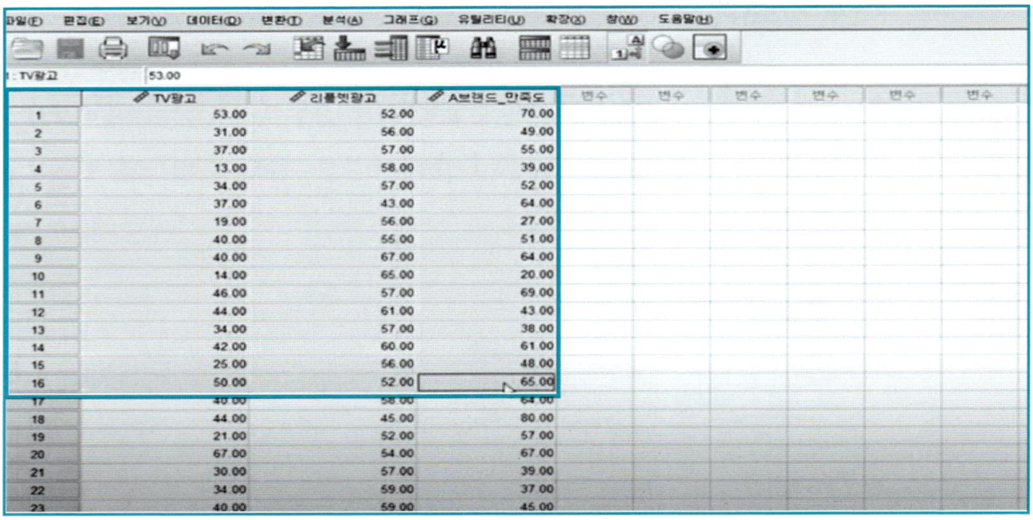

그림 12-51 다중회귀분석 : 양적변수 = 비율척도

(2) 다중선형회귀분석 시행

- TV 광고, 리플렛광고가 A브랜드 만족도에 영향을 미치는지 파악

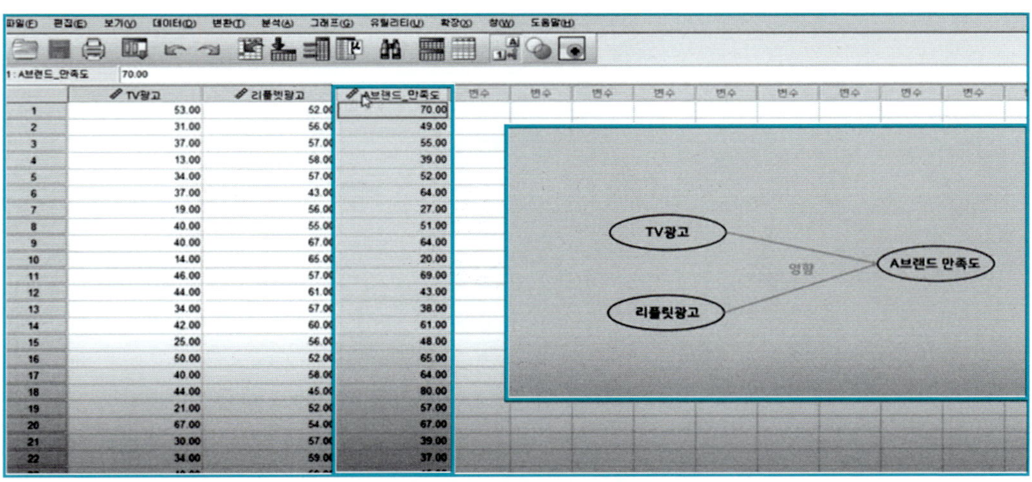

그림 12-52 다중선형회귀분석

(3) 다중선형회귀분석 검색 단계

- 분석 → 회귀분석 → 선형

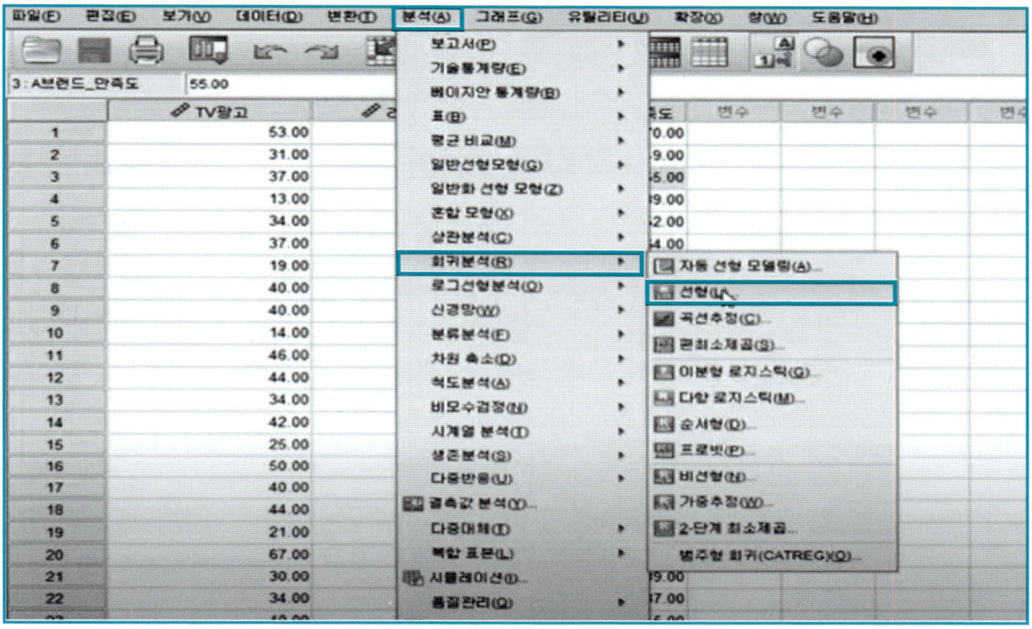

그림 12-53 분석 → 회귀분석 → 선형

(4) 다중선형회귀창 열림

- 종속변수 : A브랜드 만족도, 독립변수 : TV광고, 리플렛광고 입력
- 방법 : 입력, 단계 선택, 제거, 후진, 전진

표 12-10 다중선형회귀 방법의 해석

다중선형회귀 방법	
▶ 입력(Enter) • 유의성에 상관없이 연구자가 선택한 독립변수 – 모두 포함하여 분석	▶ 후진 • 전진과 반대로 모든 독립변수를 투입시킨 상태에서 – 종속변수와 가장 유의한 독립변수부터 하나씩 제거 – 유의하지 않은 변수가 없을 때까지 분석
▶ 전진 • 종속변수와 상관관계가 가장 높은 독립변수를 하나씩 추가 – 유의성을 파악하는 방법 – 유의한 변수가 없을 때까지 반복 분석	▶ 단계 선택(Stepwise) • 전진과 후진 방법을 섞은 방식 ▶ 제거 • 연구자가 선택한 독립변수를 제거 – 분석, 상수항만 나타남

(5) 단계선택 방법 : 다중회귀분석

• 단계선택 방법으로 다중회귀방법 실시 → 통계량 클릭

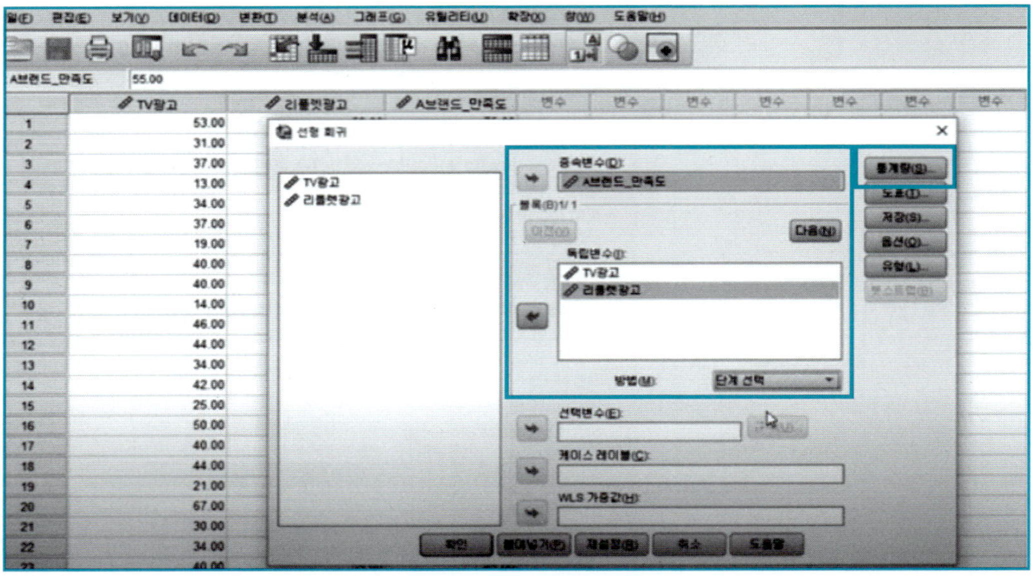

그림 12-54 단계선택 방법

(6) 선형회귀 통계량

• 기술통계와 공선성 진단 체크 → 계속 클릭

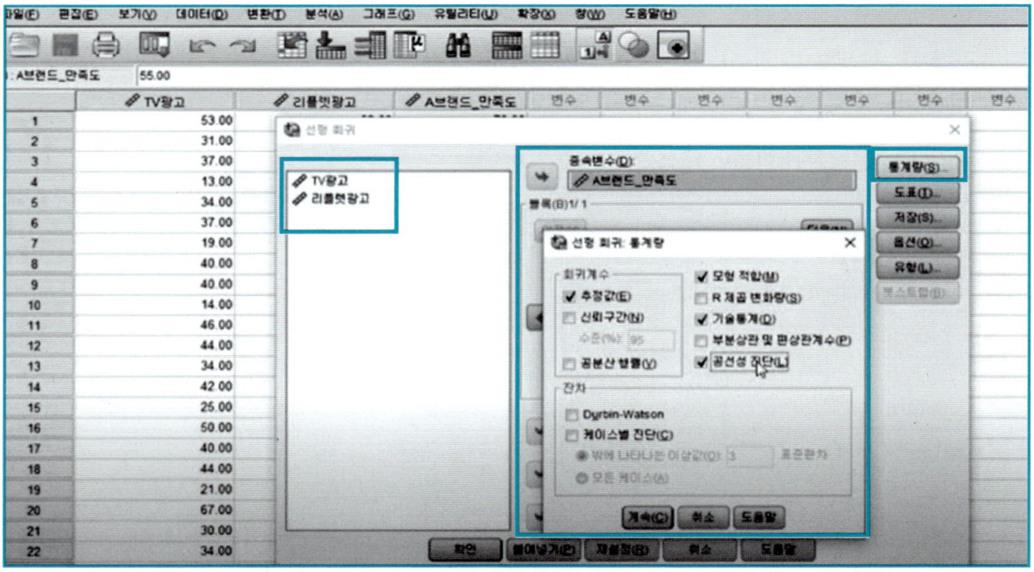

그림 12-55 선형회귀 통계량

(7) 종속 및 독립변수

- 종속변수 및 독립변수 → 최종 확인 클릭

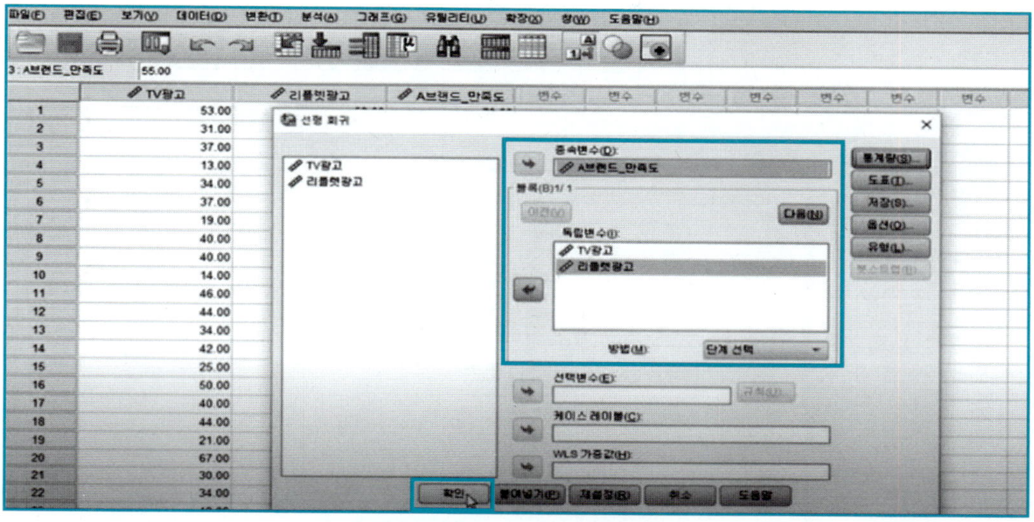

그림 12-56 종속 및 독립변수

(8) 다중선형회귀분석 결과

- 다중선형회귀분석 결과 : 기술통계량과 상관계수 도출됨

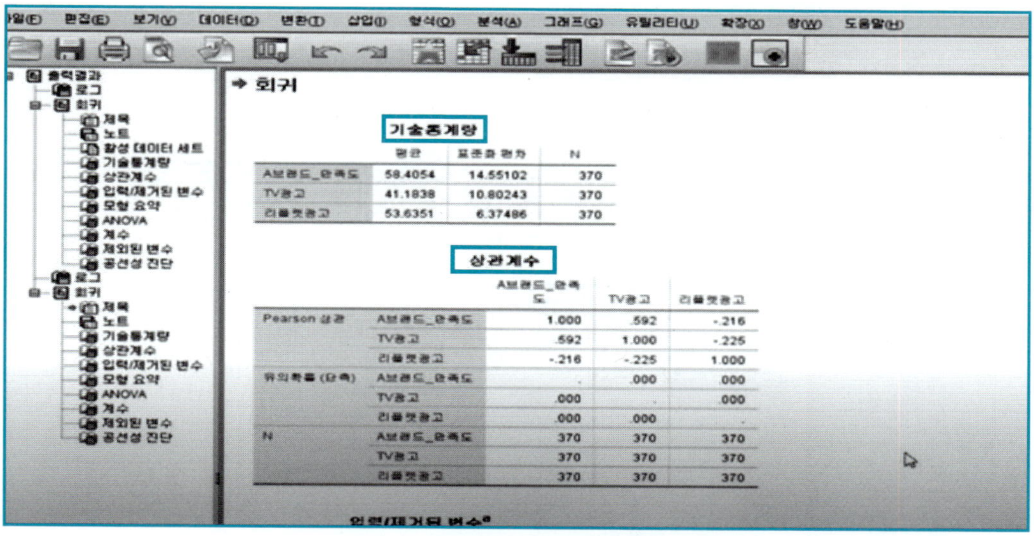

그림 12-57 다중선형회귀분석 결과

(9) 다중선형회귀분석 결과 : 입력/제거 변수/단계선택 방법

- 입력/제거된 변수 도출됨

- 단계선택 방법을 선택했기 때문에
  - 종속변수에 가장 유의한 영향을 미치는 변수부터
  - 차례로 추가된 것을 파악 가능
  - 모형 1 : TV광고 입력, 모형 2 : 리플렛 광고 투입 확인(그림 12-58)

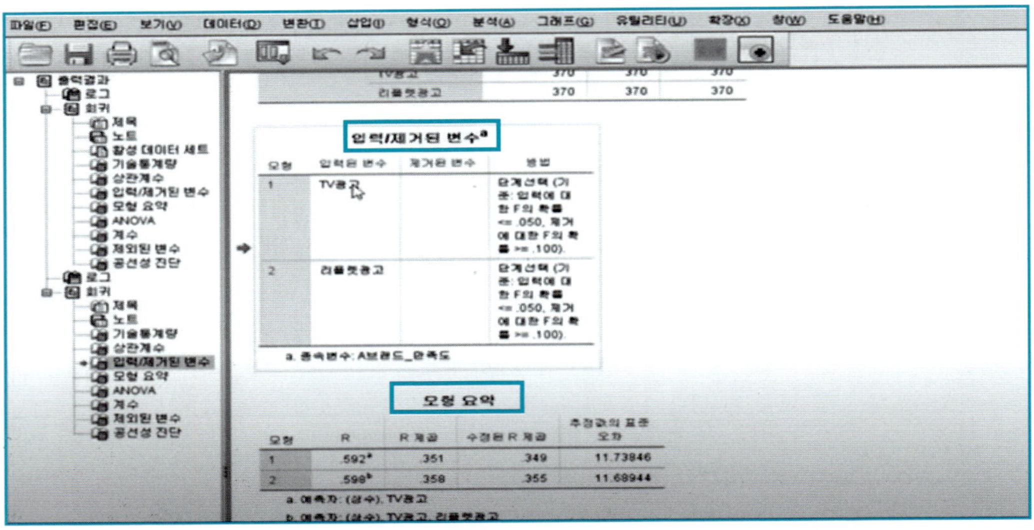

그림 12-58 입력/제거된 변수

(10) 모형요약 2 결과 및 ANOVA 확인

- 모형요약 및 ANOVA 확인
- 모형요약 2번 결과만 보면 됨(그림 12-59)

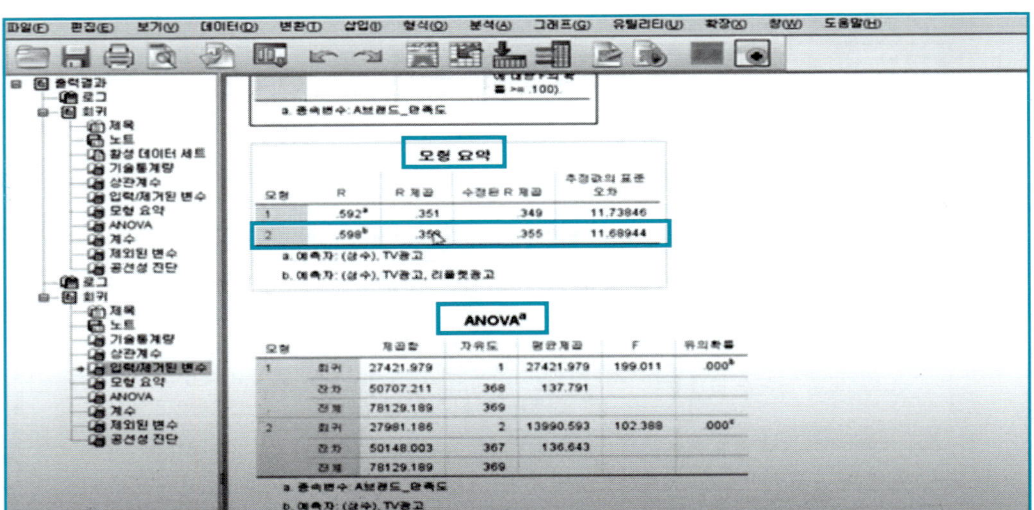

그림 12-59 모형요약 2 결과 및 ANOVA 확인

(11) 결과 : 모형요약 3 확인 필요시

- '단계선택' 방법에서 만약 다중회귀분석을 했는데
  - 표에 맨 아래 하단에 위치한 것이 모형 3이라 할 경우
  - 모형 3에 나타난 결과로 해석하면 됨(그림 12-60)

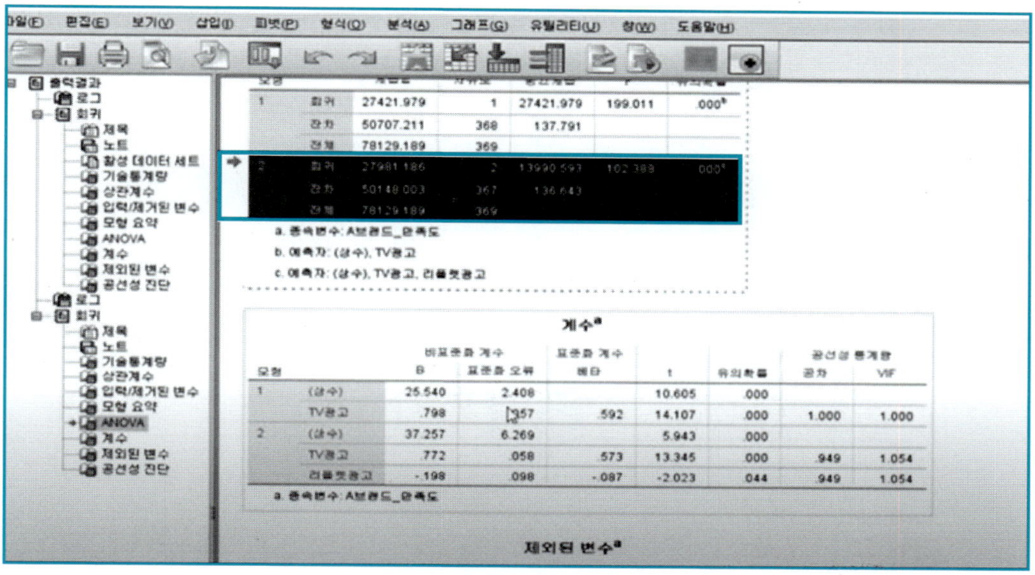

그림 12-60 모형요약 3

(12) 모형 요약 : R, R 제곱, 수정된 R 제곱

- 모형 요약 : R, R 제곱, 수정된 R 제곱 나타냄
- 단순회귀분석 : R 제곱(R^2=결정계수)이 '설명력'을 나타냄
- R 제곱 : 독립변수가 많아질수록 1에 가까워지는 성향(표 12-11)

표 12-11 R 제곱

모형 요약

모형	R	R 제곱	수정된 R 제곱	추정값의 표준 오차
1	.592[a]	.351	.349	11.73846
2	.598[b]	.358	.355	11.68944

a. 예측자: (상수), TV광고
b. 예측자: (상수), TV광고, 리플렛광고

R 제곱(R^2)=결정계수
R 제곱(결정계수)=0~1값 독립변수가 많아질수록 R제곱 값도 증가하는 한계
다중회귀분석에서 R제곱 값으로만 설명력을 판단하기엔 부적절

(13) **모형 요약 : 수정된 R 제곱(R^2)**

- R 제곱 : 독립변수가 많아질수록 1에 가까워지는 성향
- 독립변수가 여러 개인 다중회귀분석
  - 결정계수만으로 설명력을 파악하기에는 한계
  - 수정된 R 제곱으로 설명력 파악해야 함
  - ⇨ 수정된 R 제곱 : 35.5%의 설명력을 가지고 있음(표 12-12)

표 12-12 수정된 R 제곱(R^2)

모형 요약

모형	R	R 제곱	수정된 R 제곱	추정값의 표준 오차
1	.592[a]	.351	.349	11.73846
2	.598[b]	.358	.355	11.68944

a. 예측자: (상수), TV광고
b. 예측자: (상수), TV광고, 리플렛광고

→ 설명력

수정된 R 제곱(R^2)=조정된 R 제곱
adj.R^2=0~1값 [1에 가까울 수록 회귀모형이 적합하다는 '**설명력**']

(14) ANOVA : **F 통계량과 유의확률**

- ANOVA(분산분석) 표는 F 통계량과 유의확률을 파악해야 함
- F=102.388, 유의확률=0.000으로 회귀모형이 적합함
- 계수표 : 실제 연구자가 회귀분석을 통해 알고자 하는 연구가설
  - 독립변수가 종속변수에 유의한 영향을 미치는가?
  - 유의성을 보여주는 표
- 계수표의 모형 2를 보면(표 12-13)
  - 독립변수(TV광고, 리플렛광고) t 통계량에 따른 유의확률(p)
  - TV광고 : t=13.345, p=0.000, 리플렛광고 : t=-2.023, p=0.044
  - 독립변수 모두 : 유의수준 0.05 미만으로 도출됨
  - ⇨ 귀무가설이 기각, 대립가설이 채택됨
    - TV광고와 리플렛광고가 종속변수인 A브랜드 만족도에 영향을 미침

(15) 모형 요약 : 계수표

표 12-13 ANOVA, F 및 유의확률

ANOVA[a]

모형		제곱합	자유도	평균제곱	F	유의확률
1	회귀	27421.979	1	27421.979	199.011	.000[b]
	잔차	50707.211	368	137.791		
	전체	78129.189	369			
2	회귀	27981.186	2	13990.593	102.388	.000[c]
	잔차	50148.003	367	136.643		
	전체	78129.189	369			

a. 종속변수: A브랜드_만족도
b. 예측자: (상수), TV광고
c. 예측자: (상수), TV광고, 리플렛광고

다중회귀분석 모형 적합성

귀무가설(H_0) : 회귀모형은 적합하지 않다 유의확률(p)>0.05= 귀무가설 채택
대립가설(H_1) : 회귀모형은 적합하다 유의확률(p)<0.05= 대립가설 채택

(16) 분석결과 : 회귀식

① 분석결과 : 회귀식 표현

- Y(A브랜드 만족도)=37.257+0.772×X1(TV광고)
- Y(A브랜드 만족도)=37.267+[−0.198×X2(리플렛광고)]
- Y(종속변수) = 상수+독립변수×비표준화계수의 B값

② 비표준화계수가 B값이 양수인 경우 : 회귀식 해석

- TV광고는 리플렛광고가 회귀식에 포함(고정)되었을 때
- 독립변수(TV광고)가 1 증가하면
  - 종속변수(A 브랜드의 만족도)는 0.772만큼 증가한다는 의미
- 비표준화 계수가 B값이 양수임

③ 비표준화계수가 B값이 음수인 경우 : 회귀식 해석

- 리플렛광고는 TV광고가 회귀식에 포함(고정)되었을 때
- 독립변수(리플렛광고)가 1 증가하면
  - 종속변수(A 브랜드의 만족도)는 −0.198만큼 감소한다는 의미(표 12−14)

표 12−14 비표준화계수, t−검정 및 유의확률

계수[a]

		비표준화계수		표준화계수			공선성 통계량	
모형		B	표준화 오류	베타	t	유의확률	공차	VIF
1	(상수)	25.540	2.408		10.605	.000		
	TV광고	.798	.057	.592	14.107	.000	1.000	1.000
2	(상수)	37.257	6.269		5.943	.000		
	TV광고	.772	.058	.573	13.345	.000	.949	1.054
	리플렛광고	−.198	.098	−.087	−2.023	.044	.949	1.054

a. 종속변수: A브랜드 만족도

다중회귀분석 결과

TV광고 : t=13.345, p=0.000
리플렛광고 : t=−2.023, p=0.044

유의확률(p) 0.000<유의수준 0.05
귀무가설(H_0) 기각, 대립가설(H_1) 채택

− TV광고, 리플렛광고가 A브랜드의 고객만족도에 영향을 미친다

④ 다중회귀분석 시행 이유

- 누가 종속변수에 영향을 미치는가가 크고, 작은 것을 파악
- 상대적 영향력을 보기 위해 다중회귀분석 실시

⑤ 표준화계수 베타값

㉠ 표준화 작업 필요

- 다중회귀분석 각기 다른 독립변수의 단위로 나타낸 비표준화 B값
  - 상대적 영향력을 비교할 수 없음
  - 독립변수의 단위를 하나로 통일해야 함 → 표준화 작업해야 함

㉡ 표준화의 의미

- 다중회귀분석에 투입된 모든 독립변수들의 평균과 표준편차

- 평균=0과 표준편차=1로 단위를 통일시키는 것
- 표준화한 값이 계수표의 '표준화계수' 베타값임

⑥ TV광고와 리플렛광고의 예

㉠ 양수, 음수 부분은 다르지만 절대값으로 표현

- TV광고 : 표준화계수 베타값=0.573
- 리플렛광고 : 표준화계수 베타값=0.087
  - TV광고(0.573)>리플렛광고(0.087)
  - TV광고가 리플렛광고 보다 A 브랜드 만족도에 미치는 영향이 상대적으로 많다는 의미
  - TV광고는 57.3%, 리플렛광고는 8.7%의 영향을 미치고 있음(표 12-15)

㉡ 절대값 대신 부호로 표현

- TV광고는 A 브랜드 만족도에 정적(+) 영향을 57.3% 미친다는 의미
- 리플렛광고는 A 브랜드 만족도에 부적(-) 영향을 8.7% 미친다는 의미

표 12-15 비표준화계수 및 유의확률

계수[a]

		비표준화계수		표준화계수			공선성 통계량	
모형		B	표준화 오류	베타	t	유의확률	공차	VIF
1	(상수)	25.540	2.408		10.605	.000		
	TV광고	.798	.057	.592	14.107	.000	1.000	1.000
2	(상수)	37.257	6.269		5.943	.000		
	TV광고	.772	.058	.573	13.345	.000	.949	1.054
	리플렛광고	-.198	.098	-.087	-2.023	.044	.949	1.054

a. 종속변수: A브랜드 만족도

$$Y=\beta_0+\beta_1X_1+\beta_2X_2$$

Y(A브랜드 만족도)=37.257+0.772X_1 (TV광고) −0.198X_2 (리플렛광고)
TV광고가 '1' 커지면 A브랜드의 만족도가 0.772씩 증가
리플렛광고가 '1' 커지면 A브랜드의 만족도가 0.198씩 감소

표 12-16 비표준화 및 표준화계수 베타값의 차이

비표준화계수 베타(B)값	표준화계수의 베타(B)값
• 독립변수의 각각의 단위를 인정한 상태에서 – 종속변수의 영향을 보는 값	• 독립변수들 표준화한 평균=0, 표준편차=1로 단위를 통일한 값 – 상대적인 비교가 가능한 값

중요내용

◑ 교차분석 : 카이제곱(χ^2 검정)
- 두 범주 변인 간 관계가 상호 독립관계인지 아니면 상호 연관성을 맺고 있는지
  – 검증하는 방법

◑ 상관분석
- 상호연관성에 대한 통계적 유의성을 검증해 주는 기법

◑ 다중회귀분석
- 종속변수 1개와 독립변수가 2개 이상인 경우를 분석대상으로 하는 회귀분석의 일종

◐ 시계열분석
- 시간의 흐름에 따른 데이터의 변화를 관찰
- 미래를 예측하거나 과거의 패턴을 이해하는 데 사용되는 분석방법
  예) 판매 데이터의 경우
    – 시즌별 판매 추세를 파악하기 위해
    – 시간에 따른 판매량 변화를 분석하는 것이 효과적

실전문제

1. 1개월간의 다이어트 실시 전과 후에 변화가 있는가? 경우 검정에 해당되는 것은?

① 대응표본 t-검정　② 독립표본 t-검정　③ 일표본 t-검정
④ ANOVA　⑤ F-검정

2. 집단 간 평균 차이를 검정하는 방법으로 옳지 않은 것은?

① 모집단에서 추출한 표본의 정보를 이용
② 모집단의 다양한 특성을 추론하는 학문
③ 분석 대상으로 비율과 평균의 검정 실시
④ 연구자수에 따라 검정의 방법이 달라짐
⑤ 평균을 검정하는 방법으로 t-test

3. 모수 및 비모수검정으로 옳지 않은 것은?

① 표본수가 30개 미만시 정규분포 가정 못함
② 모수검정은 표본수가 20개 이상 가정 필요
③ 표본수가 30개 미만일 때는 비모수 통계방법 이용
④ 특정 모집단의 분포로부터 추출되었다는 전제
⑤ Mann-Whitney U test는 비모수 독립표본 t검정

4. 설문지 코딩시 숫자 답변인 경우 척도는?

① 서열척도　② 명목척도　③ 구간척도
④ 등간척도　⑤ 비율척도

5. "하루 평균 TV 시청은 몇 시간입니까?"의 척도로 옳은 것은?

① 명목척도　② 구간척도　③ 순위척도
④ 비율척도　⑤ 서열척도

정답　1. ①　2. ④　3. ②　4. ⑤　5. ③

실전문제

6. 비기각역과 기각역 사이에 선을 긋는 표지판이 꽂혀 있는 지점은?

① 결측값 ② 자유도(df) ③ 유의수준
④ 임계치 ⑤ 신뢰구간

7. 표준화계수의 베타값과 관련이 없는 것은?

① 독립변수의 각각의 단위를 인정한 값이다.
② 평균은 0, 표준편차는 1이다.
③ 상대적 비교가 가능한 값이다.
④ 독립변수들 단위를 통일한 값이다.
⑤ 다중선형회귀분석의 결과표에 나타난다.

8. R 제곱에 대한 설명으로 옳지 않은 것은?

① 독립변수가 여러 개인 다중회귀분석에 사용한다.
② 결정계수만으로 설명력을 파악하기에는 한계가 있다.
③ 수정된 R 제곱으로 설명력을 파악할 수 있다.
④ R 제곱은 독립변수가 많아질수록 0에 가까워지는 성향이다.
⑤ 단순회귀분석은 R 제곱이 결정계수이며 설명력을 나타낸다.

9. 독립변수와 종속변수가 모두 질적 자료인 검정방법은?

① 로지스틱 회귀분석 ② 독립표본 t-검정 ③ 교차분석
④ 상관관계분석 ⑤ 분산분석

10. 다중선형회귀 방법 중 전진과 후진 방법을 섞은 방식은?

① 입력 ② 단계 선택 ③ 전진
④ 후진 ⑤ 제거

정답 6. ④ 7. ① 8. ④ 9. ③ 10. ②

부록

통계분포표

■ 통계분포표

- 이항분포표/포아송분포표
- $e^{-\lambda}$표/표준정규분포표
- 난수표/t 분포표
- F 분포표/χ^2 분포표

1. 이항분포표

표 1-1 이항분포표

$$P(x) = {}_nC_x(\pi)^x(1-\pi)^{n-x}$$

n	x	.01	.05	.10	.15	.20	.25^{x}	.30	.35	.40	.45	.50
1	0	.9900	.9500	.9000	.8500	.8000	.7500	.7000	.6500	.6000	.5500	.5000
	1	.0100	.0500	.1000	.1500	.2000	.2500	.3000	.3500	.4000	.4500	.5000
2	0	.9801	.9025	.8100	.7225	.6400	.5625	.4900	.4225	.3600	.3025	.2500
	1	.0198	.0950	.1800	.2550	.3200	.3750	.4200	.4550	.4800	.4950	.5000
	2	.0001	.0025	.0100	.0225	.0400	.0625	.0900	.1225	.1600	.2025	.2500
3	0	.9703	.8574	.7290	.6141	.5120	.4219	.3430	.2746	.2160	.1664	.1250
	1	.0294	.1354	.2430	.3251	.3840	.4219	.4410	.4436	.4320	.4084	.3750
	2	.0003	.0071	.0270	.0574	.0960	.1406	.1890	.2389	.2880	.3341	.3750
	3	.0000	.0001	.0010	.0034	.0080	.0156	.0270	.0429	.0640	.0911	.1250
4	0	.9606	.8145	.6561	.5220	.4096	.3164	.2401	.1785	.1296	.0915	.0625
	1	.0388	.1715	.2916	.3685	.4096	.4219	.4116	.3845	.3456	.2995	.2500
	2	.0006	.0135	.0486	.0975	.1536	.2109	.2646	.3105	.3456	.3675	.3750
	3	.0000	.0005	.0036	.0115	.0258	.0469	.0756	.1115	.1536	.1536	.2500
	4	.0000	.0000	.0001	.0005	.0016	.0039	.0081	.0150	.0256	.0256	.0625
5	0	.9510	.7738	.5905	.4437	.3277	.2373	.1681	.1160	.0778	.0503	.0312
	1	.0480	.2036	.3280	.3915	.4096	.3955	.3602	.3124	.2592	.2059	.1562
	2	.0010	.0214	.0729	.1382	.2048	.2637	.3087	.3364	.3456	.3369	.3125
	3	.0000	.0011	.0081	.0244	.0512	.0879	.1323	.1811	.2304	.2757	.3125
	4	.0000	.0000	.0004	.0022	.0064	.0146	.0284	.0488	.0768	.1128	.1562
	5	.0000	.0000	.0000	.0001	.0003	.0010	.0024	.0053	.0102	.0185	.0312
6	0	.9415	.7351	.5314	.3771	.2621	.1780	.1176	.0754	.0467	.0277	.0156
	1	.0571	.2321	.3543	.3993	.3932	.3560	.3025	.2437	.1866	.1359	.0938
	2	.0014	.0305	.0984	.1762	.1762	.2966	.3241	.3280	.3110	.2780	.2344
	3	.0000	.0021	.0146	.0415	.0415	.1318	.1852	.2355	.2765	.3032	.3125
	4	.0000	.0001	.0012	.0055	.0055	.0330	.0595	.0951	.1382	.1861	.2344
	5	.0000	.0001	.0001	.0004	.0004	.0044	.0102	.0205	.0369	.0609	.0938
	6	.0000	.0000	.0000	.0000	.0000	.0002	.0007	.0018	.0041	.0083	.0156
7	0	.9321	.6983	.4783	.3206	.2097	.1335	.0824	.0490	.0280	.0152	.0078
	1	.0659	.2573	.3720	.3960	.3670	.3115	.2471	.1848	.1306	.0872	.0547
	2	.0020	.0406	.1240	.2097	.2753	.3115	.3177	.2985	.2613	.2140	.1641
	3	.0000	.0036	.0230	.0617	.1147	.1730	.2269	.2679	.2903	.2918	.2734
	4	.0000	.0002	.0026	.0109	.0287	.0577	.0972	.1442	.1935	.2388	.2734
	5	.0000	.0000	.0002	.0012	.0043	.0115	.0250	.0466	.0774	.1172	.1641
	6	.0000	.0000	.0000	.0001	.0004	.0013	.0036	.0084	.0172	.0320	.0547
	7	.0000	.0000	.0000	.0000	.0000	.0001	.0002	.0006	.0016	.0037	.0078

표 1–2 이항분포표

n	x	.01	.05	.10	.15	.20	.25^{x}	.30	.35	.40	.45	.50
8	0	.9227	.6634	.4305	.2725	.1678	.1002	.0576	.0319	.0168	.0084	.0039
	1	.0746	.2793	.3826	.3847	.3355	.2670	.1977	.1373	.0896	.0548	.0312
	2	.0026	.0515	.1488	.2376	.2936	.3115	.2065	.2587	.2090	.1569	.1094
	3	.0001	.0054	.0331	.0839	.1468	.2076	.2541	.2786	.2787	.2568	.2188
	4	.0000	.0004	.0046	.0185	.0459	.0865	.1361	.1875	.2322	.2627	.2734
	5	.0000	.0000	.0004	.0026	.0092	.0231	.0467	.0808	.1239	.1719	.2188
	6	.0000	.0000	.0000	.0002	.0011	.0038	.0100	.0217	.0413	.0403	.1094
	7	.0000	.0000	.0000	.0000	.0001	.0004	.0012	.0033	.0079	.0164	.0312
	8	.0000	.0000	.0000	.0000	.0000	.0000	.0001	.0002	.0007	.0017	.0039
9	0	.9135	.6302	.3874	.2316	.1342	.0751	.0404	.0207	.0101	.0046	.0020
	1	.0830	.2985	.3874	.3679	.3020	.2253	.1556	.1004	.0605	.0339	.0176
	2	.0034	.0629	.1722	.2597	.3020	.3003	.2668	.2162	.1612	.1110	.0703
	3	.0001	.0077	.0446	.1069	.1762	.2336	.2668	.2716	.2508	.2119	.1641
	4	.0000	.0006	.0074	.0283	.0661	.1168	.1715	.2194	.2508	.2600	.2461
	5	.0000	.0000	.0008	.0050	.0165	.0389	.0735	.1181	.1672	.2128	.2461
	6	.0000	.0000	.0001	.0006	.0028	.0087	.0210	.0424	.0743	.1160	.1641
	7	.0000	.0000	.0000	.0000	.0003	.0012	.0039	.0098	.0212	.0407	.0703
	8	.0000	.0000	.0000	.0000	.0000	.0001	.0004	.0013	.0035	.0083	.0176
	9	.0000	.0000	.0000	.0000	.0000	.0000	.0000	.0001	.0003	.0008	.0020
10	0	.9044	.5987	.3487	.1969	.1074	.0563	.0282	.0135	.0060	.0025	.0010
	1	.0914	.3151	.3874	.3474	.2684	.1877	.1211	.0725	.0403	.0207	.0098
	2	.0042	.0746	.1937	.2759	.3020	.2816	.2335	.1757	.1209	.0763	.0439
	3	.0001	.0105	.0574	.1298	.2013	.2503	.2668	.2522	.2150	.1665	.1172
	4	.0000	.0010	.0112	.0401	.0881	.1460	.2001	.2377	.2508	.2384	.2051
	5	.0000	.0001	.0015	.0085	.0264	.0584	.1029	.1536	.2007	.2340	.2461
	6	.0000	.0000	.0001	.0012	.0055	.0162	.0368	.0689	.1115	.1596	.2051
	7	.0000	.0000	.0000	.0001	.0008	.0031	.0090	.0212	.0425	.0746	.1172
	8	.0000	.0000	.0000	.0000	.0001	.0004	.0014	.0043	.0106	.0229	.0439
	9	.0000	.0000	.0000	.0000	.0000	.0000	.0001	.0005	.0016	.0042	.0098
	10	.0000	.0000	.0000	.0000	.0000	.0000	.0000	.0000	.0001	.0003	.0010
11	0	.8953	.5688	.3138	.1673	.0859	.0422	.0198	.0088	.0036	.0014	.0005
	1	.0995	.3293	.3835	.3248	.2362	.1549	.0932	.0518	.0266	.0125	.0054
	2	.0050	.0867	.2131	.2866	.2953	.2581	.1998	.1395	.0887	.0513	.0269
	3	.0002	.0137	.0710	.1517	.2215	.2581	.2568	.2254	.1774	.1259	.0806
	4	.0000	.0010	.0112	.0401	.0881	.1460	.2001	.2377	.2508	.2384	.2051
	5	.0000	.0001	.0025	.0132	.0388	.0803	.1321	.1830	.2207	.2360	.2256
	6	.0000	.0000	.0003	.0023	.0097	.0268	.0566	.0985	.1471	.1931	.2256
	7	.0000	.0000	.0000	.0003	.0017	.0064	.0173	.0379	.0701	.1128	.1611
	8	.0000	.0000	.0000	.0000	.0002	.0011	.0037	.0102	.0234	.0462	.0806
	9	.0000	.0000	.0000	.0000	.0000	.0001	.0005	.0018	.0052	.0126	.0269
	10	.0000	.0000	.0000	.0000	.0000	.0000	.0000	.0002	.0007	.0021	.0054
	11	.0000	.0000	.0000	.0000	.0000	.0000	.0000	.0000	.0000	.0002	.0005

표 1-3 이항분포표

n	x	.01	.05	.10	.15	.20	$.25^{x}$	.30	.35	.40	.45	.50
12	0	.8864	.5404	.2824	.1422	.0687	.0317	.0138	.0057	.0022	.0008	.0002
	1	.1074	.3413	.3766	.3012	.2062	.1267	.0712	.0368	.0174	.0075	.0029
	2	.0060	.0988	.2301	.2924	.2835	.2323	.1678	.1088	.0639	.0339	.0161
	3	.0002	.0173	.0852	.1720	.2362	.2581	.2397	.1954	.1419	.0923	.0537
	4	.0000	.0021	.0213	.0683	.1329	.1936	.2311	.2367	.2128	.1700	.1204
	5	.0000	.0002	.0038	.0193	.0532	.1032	.1585	.2039	.2270	.2225	.1934
	6	.0000	.0000	.0005	.0040	.0155	.0401	.0792	.1281	.1766	.2124	.2256
	7	.0000	.0000	.0000	.0006	.0033	.0115	.0291	.0591	.1009	.1489	.1934
	8	.0000	.0000	.0000	.0001	.0005	.0024	.0078	.0199	.0420	.0762	.1208
	9	.0000	.0000	.0000	.0000	.0001	.0004	.0015	.0048	.0125	.0277	.0537
	10	.0000	.0000	.0000	.0000	.0000	.0000	.0002	.0008	.0025	.0068	.0161
	11	.0000	.0000	.0000	.0000	.0000	.0000	.0000	.0001	.0003	.0010	.0029
	12	.0000	.0000	.0000	.0000	.0000	.0000	.0000	.0000	.0000	.0001	.0002
13	0	.8775	.5133	.2542	.1209	.0550	.0238	.0097	.0037	.0013	.0004	.0001
	1	.1152	.3512	.3672	.2774	.1787	.1029	.0540	.0259	.0113	.0045	.0016
	2	.0070	.1109	.2448	.2937	.2680	.2059	.1388	.0836	.0453	.0220	.0095
	3	.0003	.0214	.0997	.1900	.2457	.2517	.2181	.1651	.1107	.0660	.0349
	4	.0000	.0028	.0277	.0838	.1535	.2097	.2337	.2222	.1845	.1350	.0873
	5	.0000	.0003	.0055	.0266	.0691	.1258	.1803	.2154	.2214	.1989	.1571
	6	.0000	.0000	.0008	.0063	.0230	.0559	.1030	.1546	.1968	.2169	.2095
	7	.0000	.0000	.0001	.0011	.0058	.0186	.0442	.0833	.1312	.1775	.2095
	8	.0000	.0000	.0001	.0001	.0011	.0047	.0142	.0336	.0656	.1089	.1571
	9	.0000	.0000	.0000	.0000	.0001	.0009	.0034	.0101	.0243	.0495	.0873
	10	.0000	.0000	.0000	.0000	.0000	.0001	.0006	.0022	.0065	.0162	.0349
	11	.0000	.0000	.0000	.0000	.0000	.0000	.0001	.0003	.0012	.0036	.0095
	12	.0000	.0000	.0000	.0000	.0000	.0000	.0000	.0000	.0001	.0005	.0016
	13	.0000	.0000	.0000	.0000	.0000	.0000	.0000	.0000	.0000	.0000	.0001
14	0	.8687	.4877	.2288	.1028	.0440	.0178	.0068	.0024	.0008	.0002	.0001
	1	.1229	.3593	.3559	.2539	.1539	.0832	.0407	.0181	.0073	.0027	.0009
	2	.0081	.1229	.2570	.2912	.2501	.1802	.1134	.0634	.0317	.0141	.0056
	3	.0003	.0259	.1142	.2056	.2501	.2402	.1943	.1366	.0845	.0462	.0222
	4	.0000	.0037	.0349	.0998	.1720	.2202	.2290	.2022	.1549	.1040	.0611
	5	.0000	.0004	.0078	.0352	.0860	.1468	.1963	.2178	.2066	.1701	.1222
	6	.0000	.0000	.0013	.0093	.0322	.0734	.1262	.1759	.2066	.2088	.2833
	7	.0000	.0000	.0002	.0019	.0092	.0280	.0618	.1082	.1574	.1952	.2095
	8	.0000	.0000	.0000	.0003	.0020	.0082	.0232	.0510	.0918	.1398	.1833
	9	.0000	.0000	.0000	.0000	.0003	.0018	.0066	.0183	.0408	.0762	.1222
	10	.0000	.0000	.0000	.0000	.0000	.0003	.0014	.0049	.0136	.0312	.0611
	11	.0000	.0000	.0000	.0000	.0000	.0000	.0002	.0010	.0033	.0093	.0222
	12	.0000	.0000	.0000	.0000	.0000	.0000	.0000	.0001	.0005	.0019	.0056
	13	.0000	.0000	.0000	.0000	.0000	.0000	.0000	.0000	.0001	.0002	.0009
	14	.0000	.0000	.0000	.0000	.0000	.0000	.0000	.0000	.0000	.0000	.0001

표 1-4 이항분포표

n	x	.01	.05	.10	.15	.20	.25^{x}	.30	.35	.40	.45	.50
15	0	.8601	.4633	.2059	.0874	.0352	.0134	.0047	.0016	.0005	.0001	.0000
	1	.1303	.3658	.3432	.2312	.1319	.0668	.0305	.0126	.0047	.0016	.0005
	2	.0092	.1348	.2669	.2856	.2309	.1559	.0916	.0476	.0219	.0090	.0032
	3	.0004	.0307	.1285	.2184	.2501	.2252	.1700	.1110	.0634	.0318	.0139
	4	.0000	.0049	.0428	.1156	.1876	.2252	.2186	.1792	.1268	.0780	.0417
	5	.0000	.4633	.2059	.0874	.0352	.0134	.0047	.0016	.0005	.0001	.0000
	6	.0000	.0000	.0019	.0132	.0430	.0917	.1472	.1906	.2066	.1914	.1527
	7	.0000	.0000	.0003	.0030	.0138	.0393	.0811	.1319	.1771	.2013	.1964
	8	.0000	.0000	.0000	.0005	.0035	.0131	.0348	.0710	.1181	.1647	.1964
	9	.0000	.0000	.0000	.0001	.0007	.0034	.0116	.0298	.0612	.1048	.1527
	10	.0000	.0000	.0000	.0000	.0001	.0007	.0030	.0096	.0245	.0515	.0916
	11	.0000	.0000	.0000	.0000	.0000	.0001	.0006	.0024	.0074	.0191	.0417
	12	.0000	.0000	.0000	.0000	.0000	.0000	.0001	.0004	.0016	.0052	.0139
	13	.0000	.0000	.0000	.0000	.0000	.0000	.0000	.0001	.0003	.0010	.0032
	14	.0000	.0000	.0000	.0000	.0000	.0000	.0000	.0000	.0000	.0001	.0005
	15	.0000	.0000	.0000	.0000	.0000	.0000	.0000	.0000	.0000	.0000	.0000
16	0	.8515	.4401	.1853	.0743	.0281	.0100	.0033	.0010	.0003	.0001	.0000
	1	.1376	.3706	.3294	.2097	.1126	.0535	.0228	.0087	.0030	.0009	.0002
	2	.0104	.1463	.2745	.2775	.2111	.1336	.0732	.0353	.0150	.0056	.0018
	3	.0005	.0359	.1423	.2285	.2463	.2079	.1465	.0888	.0468	.0215	.0085
	4	.0000	.0061	.0514	.1311	.2001	.2252	.2040	.1553	.1014	.0572	.0278
	5	.0000	.0008	.0137	.0555	.1201	.1802	.2099	.2008	.1623	.1123	.0667
	6	.0000	.0001	.0028	.0180	.0550	.1101	.1649	.1982	.1983	.1684	.1222
	7	.0000	.0000	.0004	.0045	.0197	.0524	.1010	.1524	.1889	.1969	.1746
	8	.0000	.0000	.0001	.0009	.0055	.0197	.0487	.0923	.1417	.1812	.1964
	9	.0000	.0000	.0000	.0001	.0012	.0058	.0185	.0442	.0840	.1318	.1746
	10	.0000	.0000	.0000	.0000	.0002	.0014	.0056	.0167	.0392	.0755	.1222
	11	.0000	.0000	.0000	.0000	.0000	.0002	.0013	.0049	.0142	.0337	.0667
	12	.0000	.0000	.0000	.0000	.0000	.0000	.0002	.0011	.0040	.0115	.0278
	13	.0000	.0000	.0000	.0000	.0000	.0000	.0000	.0002	.0008	.0029	.0085
	14	.0000	.0000	.0000	.0000	.0000	.0000	.0000	.0000	.0001	.0005	.0018
	15	.0000	.0000	.0000	.0000	.0000	.0000	.0000	.0000	.0000	.0001	.0002
	16	.0000	.0000	.0000	.0000	.0000	.0000	.0000	.0000	.0000	.0000	.0000
17	0	.8429	.4181	.1668	.0631	.0225	.0075	.0023	.0007	.0002	.0000	.0000
	1	.1447	.3741	.3150	.1893	.0957	.0426	.0169	.0060	.0019	.0005	.0001
	2	.0117	.1575	.2800	.2673	.1914	.1136	.0581	.0260	.0102	.0035	.0010
	3	.0006	.0415	.1556	.2359	.2393	.1893	.1245	.0701	.0341	.0144	.0052
	4	.0000	.0076	.0605	.1457	.2093	.2209	.1868	.1320	.0796	.0411	.0182
	5	.0000	.0010	.0175	.0668	.1361	.1914	.2081	.1849	.1379	.0875	.0472
	6	.0000	.0000	.0039	.0236	.0680	.1276	.1784	.1991	.1839	.1432	.0944
	7	.0000	.0000	.0007	.0065	.0267	.0668	.1201	.1685	.1927	.1841	.1484
	8	.0000	.0000	.0001	.0014	.0084	.0279	.0644	.1134	.1606	.1883	.1855
	9	.0000	.0000	.0003	.0003	.0021	.0093	.0276	.0611	.1070	.1540	.1855

표 1-5 이항분포표

n	x	.01	.05	.10	.15	.20	.25^{x}	.30	.35	.40	.45	.50
17	10	.0000	.0000	.0000	.0000	.0004	.0025	.0095	.0263	.0571	.1008	.1484
	11	.0000	.0000	.0000	.0000	.0001	.0005	.0026	.0090	.0242	.0525	.0944
	12	.0000	.0000	.0000	.0000	.0000	.0001	.0006	.0024	.0081	.0215	.0472
	13	.0000	.0000	.0000	.0000	.0000	.0000	.0001	.0005	.0021	.0068	.0182
	14	.0000	.0000	.0000	.0000	.0000	.0000	.0000	.0001	.0004	.0016	.0052
	15	.0000	.0000	.0000	.0000	.0000	.0000	.0000	.0000	.0001	.0003	.0010
	16	.0000	.0000	.0000	.0000	.0000	.0000	.0000	.0000	.0000	.0000	.0001
	17	.0000	.0000	.0000	.0000	.0000	.0000	.0000	.0000	.0000	.0000	.0000
18	0	.8345	.3972	.1501	.0536	.0180	.0056	.0016	.0004	.0001	.0003	.0010
	1	.1517	.3763	.3002	.1704	.0811	.0338	.0126	.0042	.0012	.0003	.0001
	2	.0130	.1683	.2835	.2556	.1723	.0958	.0458	.0190	.0069	.0022	.0006
	3	.0007	.0473	.1680	.2406	.2297	.1704	.1046	.0547	.0246	.0095	.0001
	4	.0000	.0093	.0700	.1592	.2153	.2130	.1681	.1104	.0614	.0291	.0117
	5	.0000	.0014	.0218	.0787	.1507	.1988	.2017	.1664	.1146	.0666	.0327
	6	.0000	.0002	.0052	.0301	.0816	.1436	.1873	.1941	.1655	.1181	.0708
	7	.0000	.0000	.0010	.0091	.0350	.0820	.1376	.1792	.1892	.1657	.1214
	8	.0000	.0000	.0002	.0022	.0120	.0376	.0811	.1327	.1734	.1864	.1669
	9	.0000	.0000	.0000	.0004	.0033	.0139	.0386	.0794	.1284	.1694	.1855
	10	.0000	.0000	.0000	.0001	.0008	.0042	.0419	.0385	.0771	.1248	.1669
	11	.0000	.0000	.0000	.0000	.0001	.0010	.0046	.0151	.0374	.0742	.1214
	12	.0000	.0000	.0000	.0000	.0000	.0002	.0012	.0047	.0145	.0354	.0708
	13	.0000	.0000	.0000	.0000	.0000	.0000	.0002	.0012	.0045	.0134	.0327
	14	.0000	.0001	.0000	.0000	.0000	.0000	.0000	.0002	.0011	.0039	.0117
	15	.0000	.0000	.0000	.0000	.0000	.0000	.0000	.0000	.0002	.0009	.0031
	16	.0000	.0000	.0000	.0000	.0000	.0000	.0000	.0000	.0000	.0001	.0006
	17	.0000	.0000	.0000	.0000	.0000	.0000	.0000	.0000	.0000	.0000	.0001
	18	.0000	.0000	.0000	.0000	.0000	.0000	.0000	.0000	.0000	.0000	.0000
19	0	.8262	.3774	.1351	.0456	.0144	.0042	.0011	.0003	.0001	.0000	.0000
	1	.1586	.3774	.2852	.1529	.0685	.0268	.0093	.0029	.0008	.0002	.0000
	2	.0144	.1787	.2852	.2428	.1540	.0803	.0358	.0138	.0046	.0013	.0003
	3	.0008	.0533	.1796	.2428	.2182	.1517	.0869	.0422	.0175	.0062	.0018
	4	.0000	.0112	.0798	.1714	.2182	.2023	.1491	.0909	.0467	.0203	.0074
	5	.0000	.0018	.0266	.0907	.1636	.2023	.1916	.1468	.0933	.0497	.0222
	6	.0000	.0002	.0069	.0374	.0955	.1574	.1916	.1844	.1451	.0949	.0518
	7	.0000	.0000	.0014	.0122	.0443	.0974	.1525	.1844	.1797	.1443	.0961
	8	.0000	.0000	.0002	.0032	.0166	.0487	.0981	.1489	.1797	.1771	.1442
	9	.0000	.0000	.0000	.0007	.0051	.0198	.0514	.0980	.1464	.1771	.1762
	10	.0000	.0000	.0000	.0001	.0013	.0066	.0220	.0528	.0976	.1449	.1762
	11	.0000	.0000	.0000	.0000	.0003	.0018	.0077	.0233	.0532	.0970	.1442
	12	.0000	.0000	.0000	.0000	.0000	.0004	.0022	.0083	.0237	.0529	.0961
	13	.0000	.0000	.0000	.0000	.0000	.0001	.0005	.0024	.0085	.0233	.0518
	14	.0000	.0000	.0000	.0000	.0000	.0000	.0001	.0006	.0024	.0082	.0222

표 1-6 이항분포표

n	x	.01	.05	.10	.15	.20	.25^{x}	.30	.35	.40	.45	.50
19	15	.0000	.0000	.0000	.0000	.0000	.0000	.0000	.0001	.0005	.0022	.0074
	16	.0000	.0000	.0000	.0000	.0000	.0000	.0000	.0000	.0001	.0005	.0018
	17	.0000	.0000	.0000	.0000	.0000	.0000	.0000	.0000	.0000	.0001	.0003
	18	.0000	.0000	.0000	.0000	.0000	.0000	.0000	.0000	.0000	.0000	.0000
	19	.0000	.0000	.0000	.0000	.0000	.0000	.0000	.0001	.0000	.0000	.0000
20	0	.8179	.3585	.1216	.0388	.0115	.0032	.0008	.0002	.0000	.0000	.0000
	1	.1652	.3774	.2702	.1368	.0576	.0211	.0068	.0020	.0005	.0001	.0000
	2	.0159	.1887	.2852	.2293	.1369	.0669	.0278	.0100	.0031	.0008	.0002
	3	.0010	.0596	.1901	.2428	.2054	.1339	.0718	.0323	.0123	.0040	.0011
	4	.0000	.0133	.0898	.1821	.2182	.1897	.1304	.0738	.0350	.0139	.0046
	5	.0000	.0022	.0319	.1028	.1746	.2023	.1789	.1272	.0746	.0365	.0148
	6	.0000	.0003	.0089	.0454	.1091	.1686	.1916	.1712	.1244	.0746	.0370
	7	.0000	.0000	.0020	.0160	.0545	.1124	.1643	.1844	.1659	.1221	.0739
	8	.0000	.0000	.0004	.0046	.0222	.0609	.1144	.1614	.1797	.1623	.1201
	9	.0000	.0000	.0001	.0011	.0074	.0271	.0654	.1158	.1597	.1771	.1602
	10	.0000	.0000	.0000	.0002	.0020	.0099	.0308	.0686	.1171	.1593	.1762
	11	.0000	.0000	.0000	.0000	.0005	.0030	.0120	.0336	.0710	.1185	.1602
	12	.0000	.0000	.0000	.0000	.0001	.0008	.0039	.0136	.0355	.0727	.1201
	13	.0000	.0000	.0000	.0000	.0000	.0002	.0010	.0045	.0146	.0366	.0739
	14	.0000	.0000	.0000	.0000	.0000	.0000	.0002	.0012	.0049	.0150	.0370
	15	.0000	.0000	.0000	.0000	.0000	.0000	.0000	.0003	.0013	.0049	.0148
	16	.0000	.0000	.0000	.0000	.0000	.0000	.0000	.0000	.0003	.0013	.0046
	17	.0000	.0001	.0000	.0000	.0000	.0000	.0000	.0000	.0000	.0002	.0011
	19	.0000	.0000	.0000	.0000	.0000	.0000	.0000	.0000	.0000	.0000	.0002
	19	.0000	.0000	.0000	.0000	.0000	.0000	.0000	.0000	.0000	.0000	.0000
	20	.0000	.0000	.0000	.0000	.0000	.0000	.0000	.0000	.0000	.0000	.0000

2. 포아송분포표

표 2-1 포아송분포표

X	λ									
	0.1	0.2	0.3	0.4	0.5	0.6	0.7	0.8	0.9	1.0
0	.9048	.8187	.7408	.6703	.6065	.5488	.4966	.4493	.4066	.3679
1	.0905	.1637	.0222	.2681	.3033	.3293	.3476	.3595	.3659	.3679
2	.0045	.0164	.0333	.0536	.0758	.0988	.1217	.1438	.1647	.1839
3	.0002	.0011	.0033	.0072	.0126	.0198	.0284	.0383	.0494	.0613
4		.0001	.0002	.0007	.0016	.0030	.0050	.0077	.0111	.0153
5				.0001	.0002	.0004	.0007	.0012	.0020	.0031
6							.0001	.0002	.0003	.0005
7										.0001

표 2-2 포아송분포표

X	λ									
	1.5	2.0	2.5	3.0	3.5	4.0	4.5	5.0	6.0	7.0
0	.2231	.1353	.0821	.0498	.0302	.0183	.0111	.0067	.0025	.0009
1	.3347	.2707	.2052	.1494	.1057	.0733	.0500	.0337	.0149	.0064
2	.2510	.2707	.2565	.2240	.1850	.1465	.1125	.0842	.0446	.0223
3	.1255	.1804	.2138	.2240	.2158	.1954	.1687	.1404	.0892	.0521
4	.0471	.0902	.1336	.1680	.1888	.1954	.1898	.1755	.1339	.0912
5	.0141	.0361	.0668	.1008	.1322	.1563	.1708	.1755	.1606	.1277
6	.0035	.0120	.0278	.0504	.0771	.1042	.1281	.1462	.1606	.1490
7	.0008	.0034	.0099	.0216	.0385	.0595	.0824	.1044	.1377	.1490
8	.0001	.0009	.0031	.0081	.0169	.0298	.0463	.0653	.1033	.1304
9		.0002	.0009	.0027	.0066	.0132	.0232	.0363	.0688	.1014
10			.0002	.0008	.0023	.0053	.0104	.0181	.0413	.0710
11				.0002	.0007	.0019	.0043	.0082	.0225	.0452
12				.0001	.0002	.0006	.0016	.0034	.0113	.0264
13					.0001	.0002	.0006	.0013	.0052	.0142
14						.0001	.0002	.0005	.0022	.0071
15							.0001	.0002	.0009	.0033
16									.0003	.0014
17									.0001	.0006
18										.0002
19										.0001

3. $e^{-\lambda}$표

표 3-1 $e^{-\lambda}$표

λ	$e^{-\lambda}$	λ	$e^{-\lambda}$	λ	$e^{-\lambda}$
0.00	1.000000	2.35	.955369	4.70	.009095
0.05	.951229	2.40	.090718	4.75	.008652
0.10	.904837	2.45	.086294	4.80	.008230
0.15	.860708	2.50	.082085	4.85	.007828
0.20	.818731	2.55	.078082	4.90	.007447
0.25	.778801	2.60	.074274	4.95	.007083
0.30	.740818	2.65	.070651	5.00	.006738
0.35	.704688	2.70	.067206	5.05	.006409
0.40	.670320	2.75	.063928	5.10	.006097
0.45	.637628	2.80	.060810	5.15	.005799
0.50	.606531	2.85	.057844	5.20	.005517
0.55	.576950	2.90	.055023	5.25	.005248
0.60	.548812	2.95	.052340	5.30	.004992
0.65	.522046	3.00	.049787	5.35	.004748
0.70	.496585	3.05	.047359	5.40	.004517
0.75	.472367	3.10	.045049	5.45	.004296
0.80	.449329	3.15	.042852	5.50	.004087
0.85	.427415	3.20	.040762	5.55	.003887
0.90	.406570	3.25	.038774	5.60	.003698
0.95	.386741	3.30	.036883	5.65	.003518
1.00	.367879	3.35	.035084	5.70	.003346
1.05	.349938	3.40	.033373	5.75	.003183
1.10	.332871	3.45	.031746	5.80	.003028
1.15	.316637	3.50	.030197	5.85	.002880
1.20	.301194	3.55	.028725	5.90	.002739
1.25	.286505	3.60	.027324	5.95	.002606
1.30	.272532	3.65	.025991	6.00	.002479
1.35	.259240	3.70	.024724	6.05	.002358
1.40	.246597	3.75	.023518	6.10	.002243
1.45	.234570	3.80	.022371	6.15	.002133
1.50	.223130	3.85	.021280	6.20	.002029
1.55	.212248	3.90	.020242	6.25	.001930
1.60	.201897	3.95	.019255	6.30	.001836
1.65	.192050	4.00	.018316	6.35	.001747
1.70	.182684	4.05	.017422	6.40	.001661
1.75	.173774	4.10	.016573	6.45	.001581
1.80	.165299	4.15	.015764	6.50	.001503
1.85	.157237	4.20	.014996	6.55	.001430
1.90	.149569	4.25	.014264	6.60	.001360
1.95	.142274	4.30	.013569	6.65	.001294
2.00	.135335	4.35	.012907	6.70	.001231
2.05	.128735	4.40	.012277	6.75	.001171
2.10	.122456	4.45	.011679	6.80	.001114
2.15	.116484	4.50	.011109	6.85	.001059
2.20	.110803	4.55	.010567	6.90	.001008
2.25	.105399	4.60	.010052	6.95	.000959
2.30	.100259	4.65	.009562	7.00	.000912

표 3-2 $e^{-\lambda}$표

λ	$e^{-\lambda}$	λ	$e^{-\lambda}$	λ	$e^{-\lambda}$
7.05	.000867	8.05	.000319	9.05	.000117
7.10	.000825	8.10	.000304	9.10	.000112
7.15	.000785	8.15	.000289	9.15	.000106
7.20	.000747	8.20	.000275	9.20	.000101
7.25	.000710	8.25	.000261	9.25	.000096
7.30	.000676	8.30	.000249	9.30	.000091
7.35	.000643	8.35	.000236	9.35	.000087
7.40	.000611	8.40	.000225	9.40	.000083
7.45	.000581	8.45	.000214	9.45	.000079
7.50	.000553	8.50	.000204	9.50	.000075
7.55	.000526	8.55	.000194	9.55	.000071
7.60	.000501	8.60	.000184	9.60	.000068
7.65	.000476	8.65	.000175	9.65	.000064
7.70	.000453	8.70	.000167	9.70	.000061
7.75	.000431	8.75	.000158	9.75	.000058
7.80	.000410	8.80	.000151	9.80	.000056
7.85	.000390	8.85	.000143	9.85	.000053
7.90	.000371	8.90	.000136	9.90	.000050
7.95	.000353	8.95	.000130	9.95	.000048
8.00	.000336	9.00	.000123	10.00	.000045

4. 표준정규분포

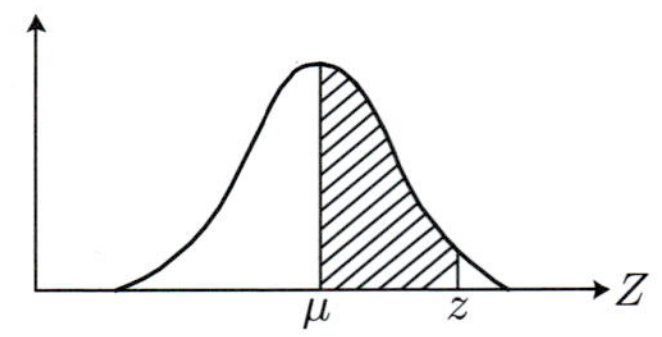

$$Z = \frac{\overline{X} - \mu}{\sigma}$$

표 4-1 표준정규분포

Z	.00	.01	.02	.03	.04	.05	.06	.07	.08	.09
.00	.0000	.0040	.0120	.0120	.0160	.0199	.0239	.0279	.0319	.0359
.10	.0398	.0438	.0517	.0517	.0557	.0596	.0636	.0675	.0714	.0753
.20	.0793	.0832	.0910	.0910	.0948	.0987	.1026	.1064	.1103	.1141
.30	.1179	.1217	.1293	.1293	.1331	.1368	.1406	.1443	.1480	.1517
.40	.1554	.1591	.1664	.1664	.1700	.1736	.1772	.1808	.1840	.1879
.50	.1915	.1950	.2019	.2019	.2054	.2088	.2123	.2157	.2190	.2224
.60	.2257	.2291	.2357	.2357	.2389	.2422	.2454	.2486	.2517	.2549
.70	.2580	.2611	.2673	.2673	.2703	.2734	.2764	.2793	.2823	.2852
.80	.2881	.2910	.2967	.2967	.2995	.3023	.3051	.3078	.3106	.3133
.90	.3159	.3186	.3238	.3238	.3264	.3289	.3315	.3340	.3365	.3389
1.00	.3413	.3438	.3485	.3485	.3508	.0331	.3554	.3577	.3599	.3621
1.10	.3643	.3665	.3708	.3708	.3729	.3749	.3770	.3790	.3810	.3830
1.20	.3849	.3869	.3907	.3907	.3925	.3944	.3962	.3980	.3997	.4015
1.30	.4032	.4049	.4082	.4082	.4099	.4115	.4131	.4147	.4162	.4177
1.40	.4192	.4207	.4236	.4236	.4251	.4265	.4279	.4292	.4306	.4319
1.50	.4332	.4345	.4370	.4370	.4382	.4394	.4406	.4418	.4429	.4441
1.60	.4452	.4463	.4474	.4474	.4495	.4505	.4515	.4525	.4535	.4545
1.70	.4554	.4564	.4582	.4582	.4591	.4599	.4608	.4616	.4625	.4633
1.80	.4641	.4649	.4664	.4664	.4671	.4678	.4686	.4693	.4699	.4706
1.90	.4713	.4719	.4732	.4732	.4738	.4744	.4750	.4756	.4761	.4767
2.00	.4772	.4778	.4888	.4788	.4793	.4798	.4803	.4808	.4812	.4817
2.10	.4821	.4826	.4834	.4834	.4838	.4842	.4846	.4850	.4854	.4857
2.20	.4861	.4864	.4971	.4871	.4875	.4878	.4881	.4884	.4887	.4890
2.30	.4893	.4896	.4901	.4901	.4904	.4906	.4909	.4911	.4913	.4916
2.40	.4918	.4920	.4925	.4925	.4927	.4929	.4931	.4932	.4934	.4936
2.50	.4938	.4940	.4943	.4943	.4945	.4946	.4948	.4949	.4951	.4952
2.60	.4953	.4955	.4957	.4957	.4959	.4960	.4961	.4962	.4963	.4964
2.70	.4965	.4966	.4968	.4968	.4969	.4970	.4971	.4972	.4973	.4974
2.80	.4974	.4975	.4977	.4977	.4977	.4978	.4979	.4979	.4980	.4981
2.90	.4981	.4982	.4983	.4983	.4984	.4984	.4985	.4985	.4986	.4986
3.00	.4987	.4987	.4988	.4988	.4988	.4989	.4989	.4989	.4990	.4990
3.10	.4990	.4991	.4991	.4991	.4992	.4992	.4992	.4992	.4993	.4993
3.20	.4993	.4993	.4994	.4994	.4994	.4994	.4994	.4995	.4995	.4995
3.30	.4995	.4995	.4996	.4996	.4996	.4996	.4996	.4996	.4996	.4997
3.40	.4997	.4997	.4997	.4997	.4997	.4997	.4997	.4997	.4997	.4998
3.50	.4998	.4998	.4998	.4998	.4998	.4998	.4998	.4998	.4998	.4998
3.60	.4998	.4998	.4999	.4999	.4999	.4999	.4999	.4999	.4999	.4999
3.70	.4999	.4999	.4999	.4999	.4999	.4999	.4999	.4999	.4999	.4999
3.80	.4999	.4999	.4999	.4999	.4999	.4999	.4999	.4999	.4999	.4999

5. 난수표

표 5-1 표준정규분포

00000	10097	32533	76520	13586	34673	54876	80959	09117	39292	74945
00001	37542	04805	64894	74296	24805	24037	20636	10402	00822	91665
00002	08422	68953	19645	09303	23209	02560	15953	34764	35080	33606
00003	99019	02529	09376	70715	38311	31165	88676	74397	04436	27659
00004	12807	99970	80157	36147	64032	36653	98951	16877	12171	76833
00005	66065	74717	34072	76850	36697	36170	65813	39885	11199	29170
00006	31060	10805	45571	82406	35303	42614	86799	07439	23403	09732
00007	85269	77602	02051	65692	68665	74818	73053	85247	18623	88579
00008	63573	32135	05325	47048	90553	57548	28468	28709	83491	25624
00009	73796	45753	03529	64778	35808	34282	60935	20344	35273	88435
00010	98520	17767	14905	68607	22109	40558	60970	93433	50500	73998
00011	11805	05431	39808	27732	50725	68248	29405	24201	52775	67851
00012	83452	99634	06288	98083	13746	70078	18475	40610	68711	77817
00013	88685	40200	86507	58401	36766	67951	90364	76493	29609	11062
00014	99594	67348	87517	64969	91826	08928	93785	61368	23478	34113
00015	65481	17674	17468	50950	58047	76974	73039	57186	40218	16544
00016	80124	35635	17727	08015	45318	22374	21115	78253	14385	53763
00017	74350	99817	77402	77214	43236	00210	45521	64237	96286	02655
00018	69916	26803	66252	29148	36936	87203	76621	13990	94400	56418
00019	09893	20505	14225	68514	46427	56788	96297	78822	54382	14598
00020	91499	14523	68479	27686	46162	83554	94750	89923	37089	20048
00021	80336	94598	26940	36858	70297	34135	53140	33340	42050	82341
00022	44104	81949	85157	47954	32979	26575	57600	40881	22222	06413
00023	12550	73742	11100	02040	12860	74697	96644	89439	28707	25815
00024	63606	49329	16505	34484	40219	52563	43651	77082	07207	31790
00025	61196	90446	26457	47774	51924	33729	65394	59593	42582	60527
00026	15474	45266	95270	79953	59367	83848	82396	10118	33211	59466
00027	94557	28573	67897	54387	54622	44431	91190	42592	92927	45973
00028	42481	16213	97344	08721	16868	48767	03071	12059	25701	46670
00029	23523	78317	73208	89837	68935	91416	26252	29663	05522	82562
00030	04493	52494	75246	33824	45862	51025	61962	79335	65337	12472
00031	00549	97654	64051	88159	96119	63896	54692	82391	23287	29529
00032	35963	15307	26898	09354	33351	35462	77974	50024	90103	39333
00033	59808	08391	45427	26842	83609	49700	13021	24892	78565	20106
00034	46058	85236	01390	92286	77281	44077	93910	83647	70617	42941

6. t 분포표

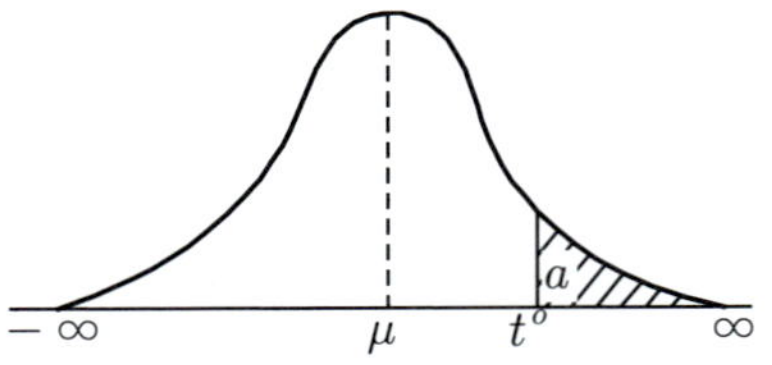

☞ 예) a=0.05, 자유도=10, ta=1.812

$$t=\frac{\overline{X}-\mu}{S}$$

표 6-1 t 분포표

자유도(df)	t.100	t.050	t.025	t.010	t.005
1	3.078	6.314	12.706	31.821	63.657
2	1.886	2.920	4.303	6.965	9.925
3	1.638	2.353	3.182	4.541	5.841
4	1.533	2.132	2.776	3.747	4.604
5	**1.476**	2.015	2.571	3.365	**4.032**
6	1.440	1.943	2.447	3.143	3.707
7	1.415	1.895	2.365	2.998	3.499
8	1.397	1.860	2.306	2.896	3.355
9	1.383	1.833	2.262	2.821	3.250
10	1.372	**1.812**	2.228	2.764	3.169
11	1.363	1.796	2.201	2.718	3.106
12	1.356	1.782	2.179	2.681	3.055
13	1.350	1.771	2.160	2.650	3.012
14	1.345	1.761	2.145	2.624	2.977
15	1.341	1.753	2.131	2.602	2.947
16	1.337	1.746	2.120	2.583	2.921
17	1.333	1.740	2.110	2.567	2.898
18	1.330	1.734	2.101	2.552	2.878
19	1.328	1.729	2.093	2.539	2.861
20	1.325	1.725	2.086	2.528	2.845
21	1.323	1.721	2.080	2.518	2.831
22	1.321	1.717	2.074	2.508	2.819
23	1.319	1.714	2.069	2.500	2.807
24	1.318	1.711	2.064	2.492	2.797
25	1.316	1.708	2.060	2.485	2.787
26	1.315	1.706	2.056	2.479	2.779
27	1.314	1.703	2.052	2.473	2.771
28	1.313	1.701	2.048	2.467	2.763
29	1.311	1.699	2.045	2.462	2.756
∞	**1.282**	1.645	1.960	2.326	**2.576**

7. F 분포표

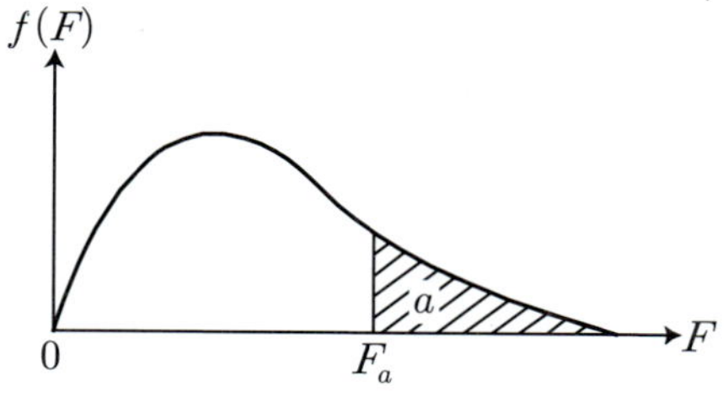

☞ 예) α=0.10, v_1=4, v_2=7일 경우
$F_{0.10}$=2.96

▶ v_1=df_1(분자자유도) v_2=df_2(분모자유도)

α=0.10

표 7-1 F 분포표

df_2 \ df_1 (분자자유도)	1	2	3	4	5	6	7	8	9
1	39.86	49.50	53.59	55.83	57.24	58.20	58.91	59.44	59.86
2	8.53	9.00	9.16	9.24	9.29	9.33	9.35	9.37	9.38
3	5.54	5.46	5.39	5.34	5.31	5.28	5.27	5.25	5.24
4	4.54	4.32	4.19	4.11	4.05	4.01	3.98	3.95	3.94
5	4.06	3.78	3.62	3.52	3.45	3.40	3.37	3.34	3.32
6	3.78	3.46	3.29	3.18	3.11	3.05	3.01	2.98	2.96
7	3.59	3.26	3.07	**2.96**	2.88	2.83	2.78	2.75	2.72
8	3.46	3.11	2.92	2.81	2.73	2.67	2.62	2.59	2.56
9	3.36	3.01	2.81	2.69	2.61	2.55	2.51	2.47	2.44
10	3.29	2.92	2.73	2.61	2.52	2.46	2.41	2.38	2.35
11	3.23	2.86	2.66	2.54	2.45	2.39	2.34	2.30	2.27
12	3.18	2.81	2.61	2.48	2.39	2.33	2.28	2.24	2.21
13	3.14	2.76	2.56	2.43	2.35	2.28	2.23	2.20	2.16
14	3.10	2.73	2.52	2.39	2.31	2.24	2.19	2.15	2.12
15	3.07	2.70	2.49	2.36	2.27	2.21	2.16	2.12	2.09
16	3.05	2.67	2.46	2.33	2.24	2.18	2.13	2.09	2.06
17	3.03	2.64	2.44	2.31	2.22	2.15	2.10	2.06	2.03
18	3.01	2.62	2.42	2.29	2.20	2.13	2.08	2.04	2.00
19	2.99	2.61	2.40	2.27	2.18	2.11	2.06	2.02	1.98
20	2.97	2.59	2.38	2.25	2.16	2.09	2.04	2.00	1.96
21	2.96	2.57	2.36	2.23	2.14	2.08	2.02	1.98	1.95
22	2.95	2.56	2.35	2.22	2.13	2.06	2.01	1.97	1.93
23	2.94	2.55	2.34	2.21	2.11	2.05	1.99	1.95	1.92
24	2.93	2.54	2.33	2.19	2.10	2.04	1.98	1.94	1.91
25	2.92	2.53	2.32	2.18	2.09	2.02	1.97	1.93	1.89
26	2.91	2.52	2.31	2.17	2.08	2.01	1.96	1.92	1.88
27	2.90	2.51	2.30	2.17	2.07	2.00	1.95	1.91	1.87
28	2.89	2.50	2.29	2.16	2.06	2.00	1.94	1.90	1.87
29	2.89	2.50	2.28	2.15	2.06	1.99	1.93	1.89	1.86
30	2.88	2.49	2.28	2.14	2.05	1.98	1.93	1.88	1.85
40	2.84	2.44	2.23	2.09	2.00	1.93	1.87	1.83	1.79
60	2.79	2.39	2.18	2.04	1.95	1.87	1.82	1.77	1.74
120	2.75	2.35	2.13	1.99	1.90	1.82	1.77	1.72	1.68
∞	2.71	2.30	2.08	1.94	1.85	1.77	1.72	1.67	1.63

(행: 분모자유도)

$\alpha=0.10$

표 7-2 F 분포표

df_2 \ df_1 (분모자유도 \ 분자자유도)	10	12	15	20	24	30	40	60	120	∞
1	60.19	60.71	61.22	61.74	62.00	62.26	62.53	62.79	63.06	63.33
2	9.39	9.41	9.42	9.44	9.45	9.46	9.47	9.47	9.48	9.49
3	5.23	5.22	5.20	5.18	5.18	5.17	5.16	5.15	5.14	5.13
4	3.92	3.90	3.87	3.84	3.83	3.82	3.80	3.79	3.78	3.76
5	3.30	3.27	3.24	3.21	3.19	3.17	3.16	3.14	3.12	3.10
6	2.94	2.90	2.87	2.84	2.82	2.80	2.78	2.76	2.74	2.72
7	2.70	2.67	2.63	2.59	2.58	2.56	2.54	2.51	2.49	2.47
8	2.54	2.50	2.46	2.42	2.40	2.38	2.36	2.34	2.32	2.29
9	2.42	2.38	2.34	2.30	2.28	2.25	2.23	2.21	2.18	2.16
10	2.32	2.28	2.24	2.20	2.18	2.16	2.13	2.11	2.08	2.06
11	2.25	2.21	2.17	2.12	2.10	2.08	2.05	2.03	2.00	1.97
12	2.19	2.15	2.10	2.06	2.04	2.01	1.99	1.96	1.93	1.90
13	2.14	2.10	2.05	2.01	1.98	1.96	1.93	1.90	1.88	1.85
14	2.10	2.05	2.01	1.96	1.94	1.91	1.89	1.86	1.83	1.80
15	2.06	2.02	1.97	1.92	1.90	1.87	1.85	1.82	1.79	1.76
16	2.03	1.99	1.94	1.89	1.87	1.84	1.81	1.78	1.75	1.72
17	2.00	1.96	1.91	1.86	1.84	1.81	1.78	1.75	1.72	1.69
18	1.98	1.93	1.89	1.84	1.81	1.78	1.75	1.72	1.69	1.66
19	1.96	1.91	1.86	1.81	1.79	1.76	1.73	1.70	1.67	1.63
20	1.94	1.89	1.84	1.79	1.77	1.74	1.71	1.68	1.64	1.61
21	1.92	1.87	1.83	1.78	1.75	1.72	1.69	1.66	1.62	1.59
22	1.90	1.86	1.81	1.76	1.73	1.70	1.67	1.64	1.60	1.57
23	1.89	1.84	1.80	1.74	1.72	1.69	1.66	1.62	1.59	1.55
24	1.88	1.83	1.78	1.73	1.70	1.67	1.64	1.61	1.57	1.53
25	1.87	1.82	1.77	1.72	1.69	1.66	1.63	1.59	1.56	1.52
26	1.86	1.81	1.76	1.71	1.68	1.65	1.61	1.58	1.54	1.50
27	1.85	1.80	1.75	1.70	1.67	1.64	1.60	1.57	1.53	1.49
28	1.84	1.79	1.74	1.69	1.66	1.63	1.59	1.56	1.52	1.48
29	1.83	1.78	1.73	1.68	1.65	1.62	1.58	1.55	1.51	1.47
30	1.82	1.77	1.72	1.67	1.64	1.61	1.57	1.54	1.50	1.46
40	1.76	1.71	1.66	1.61	1.57	1.54	1.51	1.47	1.42	1.38
60	1.71	1.66	1.60	1.51	1.51	1.48	1.44	1.40	1.35	1.29
120	1.65	1.60	1.55	1.48	1.45	1.41	1.37	1.32	1.26	1.19
∞	1.60	1.55	1.49	1.42	1.38	1.34	1.30	1.24	1.17	1.00

α=0.05

표 7-3 F 분포표

분모자유도 df_2 \ 분자자유도 df_1	1	2	3	4	5	6	7	8	9
1	161.4	199.5	215.7	224.6	230.2	234.0	236.8	238.9	240.5
2	18.51	19.00	19.25	19.25	19.30	19.33	19.35	19.37	19.38
3	10.13	9.55	9.28	9.12	9.01	8.94	8.89	8.85	8.81
4	7.71	6.94	6.59	6.39	6.26	6.16	6.09	6.04	6.00
5	6.61	5.79	5.41	5.19	5.05	4.95	4.88	4.82	4.77
6	5.99	5.14	4.76	4.53	4.39	4.28	4.21	4.15	4.10
7	5.59	4.74	4.35	4.12	3.97	3.87	3.79	3.73	3.68
8	5.32	4.46	4.07	3.84	3.69	3.58	3.50	3.44	3.39
9	5.12	4.26	3.86	3.63	3.48	3.37	3.29	3.23	3.18
10	4.96	4.10	3.71	3.48	3.33	3.22	3.14	3.07	3.02
11	4.84	3.98	3.59	3.36	3.20	3.09	3.01	2.95	2.90
12	4.75	3.89	3.49	3.26	3.11	3.00	2.91	2.85	2.80
13	4.67	3.81	3.41	3.18	3.03	2.92	2.83	2.77	2.71
14	4.60	3.74	3.34	3.11	2.96	2.85	2.76	2.70	2.65
15	4.54	3.68	3.29	3.06	2.90	2.79	2.71	2.64	2.59
16	4.49	3.63	3.24	3.01	2.85	2.74	2.66	2.95	2.54
17	4.45	3.59	3.20	2.96	2.81	2.70	2.61	2.55	2.49
18	4.41	3.55	3.16	2.93	2.77	2.66	2.58	2.51	2.46
19	4.38	3.52	3.13	2.90	2.74	2.63	2.54	2.48	2.42
20	4.35	3.49	3.10	2.87	2.71	2.60	2.51	2.45	2.39
21	4.32	3.47	3.07	2.84	2.68	2.57	2.49	2.42	2.37
22	4.30	3.44	3.05	2.82	2.66	2.55	2.46	2.40	2.34
23	4.28	3.42	3.03	2.80	2.64	2.53	2.44	2.37	2.32
24	4.26	3.40	3.01	2.78	2.62	2.51	2.42	2.36	2.30
25	4.24	3.39	2.99	2.76	2.60	2.49	2.40	2.34	2.28
26	4.23	3.37	2.98	2.74	2.59	2.47	2.39	2.32	2.27
27	4.21	3.35	2.96	2.73	2.57	2.46	2.37	2.31	2.25
28	4.20	3.34	2.95	2.71	2.56	2.45	2.36	2.29	2.24
29	4.18	3.33	2.93	2.70	2.55	2.43	2.35	2.28	2.22
30	4.17	3.32	2.92	2.69	2.53	2.42	2.33	2.27	2.21
40	4.08	3.23	2.84	2.61	2.45	2.34	2.25	2.18	2.12
60	4.00	3.15	2.76	2.53	2.37	2.25	2.17	2.10	2.04
120	3.92	3.07	2.68	2.45	2.29	2.17	2.09	2.02	1.96
∞	3.84	3.00	2.60	2.37	2.21	2.10	2.01	1.94	1.88

α=0.05

표 7-4 F 분포표

df_2 \ df_1 (분자자유도)	1	2	3	4	5	6	7	8	9	∞
1	161.4	199.5	215.7	224.6	230.2	234.0	236.8	238.9	240.5	254.3
2	18.51	19.00	19.16	19.25	19.30	19.33	19.35	19.37	19.38	19.50
3	10.13	9.55	9.28	9.12	9.01	8.94	8.89	8.85	8.81	8.53
4	7.71	6.94	6.59	6.39	6.26	6.16	6.09	6.04	6.00	5.63
5	6.61	5.79	5.41	5.19	5.05	4.95	4.88	4.82	4.77	4.36
6	5.59	5.14	4.76	4.53	4.39	4.28	4.21	4.15	4.10	3.67
7	5.59	4.74	4.35	4.12	3.97	3.87	3.79	3.73	3.68	3.23
8	5.32	4.46	4.07	3.84	3.69	3.58	**3.50**	3.44	3.39	2.93
9	5.12	4.26	3.86	3.63	3.48	3.37	3.29	3.23	3.18	2.71
10	4.96	4.10	3.71	3.48	3.33	3.22	3.14	3.07	3.02	2.54
11	4.84	3.98	3.59	3.36	3.20	3.09	3.01	2.95	2.90	2.40
12	4.75	3.89	3.49	3.26	3.11	3.00	2.91	2.85	2.80	2.30
13	4.67	3.81	3.41	3.18	3.03	2.92	2.83	2.77	2.71	2.21
14	4.60	3.74	3.34	3.11	2.56	2.85	2.76	2.70	2.65	2.13
15	4.54	3.68	3.29	3.06	2.90	2.79	2.71	2.64	2.59	2.07
16	4.49	3.63	3.24	3.01	2.85	2.74	2.66	2.59	2.54	2.01
17	4.45	3.59	3.20	2.96	2.81	2.70	2.61	2.55	2.49	1.96
18	4.41	3.55	3.16	2.93	2.77	2.66	2.58	2.51	2.46	1.92
19	4.38	3.52	3.13	2.90	2.74	2.63	2.54	2.48	2.42	1.88
20	4.35	3.49	3.10	2.87	2.71	2.60	2.51	2.45	2.39	1.84
21	4.32	3.47	3.07	2.84	2.68	2.57	2.49	2.42	2.37	1.81
22	4.30	3.44	3.05	2.82	2.66	2.55	2.46	2.40	2.34	1.78
23	4.28	3.42	3.03	2.80	2.64	2.53	2.44	2.37	2.32	1.76
24	4.26	3.40	3.01	2.78	2.62	2.51	2.42	2.36	2.30	1.73
25	4.24	3.39	2.99	2.76	2.60	2.49	2.40	2.34	2.28	1.71
26	4.23	3.37	2.98	2.74	2.59	2.47	2.39	2.32	2.27	1.69
27	4.21	3.35	2.96	2.73	2.57	2.46	2.37	2.31	2.25	1.67
28	4.20	3.34	2.95	2.71	2.56	2.45	2.36	2.29	2.24	1.65
29	4.18	3.33	2.93	2.70	2.55	2.43	2.35	2.28	2.22	1.64
30	4.17	3.32	2.92	2.69	2.53	2.42	2.33	2.27	2.21	1.62
40	4.08	3.23	2.84	2.61	2.45	2.34	2.25	2.18	2.12	1.51
60	4.00	3.15	2.76	2.53	2.37	2.25	2.17	2.10	2.04	1.39
120	3.92	3.07	2.68	2.45	2.29	2.18	2.09	2.02	1.96	1.25
∞	3.84	3.00	2.60	2.37	2.21	2.10	2.01	1.94	1.88	1.00

(행: 분모자유도)

$\alpha = 0.025$

표 7-5 F 분포표

df_2 \ df_1	분자자유도								
분모자유도	1	2	3	4	5	6	7	8	9
1	647.8	799.5	864.2	899.6	921.8	937.1	948.2	956.7	963.3
2	38.51	39.00	39.17	39.25	39.30	39.33	39.36	39.37	39.39
3	17.44	16.04	15.44	15.10	14.88	14.73	14.73	14.54	14.47
4	12.22	10.65	9.98	9.60	9.36	9.20	9.20	8.98	8.90
5	10.01	8.43	7.76	7.39	7.15	6.98	6.98	6.76	6.68
6	8.81	7.26	6.60	6.23	5.99	5.82	5.82	5.60	5.52
7	8.07	6.54	5.89	5.52	5.29	5.12	5.12	4.90	4.82
8	7.57	6.06	5.42	5.05	4.82	4.65	4.65	4.43	4.36
9	7.21	5.71	5.08	4.72	4.48	4.32	4.32	4.10	4.03
10	6.94	5.46	4.83	4.47	4.24	4.07	4.07	3.85	3.78
11	6.72	5.26	4.63	4.28	4.04	3.88	3.88	3.66	3.59
12	6.55	5.10	4.47	4.12	3.89	3.73	3.73	3.51	3.44
13	6.41	4.97	4.35	4.00	3.77	3.60	3.60	3.39	3.31
14	6.30	4.86	4.24	3.89	3.66	3.50	3.50	3.29	3.21
15	6.20	4.77	4.15	3.80	3.58	3.41	3.41	3.20	3.12
16	6.12	4.69	4.08	3.73	3.50	3.34	3.22	3.12	3.05
17	6.04	4.62	4.01	3.66	3.44	3.28	3.16	3.06	2.98
18	5.98	4.56	3.95	3.61	3.38	3.22	3.10	3.01	2.93
19	5.92	4.51	3.90	3.56	3.33	3.17	3.05	2.96	2.88
20	5.87	4.46	3.88	3.51	3.29	3.13	3.01	2.91	2.84
21	5.83	4.42	3.82	3.48	3.25	3.09	2.97	2.87	2.80
22	5.79	4.38	3.78	3.44	3.22	3.05	2.93	2.84	2.76
23	5.75	4.35	3.75	3.41	3.18	3.02	2.90	2.81	2.73
24	5.72	4.32	3.72	3.38	3.15	2.99	2.87	2.78	2.70
25	5.69	4.29	3.69	3.35	3.13	2.97	2.85	2.75	2.68
26	5.66	4.27	3.67	3.33	3.10	2.94	2.82	2.73	2.65
27	5.63	4.24	3.65	3.31	3.08	2.92	2.80	2.71	2.63
28	5.61	4.22	3.63	3.29	3.06	2.90	2.78	2.69	2.61
29	5.59	4.20	3.61	3.27	3.04	2.88	2.76	2.67	2.59
30	5.57	4.18	3.59	3.25	3.03	2.87	2.75	2.65	2.57
40	5.42	4.05	3.46	3.13	2.90	2.74	2.62	2.53	2.45
60	5.29	3.93	3.34	3.01	2.79	2.63	2.51	2.41	2.33
120	5.15	3.80	3.23	2.89	2.67	2.52	2.39	2.30	2.22
∞	5.02	3.69	3.12	2.79	2.57	2.41	2.29	2.19	2.11

$\alpha=0.025$

표 7-6 F 분포표

분모자유도 df_2 \ 분자자유도 df_1	10	12	15	20	24	30	40	60	120	∞
1	968.6	976.7	984.9	993.1	997.2	1001	1006	1010	1014	1018
2	39.40	39.41	39.43	39.45	39.46	39.46	39.47	39.48	39.49	39.50
3	14.42	14.34	14.25	14.17	14.12	14.08	14.04	13.99	13.95	13.90
4	8.84	8.75	8.66	8.51	8.51	8.46	8.41	8.36	8.31	8.26
5	6.62	6.52	6.43	6.28	6.28	6.23	6.18	6.12	6.07	6.02
6	5.46	5.37	5.27	5.12	5.12	5.07	5.01	4.96	4.90	4.85
7	4.76	4.67	4.57	4.42	4.42	4.36	4.31	4.25	4.20	4.14
8	4.30	4.20	4.10	3.95	3.95	3.89	3.84	3.78	3.73	3.67
9	3.96	3.87	3.77	3.61	3.61	3.56	3.51	3.45	3.39	3.33
10	3.72	3.62	3.52	3.37	3.37	3.31	3.26	3.20	3.14	3.08
11	3.53	3.43	3.33	3.17	3.17	3.12	3.06	3.00	2.94	2.88
12	3.37	3.28	3.18	3.02	3.02	2.96	2.91	2.85	2.79	2.72
13	3.25	3.15	3.05	2.89	2.89	2.84	2.78	2.72	2.66	2.60
14	3.15	3.05	2.95	2.79	2.79	2.73	2.67	2.61	2.55	2.49
15	3.06	2.96	2.86	2.70	2.70	2.64	2.59	2.52	2.46	2.40
16	2.99	2.89	2.79	2.68	2.63	2.57	2.51	2.45	2.38	2.32
17	2.92	2.82	2.72	2.62	2.56	2.50	2.44	2.38	2.32	2.25
18	2.87	2.77	2.67	2.56	2.50	2.44	2.38	2.32	2.26	2.19
19	2.82	2.72	2.62	2.51	2.45	2.39	2.33	2.27	2.20	2.13
20	2.77	2.68	2.57	2.46	2.41	2.35	2.29	2.22	2.16	2.09
21	2.73	2.64	2.53	2.42	2.37	2.31	2.25	2.18	2.11	2.04
22	2.70	2.60	2.50	2.39	2.33	2.27	2.21	2.14	2.08	2.00
23	2.67	2.57	2.47	2.36	2.30	2.24	2.18	2.11	2.04	1.97
24	2.64	2.54	2.44	2.33	2.27	2.21	2.15	2.08	2.01	1.94
25	2.61	2.51	2.41	2.30	2.24	2.18	2.12	2.05	1.98	1.91
26	2.59	2.49	2.39	2.28	2.22	2.16	2.09	2.03	1.95	1.88
27	2.57	2.47	2.36	2.25	2.19	2.13	2.07	2.00	1.93	1.85
28	2.55	2.45	2.34	2.23	2.17	2.11	2.05	1.98	1.91	1.83
29	2.53	2.43	2.32	2.21	2.10	2.09	2.03	1.96	1.89	1.81
30	2.51	2.41	2.31	2.20	2.14	2.07	2.01	1.94	1.87	1.79
40	2.39	2.29	2.18	2.07	2.01	1.94	1.88	1.80	1.72	1.64
60	2.27	2.17	2.06	1.94	1.88	1.82	1.74	1.67	1.58	1.48
120	2.16	2.05	1.94	1.82	1.76	1.69	1.61	1.53	1.43	1.31
∞	2.05	1.94	1.83	1.71	1.64	1.57	1.48	1.39	1.27	1.00

α=0.01

표 7-7 F 분포표

df_2 (분모자유도) \ df_1 (분자자유도)	1	2	3	4	5	6	7	8	9
1	4,052	4,999.5	6,403	5,625	5,764	5,859	5,928	5,982	6,022
2	98.50	99.00	99.17	99.25	99.30	99.33	99.36	99.37	99.39
3	34.12	30.82	29.46	28.71	28.24	27.91	27.67	27.49	27.35
4	21.20	18.00	16.69	15.98	15.52	15.21	14.98	14.80	**14.66**
5	16.26	13.27	12.06	11.39	10.97	10.67	10.46	10.29	10.16
6	13.75	10.92	9.78	9.15	8.75	8.47	8.26	8.10	7.98
7	12.25	9.55	8.45	7.85	7.46	7.19	6.99	6.84	6.72
8	11.26	8.65	7.59	7.01	6.63	6.37	6.18	6.03	5.91
9	10.56	8.02	6.99	6.42	6.06	5.80	5.61	5.47	5.35
10	10.04	7.56	6.55	5.99	5.64	5.39	5.20	5.06	4.94
11	9.65	7.21	6.22	5.67	5.32	5.07	4.89	4.74	4.63
12	9.33	6.93	5.95	5.41	5.06	4.82	4.64	4.50	4.39
13	9.07	6.70	5.74	5.21	4.86	4.62	4.44	4.30	4.19
14	8.86	6.51	5.56	5.04	4.69	4.46	4.28	4.14	4.03
15	8.68	6.36	5.42	4.89	4.56	4.32	4.14	4.00	3.89
16	8.53	6.23	5.29	4.77	4.44	4.20	4.03	3.89	3.78
17	8.40	6.11	5.18	4.67	4.34	4.10	3.93	3.79	3.68
18	8.29	6.01	5.09	4.58	4.25	4.01	3.84	3.71	3.60
19	8.18	5.93	5.01	4.50	4.17	3.94	3.77	3.63	3.52
20	8.10	5.85	4.94	4.43	4.10	3.87	3.70	3.56	3.46
21	8.02	5.78	4.87	4.37	4.04	3.81	3.64	3.51	3.40
22	7.95	5.72	4.82	4.31	3.99	3.76	3.59	3.45	3.35
23	7.88	5.66	4.76	4.26	3.94	3.71	3.54	3.41	3.30
24	7.82	5.61	4.72	4.22	3.90	3.67	3.50	3.36	3.26
25	7.77	5.57	4.68	4.18	3.85	3.63	3.46	3.32	3.22
26	7.72	5.53	4.64	4.14	3.82	3.59	3.42	3.29	3.18
27	7.68	5.49	4.60	4.11	3.78	3.56	3.39	3.26	3.15
28	7.64	5.45	4.57	4.07	3.75	3.53	3.36	3.23	3.12
29	7.60	5.42	4.54	4.04	3.73	3.50	3.33	3.20	3.09
30	7.56	5.39	4.51	4.02	3.70	3.47	3.30	3.17	3.07
40	7.31	5.18	4.31	3.83	3.51	3.29	3.12	2.99	2.89
60	7.08	4.98	4.13	3.65	3.34	3.12	2.95	2.82	2.72
120	6.85	4.79	3.95	3.48	3.17	2.96	2.79	2.66	2.56
∞	6.63	4.61	3.78	3.32	3.02	2.80	2.64	2.51	2.41

α=0.01

표 7-8 F 분포표

df_2 (분모자유도) \ df_1 (분자자유도)	10	12	15	20	24	30	40	60	120	∞
1	6.056	6.106	6.157	6.209	6.235	6.261	6.287	6.313	6.339	6.366
2	99.40	99.42	99.43	99.45	99.46	99.47	99.47	99.48	99.49	99.50
3	27.23	27.05	26.87	26.69	26.60	26.50	26.41	26.32	26.22	26.13
4	14.55	14.37	14.20	14.02	13.93	13.84	13.75	13.65	13.56	13.46
5	10.05	9.89	9.72	9.55	9.47	9.38	9.29	9.20	9.11	9.02
6	7.87	7.72	7.56	7.40	7.31	7.23	7.14	7.06	6.97	6.88
7	6.62	6.47	6.31	6.16	6.07	5.99	5.91	5.82	5.74	5.65
8	5.81	5.67	5.52	5.36	5.28	5.20	5.12	5.03	4.95	4.86
9	5.26	5.11	4.96	4.81	4.73	4.65	4.57	4.48	4.40	4.31
10	4.85	4.71	4.56	4.41	4.33	4.25	4.17	4.08	4.00	3.91
11	4.54	4.40	4.25	4.10	4.02	3.94	3.86	3.78	3.69	3.60
12	4.30	4.16	4.01	3.86	3.78	3.70	3.62	3.54	3.45	3.36
13	4.10	3.96	3.82	3.66	3.59	3.51	3.43	3.34	3.25	3.17
14	3.94	3.80	3.66	3.51	3.43	3.35	3.27	3.18	3.09	3.00
15	3.80	3.67	3.52	3.37	3.29	3.21	3.13	3.05	2.96	2.87
16	3.69	3.55	3.41	3.26	3.18	3.10	3.02	2.93	2.84	2.75
17	3.59	3.46	3.31	3.16	3.08	3.00	2.92	2.83	2.75	2.65
18	3.51	3.37	3.23	3.08	3.00	2.92	2.84	2.75	2.66	2.57
19	3.43	3.30	3.15	3.00	2.92	2.84	2.76	2.67	2.58	2.49
20	3.37	3.23	3.09	2.94	2.86	2.78	2.69	2.61	2.52	2.42
21	3.31	3.17	3.03	2.88	2.80	2.72	2.64	2.55	2.46	2.36
22	3.26	3.12	2.98	2.83	2.75	2.67	2.58	2.50	2.40	2.31
23	3.21	3.07	2.93	2.78	2.70	2.62	2.54	2.45	2.35	2.26
24	3.17	3.03	2.89	2.74	2.66	2.58	2.49	2.40	2.31	2.21
25	3.13	2.99	2.85	2.70	2.62	2.54	2.45	2.36	2.27	2.17
26	3.09	2.96	2.81	2.66	2.58	2.50	2.42	2.33	2.23	2.13
27	3.06	2.93	2.78	2.63	2.55	2.47	2.38	2.29	2.20	2.10
28	3.03	2.90	2.75	2.60	2.52	2.44	2.35	2.26	2.17	2.06
29	3.00	2.87	2.73	2.57	2.49	2.41	2.33	2.23	2.14	2.03
30	2.98	2.84	2.70	2.55	2.47	2.39	2.30	2.21	2.11	2.01
40	2.80	2.66	2.52	2.37	2.29	2.20	2.11	2.02	1.92	1.80
60	2.63	2.50	2.35	2.20	2.12	2.03	1.94	1.84	1.73	1.60
120	2.47	2.34	2.19	2.03	1.95	1.86	1.76	1.66	1.53	1.38
∞	2.32	2.18	2.04	1.88	1.79	1.70	1.59	1.47	1.32	1.00

8. x^2 분포표

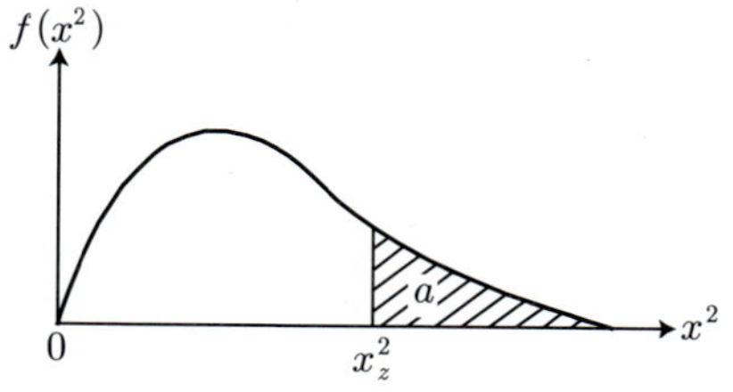

☞ 예) a=0.05, 자유도=20일 경우
x^2_a=31.4104

표 8-1 x^2 분포표

자유도	x^2_{995}	x^2_{990}	x^2_{975}	x^2_{950}	x^2_{900}
1	0.0000393	0.0001571	0.0009821	0.0039321	0.0157908
2	0.100251	0.0201007	0.0506356	0.102587	0.210720
3	0.0717212	0.114832	0.215795	0.351846	0.584375
4	0.206990	0.297110	0.484419	0.710721	1.063623
5	0.411740	0.554300	0.831211	1.145476	1.61031
6	0.675727	0.872085	1.237347	1.63539	2.20413
7	0.989265	1.239043	1.68987	2.16735	2.83311
8	1.344419	1.646482	2.17973	2.73264	3.48954
9	1.734926	2.087912	2.70039	3.32511	4.16816
10	2.15586	2.55821	3.24697	3.94030	4.86518
11	2.60321	3.05347	3.81575	4.57481	5.57779
12	3.07382	3.57056	4.40379	5.22603	6.30380
13	3.56503	4.10691	5.00874	5.89186	7.04150
14	4.07468	4.66043	5.62872	6.57063	7.78953
15	4.60094	5.22935	6.26214	7.26094	8.54675
16	5.14224	5.81221	6.90766	7.96164	9.31223
17	5.69724	6.40776	7.56418	8.67176	10.0852
18	6.26481	7.01491	8.23075	9.39046	10.8649
19	6.84398	7.63273	8.90655	10.1170	11.6509
20	7.43386	8.26040	9.59083	10.8508	12.4426
21	8.03366	8.89720	10.28293	11.5913	13.2396
22	8.64272	9.54249	10.9823	12.3380	14.0415
23	9.26042	10.19567	11.6885	13.0905	14.8479
24	9.88623	10.8564	12.4011	13.8484	15.6587
25	10.517	11.5240	13.1197	14.6114	16.4734
26	11.1603	12.1981	13.8439	15.3791	17.2919
27	11.8076	12.8786	14.5733	16.1513	18.1138
28	12.4613	13.5648	15.3079	16.9279	18.9392
29	13.1211	14.2565	16.0471	17.7083	19.7677
30	13.7867	14.9535	16.7908	18.4926	20.5992
40	20.7065	22.1643	24.4331	26.5093	29.0505
50	27.9907	29.7067	32.3574	34.7642	37.6886
60	35.5346	37.4848	40.4817	43.1879	46.4589
70	43.2752	45.4418	48.7576	51.7393	55.3290
80	51.1720	53.5400	57.1532	60.3915	64.2778
90	59.1963	61.7541	65.6466	69.1260	73.2912
100	67.3276	70.0648	74.2219	77.9295	82.3581

표 8-2 x^2 분포표

자유도	x^2 100	x^2 050	x^2 025	x^2 010	x^2 005
1	2.70554	3.84146	5.02389	6.63490	7.87944
2	4.60517	5.99147	7.37776	9.21034	10.5966
3	6.25139	7.81473	9.34840	11.3449	12.8381
4	7.77944	9.48773	11.1433	13.2767	14.8602
5	9.23635	11.0705	12.8325	15.0863	16.7496
6	10.6446	12.5916	14.4494	16.8119	18.5476
7	12.0170	14.0671	16.0128	18.4753	20.2777
8	13.3616	15.5073	17.5346	20.0902	21.9550
9	14.6837	16.9190	19.0228	21.6660	23.5893
10	15.9871	18.3070	20.4831	23.2093	25.1882
11	17.2750	19.6751	21.9200	24.7250	26.7569
12	18.5494	21.0261	23.3367	26.2170	28.2995
13	19.8119	22.3621	24.7356	27.6883	29.8194
14	21.0642	23.6848	26.1190	29.1413	31.3193
15	22.3072	24.9958	27.4884	30.5779	32.8013
16	23.5418	26.2962	28.8454	31.9999	34.2672
17	24.7690	27.5871	30.1910	33.4087	35.7185
18	25.9894	28.8693	31.5264	34.8053	37.1564
19	27.2036	30.1435	32.8523	36.1908	38.5822
20	28.4120	31.4104	34.1696	37.5662	39.9968
21	29.6151	32.6705	35.4789	38.9321	41.4010
22	30.9133	33.9244	36.7807	40.2894	42.7956
23	32.0069	35.1725	38.0757	41.2894	44.1813
24	33.1963	36.4151	39.3641	42.9798	45.5585
25	34.3816	37.6525	40.6465	44.3141	46.9278
26	35.5631	38.8852	41.9232	45.6417	48.2898
27	36.7412	40.1133	43.1944	46.9630	49.6449
28	37.9159	41.3372	44.4607	48.2782	50.9933
29	39.0875	42.5569	45.7222	49.5879	52.3356
30	40.2560	43.7729	46.9792	50.8922	53.6720
40	51.8050	55.7585	59.3417	63.6907	66.7659
50	63.1671	67.5048	71.4202	76.1539	79.4900
60	74.3970	79.0819	83.2976	88.3794	91.9517
70	85.5271	90.5312	95.0231	100.425	104.215
80	96.5782	101.879	106.629	112.329	116.321
90	107.565	113.145	118.136	124.116	128.299
100	118.498	124.342	129.561	135.807	140.169

참고문헌

[국문문헌]

1. 정상진외, 보건의료통계학, 보문각, 2022
2. 이성란외, 보건의료정보관리학, 계축문화사, 2023
3. 보건통계학 연구회, 보건의료통계학, 에듀팩토리, 2020
4. 권대원외, 보건의료통계학, 월드사이언스, 2011
5. 김효창외, 보건통계학, 메디컬팩토리, 2023
6. 박종구외, SPSS를 이용한 의학보건통계학, 계축문화사, 2017
7. 이태림외, 보건통계학, 메디시언, 2024
8. 여인권, 통계학, 자유아카데미, 2022

[영문문헌]

1. Dean R H., "Statistics for the Non-Statistician: How to Read the Respiratory Care Literature", Respir Care, Mar 27;69(4):500–515, 2024.
2. Vishal V, et al. "Statistics in the Operating Room: A Cardiovascular Surgeon's Guide to Numbers That Matter", Editorial Cureus, 2024 Feb 13;16(2).
3. Seth S. M. et. al, "Heart Disease and Stroke Statistics: A Report of US and Global Data From the American Heart Association", Circulation, 2024
4. Douglas C. E. "Primer on Reporting Statistics: Kayaks and Walking Trees Once More", Adv Physiol Educ, 2024 Mar 1;48(1):1–2, 2024.
5. Anand K. V."Basics in Statistics: Sample Size Calculation and Descriptive Data Statistics", Editorial J Indian Prosthodont Soc, Jul–Sep;23(3):207–209.
6. Gregory F. and Victoria J."Equivalent statistics for A One–Sample t–test, Behav Res Methods,. Jan;55(1):77–84. 2023.

찾아보기

T

V

기호

공저자 소개

- **이 성 란** 공주대학교 의료정보학과
- **김 선 희** 김포대학교 보건행정과
- **김 재 윤** 수원과학대학교 보건의료행정과
- **김 희 경** 청암대학교 보건의료행정과
- **박 혜 진** 동덕여자대학교 보건관리학과
- **이 여 울** 서영대학교 보건의료행정과

쉽게 풀이한 **보건의료통계학** 값 29,000원

2024년 7월 5일 제1판 1쇄 발행
2026년 2월 25일 제1판 2쇄 발행

공 저 자 : 이 성 란 · 김 선 희 · 김 재 윤
김 희 경 · 박 혜 진 · 이 여 울
발 행 인 : 주 영 일
발 행 처 : 계 축 문 화 사

서울특별시 종로구 통일로12길 16-17
우편번호 03029
TEL : 735-2257 · 738-9746
FAX : 723-9025
E-mail:gyechuk@hanmail.net
홈페이지 : http://gyechuk.co.kr
1973. 10. 31 등록번호 제300-1973-8호
ISBN 978-89-5629-781-1 93510